古今名医临证实录丛书

皮 肤 病

主 编 肖红丽 李 硕 李奕洁

中国医药科技出版社

内容提要

本书为古今名医临证实录丛书之一，书中选取了古今名医对皮肤病的证治经验，并且多选取对皮肤病确有阐发，有医案佐证的医家经验，部分加入医家对该病的医论医话及验方效方，旨在为临床中医诊治皮肤病这一疾病提供借鉴。该书内容丰富，资料翔实，具有极高的临床应用价值和文献参考价值，能够帮助读者开阔视野，增进学识。

图书在版编目（CIP）数据

皮肤病/肖红丽，李硕，李奕洁主编 . —北京：中国医药科技出版社，2013.4
（古今名医临证实录丛书）
ISBN 978 - 7 - 5067 - 5989 - 2

Ⅰ.①皮…　Ⅱ.①肖… ②李… ③李…　Ⅲ.①皮肤病 - 中医学 - 临床医学 - 经验 - 中国　Ⅳ.①R275

中国版本图书馆 CIP 数据核字（2013）第 041773 号

美术编辑　陈君杞
版式设计　郭小平
出版　中国医药科技出版社
地址　北京市海淀区文慧园北路甲 22 号
邮编　100082
电话　发行：010 - 62227427　邮购：010 - 62236938
网址　www. cmstp. com
规格　710×1020mm ¹⁄₁₆
印张　18 ¼
字数　301 千字
版次　2013 年 4 月第 1 版
印次　2024 年 4 月第 3 次印刷
印刷　北京京华铭诚工贸有限公司
经销　全国各地新华书店
书号　ZSBN 978 - 7 - 5067 - 5989 - 2
定价　36.00 元
本社图书如存在印装质量问题请与本社联系调换

出版者的话

古人说"熟读王叔和，不如临证多"。古今名医莫不是在临证中推求理论，提高理论，并且善于解决临床疑难问题者，来源于临证、应用于临床的理法方药也才经得起反复验证。编辑本套丛书的主旨，是将古今名医对疾病的认识与其实际诊治案例结合起来，呈现于读者，是以定名为"古今名医临证实录"。

本丛书共分为22册：发热、咳喘证、糖尿病、肿瘤、高血压、冠心病、中风、心律失常、痹证、肾病、肝胆疾病、胃肠病、月经带下病、不孕不育症、妊娠产后病、妇科杂病、儿科病（古代医家和近现代医家）、男科病、皮肤病、睡眠障碍、癫痫。

丛书以历代临床中医名家为纲，分古代医家和近现代医家两大部分。文献的来源，均列于文后。

古代文献的选辑，以明清文献为主，根据病症的不同，适当选录了各朝代医家，如胃肠病选录了金元时期的李杲等等。原则以相关病种享有盛誉的中医临床家的文献为主。现代医家统一选择国家级名老中医、国医大师，或某领域获得业内和社会公认的名老中医。

古代文献中的计量单位，悉遵古制；近代医家部分，因部分医家涉及到医论医话中的行文剂量，故将其计量单位保持了原貌，没有换算为国家法定计量单位。现代医家文献则统一改为国家法定计量单位。

每一医家下设：【医家简介】、【主要学术思想和主张】、【医论医话】、【验方效方】、【精选案例】。一般要求入选的名医均有论、有方、有案，以较完整地反映他对该病的认识和经验。其论不求面面俱到，但求切中要旨，能够启发临床；其方多为有独到运用心得的实用效验方；其案则精选效验显著、案例完整，并能反映医家诊治思想的病例。

本丛书力求全面地反映古今名医的临床经验，其最大特点是理论、方药和案例结合，故堪称全面反映古今名医诊治"实录"。相信本丛书对中医临床各科均能起到很好的参考和指导作用。

中国医药科技出版社
2013年1月

编写说明

　　本书选取古今名医对皮肤病的证治经验，汇编成书。

　　本书原则是以临床实用性为原则，选取对皮肤病确有疗效、有医案佐证，并有理论阐发的医家经验。同一病名之下，罗列多位名家的证治经验，甚至同一证型亦有各医家的不同用药方法，充分体现了中医同病异治、殊途同归的特点。本书对多位名家的皮肤病相关文献进行综合归纳，方便读者于短时间内了解多位医家对某一病证的临床诊治经验，从而免去查阅文献所费时间和精力。

　　特别要说明的是，疮疡类中，包括疖、疔、痈、发、疽、毒六种疾病，均属皮肤科或外科浅表感染性疾病，若以此六种病名分类，则各病名下医案较为散乱且内容单薄，所以疮疡疾病中以医家为纲，各医家名下可能包括各种皮肤浅表感染性疾病。

　　另外，由于皮肤病的诊治中，外用药物是非常重要的，所以本书亦收录了外用药物部分。为避免外用药物在正文中的多次重复，特将外用药物列于附方中。同时亦有部分在正文中重复率较高的内服方剂，为避免占用篇幅，亦列于附方中。

　　本书所选内容，是对多位名家的皮肤病相关文献的整理归纳，或有不当之处，当以医家本人所论为准，并请各位同道加以指正。

编者
2012 年 11 月

目　录

第一章 疮 疡

朱 丹 溪
（倡导滋阴，擅治杂病）

【医家简介】

朱丹溪（1281~1358），字彦修，名震亨，元代著名医学家，汉族，婺州义乌（今浙江义乌市）人。因家乡有条美丽的小溪叫丹溪，死后，人们尊称他为丹溪翁。由于他医术高明，治病往往一帖药就见效，故人们又称他为"朱一帖"、"朱半仙"。朱丹溪倡导滋阴学说，创立丹溪学派，对中医学贡献卓著，后人将他和刘完素、张从正、李东垣一起，誉为"金元四大医家"。

相关著作：《格致余论》、《局方发挥》、《本草衍义补遗》、《金匮钩玄》等。

【主要学术思想和主张】

朱丹溪在深入研究《内经》的基础上，继承了河间、东垣学说，又据其所处的时代、地方疾病的特点，提出了新的学说，丰富了中医学的内容。其学说特点大致有三。

（1）"相火论"：阐明相火的生理与病理，探讨了相火对人体的重要性，并说明相火妄动的危害。

（2）"阳常有余，阴常不足"：强调"养阴"在养生和治疗上的重要性，因而创立了"滋阴派"。

（3）在杂病方面，阐明了气、血、痰、瘀等病机制，丰富了临床医学的内容，并经过他的弟子们的发挥，使朱氏之学对后世内科学有深远的影响。

丹溪说："火内阴而外阳，主乎动者也，故凡动皆属火。以名而言，形气相生，配于五行，故谓之君（火）；以位而言，生于虚无，守位禀命，因其动而可见，故谓之相（火）"。朱氏所说："天主生物，故恒于动，人有此生亦恒于动，其所以恒于动皆相火之为也"。强调相火妄动，在疾病发生过程中的重要性。认为相火即为生命活动的动力，因而它和心火一上一下，一君一相，皆为生理之常。如果相火出现异常而妄动，则病变丛生。关于"阳常有余，阴常不足"，这是丹溪学说的核心。其所谓"阴阳"，首先指气血而言，其次指肾阳肾阴。是基于其对相火的认识。他认为饮食不节和色欲，可以造成相火妄动，因此，要人节饮食，戒色欲，不使邪火妄动，保持阴平阳秘。

【精选案例】

案1

朱丹溪治王姑丈，七十余患项疽，脉实而稍大。此因忧闷而生，太阳经治之。归头二钱，黄柏一钱五分，黄芪、羌活、地黄、酒芩、桔梗各一钱，酒连、连翘、防风、生甘草、人参、陈皮、防己、泽泻各五分，白水煎服。

案2

朱丹溪治从叔，平生多虑，质弱神劳，年近五十，忽左膊外侧臁上，起一小红肿，大约如栗。曰：慎勿轻视，且先与人参大料作汤，二三斤为好。彼未之信，慢进小帖，数服未解而止。旬余值大风拔术，疮上起一道红线，绕至背胛，直抵右胛肋。曰：必大料人参，少加川芎、陈皮、白术等补剂与之。后与此方，两月而安。

（以上录自《续名医类案》）

薛 己

（治病求本，倡导温补）

【医家简介】

薛己（1487～1559），字新甫，号立斋，中国明代医学家。吴县（今江苏苏州）人。父薛铠曾为太医院医士。薛己自幼继承家训，精研医术，以外科见长，兼通内、外、妇、儿各科，名著一时，是一位临床大家。正德元年（1506）补为太医院院士，九年提为御医，十四年授南京太医院院判，嘉靖九年以奉政大夫南京太医院院使致仕归里。

相关著作：《内科摘要》、《外科发挥》、《外科枢要》、《外科心法》、《外科经验方》、《疠疡机要》、《女科撮要》、《保婴金镜录》、《口齿类要》、《正体类要》、《本草约言》等。

【主要学术思想和主张】

薛己学术思想受张元素、李杲、钱乙等影响最大。当时，丹溪之学盛行，医家多重视寒凉降火，克伐生气，产生流弊。针对这种情况，薛氏根据前人的经验及自己的潜心研究，自立一家之言，融东垣脾胃之说及王冰、钱乙肾命水火之说于一炉，重视先后二天的辨证，治疗用药倡导温补，对后世温补学派的产生与形成颇有启发。

【精选案例】

案1

立斋治一男子，足患疔，作痒，恶心呕吐，时发昏乱，脉浮数，明灸二十余壮，始痛。以夺命丹一服，肿起，更以荆防败毒散而愈。

案2

一男子患疔，发热烦躁，脉实。以清凉饮下之而愈。

案3

一男子胸患疔，遍身麻木，脉数而实。急针出恶血，更明灸数壮始痛。服防风通圣散，得利而愈。

案4

一男子左手背患疔，是日一臂麻木，次日半体皆然，神思昏愦，遂明灸至二十余壮，尚不知痛，又三十余壮始不麻，至百壮始痛。以夺命丹一服，肿始起，更用神异膏及荆防败毒散而愈。

案5

薛立斋治王通府，患背发十余日，势危脉大，先与槐花酒二服，杀退其势。更以败毒散二剂，再以托里药数剂渐溃。又用桑柴燃灸患处，每日灸良久，仍以膏药贴之。灸至数次，脓溃腐脱，以托里药加白术、陈皮，月余而愈。

案6

薛立斋治一男子，患腿痛，脓已成，针之出二碗许，饮以托里药一剂，大发热。更以圣愈汤，二剂而止。翌日畏寒不食，脉细如丝，以人参一两，熟附子三片，姜、枣煎，再服而愈。但少食不寐，更与大补黄芪汤而平。

案7

薛立斋治一男子，患痈肿硬疼痛，发热烦躁，饮冷，脉沉实，大便秘，乃邪在脏也。用内疏黄连汤疏通之，以绝其源。先投一剂，候行一次，势退一二，再进一剂，诸症悉退，乃用黄连消毒散四剂而消。

案8

一男子患痈，脓熟不溃，欲针之，补以托里。不信，乃服攻毒药，及致恶心少食，始悟而用针。更以六君子汤加藿香、当归，四剂少可。再以加味十全大补汤，数剂而敛。凡疮脓熟，不行针刺，脓毒侵蚀，轻者难疗，重者不治。老弱之人，或偏僻之处，及紧要之所，若一有脓，宜急针之，更以托里，庶几无变。

案9

一男子患痛作痛，服寒凉药，痛虽止，而食愈少，疮亦不溃。以六君子汤而食进，再以托里药溃之而愈。大抵疮疽之症，寒热虚实，皆能作痛。热毒之痛者，以寒凉之剂折之；寒邪之痛者，以温热之剂散之。因风而痛者，除其风；因湿而痛者，导其湿；燥而痛者，润之；塞而痛者，通之；虚而痛者，补之；实而痛者，泻之；脓郁而闭者，开之；恶肉侵蚀者，去之；阴阳不和者，调之；经络闭涩者，利之。慎勿概用寒凉之药，况血脉喜温而畏寒，若冷气入里，血即凝滞，反为难瘥矣。

（以上录自《续名医类案》）

费伯雄
（主张"和治"、"缓治"）

【医家简介】

费伯雄（1800～1879），字晋卿。江苏省武进县孟河镇人。费伯雄生长在医学世家，先儒后医。悬壶不久，即以擅长治疗虚劳驰誉江南。道光年间曾两度应召入宫廷治病。先后治疗皇太后肺痈和道光皇帝失音证，均取得显效。为此获赐匾额和联幅，称道其"是活国手"。至咸丰年间，费氏医名大振，远近求医者慕名而至，门前时常舟楫相接，孟河水乡小镇此时也以医药业发达而成为一个繁盛地区。费氏博学通儒，医术精湛，人称其以名士为名医，蔚然为医界重望。

相关著作：《医醇》、《医醇賸义》、《医方论》等。

【主要学术思想和主张】

费伯雄医学思想，以"醇正"、"缓和"为特色。其学术源于历代各家学术，由搏返约，取各家之长补偏救弊。《清史稿》有传，评曰："清末江南诸医，以伯雄最著。"其子孙继承家学，以医名世。孟氏费氏作为著名医学世家和学术流派蜚声近代医坛。用药以"培养灵气"为宗。论医戒偏戒杂。谓古医以"和缓"命名，可通其意。他认为习医在学术上要强调师古法古方，然而制方用药关键在义理之当，不可拘泥，不在药味之新奇。他反对用不变之方去套千变万化之疾。诊病时必须明经络，知病由，能立法，会变通。即针对各种不同病因，灵机应变，方能显效。他认为"天下无神奇之法，只有平淡之法，平淡之极，方能神奇"。因此，他开的处方，用药总以"协调阴阳，顾护正气"为前提。

【精选案例】

案1

某。毒结上焦，额颅破溃，已延数月。近加头疼引耳，太阳痛甚，有如锥刺，入夜寒热，牙关微强，羌延日久，阴分渐虚，厥阴少阳风火不宁，瘤疾已著。

羚羊角一钱　炙僵蚕二钱　甘菊花炭二钱　酒黄芩一钱　薄荷炭一钱　牡丹皮二钱　鳖血炒柴胡一钱　桑叶二钱　生甘草八分　钩藤后下，三钱　茅根五钱　夏枯草八分　石决明煅、先煎，四钱

案2

某。头面腿臂溃烂，延久不愈，结毒不化。宜清解化毒。

青防风　威灵仙　连翘　生地黄　牡丹皮　黑山栀　大贝　金银花　赤芍甘草　白鲜皮　川黄连　玄参　土茯苓　车前子

（以上录自《费伯雄医案》）

陈莲舫

（擅述医理，治法圆机，用药轻灵）

【医家简介】

陈莲舫（1837～1914），名秉钧，又号乐余老人，青浦陈氏十九世医。早年随祖父陈涛侍诊，得其真传，且青出于蓝而胜于蓝。1900年悬壶上海北海路，求治者门庭若市。翌年应聘赴湖北为两广总督张之洞治病，逢张之幕僚李平书，与之结为莫逆交。1903年两人与中医朱紫衡等创立医学会，1906年又创办上海医务总会，以研究中西医术为宗旨。光绪年间，盛宣怀、张之洞保荐陈莲舫5次应诏进宫为光绪、慈禧治病。任御医值御药房事，封为三品刑部荣禄大夫，颁赐"恩荣五召"堂额。其足迹遍及江、浙、皖、鄂、湘、直、粤诸省，有国手之称。

相关著作：《加批时病论》、《纪恩录》、《庸庵课徒草》、《女科秘诀大全》、《医学启悟》、《御医清脉详志》等。

【主要学术思想和主张】

陈氏擅长治疗内、外、妇、儿各科及各种疑难杂症。治病以辨证明理，审病详细，用药轻灵著称。治疗时，考虑周到全面，细致入微，往往"煎方"、"膏方"同用，"轻方"、"重方"搭配，"汤剂"、"丸剂"同服。此外，还有大方、小方、轻方、重方、祛病方、调理方、先服方、后服方、备急方、发病方等种种不同。他使用大方，能一剂兼治数症。陈氏用药不拘一格，常常能出奇制胜，用

药轻灵是他一贯的原则。擅用人参，对风湿、痰浊、冬温、暖症、呃逆、眩晕、不寐、腹痛、癖疾、足肿、疝气、痰饮、痰湿、咳嗽、心悸、肝厥、多怒、腰痛、调经、积聚等多种疾病，都选用人参治疗。所用人参，包括吉林参、西洋参，也使用党参。其祖父治病"专于内而精于外"，以疡科著称。陈氏秉承家学，对外症、急症治疗尤具特色。

【精选案例】

案

太仓，某。肝脾内虚，湿邪袭于营分，统身发黄，脘胀，肢肿，流毒溃烂，疮病并发，治以分疏。

生白术　粉萆薢　宣木瓜　焦薏苡仁　川郁金　全当归　制小朴　木防己
连皮苓　焦建曲　广陈皮　野蔷薇　荷叶

（录自《陈莲舫医案》）

丁甘仁
（倡教育，精辨证，因证处方）

【医家简介】

丁泽周（1865～1926），字甘仁，清末民初江苏省武进孟河人。曾从业于精通内、外、喉科的马培之先生。丁氏在攻读中医经典之余，致力于仲景古训，旁及金元四大家之论述，能治理内、外、妇、儿各科，尤擅治外感热病，并对喉科有所发挥。既谙经方，兼通时方，医术精湛。与费伯雄、马培之、巢崇山并称孟河四大家。曾获孙中山先生赠予"博施济众"金字匾额。于1916年始，与夏绍庭、谢观一道集资先后创办了上海中医专门学校、女子中医专门学校以及沪南、沪北广益中医院。为使中医同道能增进学术研究合作，丁氏发起成立了上海中医学会及江苏省中医联合会，并由学会编辑出版《中医杂志》。他的学生中，如程门雪、黄文东、丁济万、曹仲衡、刘佐彤、王一仁、盛梦仙、张伯臾、秦伯未、许半龙、陈耀堂、章次公等皆成为一代名医。

相关著作：《药性辑要》、《脉学辑要》、《喉痧症治概要》、《孟河丁甘仁医案》、《诊方辑要》、《丁甘仁用药一百十三法》、《思补山房膏方集》、《思补山房医略》、《丁甘仁医案续编》等。

【主要学术思想和主张】

丁甘仁于外科证治亦见独到。他自拟的外科药品，集诸外科验方，选药道地，加工精细，药有外用敷贴膏药、油膏敷药、药线、散药等，疗效显著，其大红膏尤为著名。他常采用古法"火针"穿刺脓疡，排出脓血，用以代替外科手术刀。其特点是穿刺创口小而深，排脓通畅，消毒止痛，收口较快，肌肤表层无疤痕。他认为，这一手术方法用于乳痈化脓，可避免乳房内层组织过分损伤的流弊。其法特殊，今人罕用。

【精选案例】

案1

唐小。感受外邪，湿热内蕴，昨起寒热，胸闷纳少，小溲如泔，兼之燕窠疮浸淫痒痛，宜疏邪宣化。

荆芥穗一钱　净蝉蜕八分　清水豆卷四钱　赤茯苓三钱　江枳壳一钱　苦桔梗一钱　制小朴七分　制苍术七分　福泽泻钱半　炒谷芽三钱　炒薏仁三钱　佩兰梗一钱半　粉草薢三钱

案2

倪右。湿热痰瘀凝结，营卫不从，腋痰肿硬疼痛，日晡寒热，虑其酿脓，姑拟祛瘀消解。

当归尾二钱　京赤芍二钱　银柴胡一钱　清水豆卷四钱　赤苓三钱　仙半夏二钱　杜红花八分　大贝母三钱　炙僵蚕三钱　炙甲片一钱　嫩桑枝四钱　小金丹一大粒，化服

案3

赵小。腋痰溃后，脓水清稀，四围肿硬疼痛。痰湿凝结，营卫不从，缠绵之症，姑拟和营托毒。

生黄芪四钱　紫丹参二钱　生草节八分　赤苓三钱　赤芍二钱　当归二钱　六神曲三钱　制香附钱半　大贝母三钱　丝瓜络二钱

案4

傅左。风邪夹痰瘀凝结，头颅疡疖，肿硬疼痛。虑其增剧，宜疏散消解。

薄荷叶八分　荆芥穗一钱　青防风一钱　生甘草节八分　苦桔梗一钱　京赤芍二钱　连翘壳三钱　大贝母三钱　炙僵蚕三钱　生蒲黄包，三钱　山慈菇片八分

（以上录自《丁甘仁医案续编》）

顾筱岩

（重视脾胃，药食结合）

【医家简介】

顾筱岩（1892～1968），名鸿贤。上海浦东人。自幼从父云岩、兄筱云习医。父兄早故，年甫弱冠，先后悬壶于浦东和南市城里，仅数载便以活疔疮、愈乳痈、疡科誉满沪上。与当时伤科名医石筱山、妇科名医陈筱宝并称"上海三筱"。1948 年去香港，曾悬壶九龙。1956 年率先返回上海，任职于上海中医文献研究馆，潜心著作。

相关著作：《疔疮走黄辨证施治》、《乳部疾病谈》、《穿骨流疽治疗体会》、《委中毒的病因及治疗》、《痄腮证治》、《漫谈对口疽》、《治愈形成空腔窦道的瘰疬一例体会》、《骨槽风临证心要》、《发背兼消渴治疗体会》、《垫棉压迫法治疗耳后发》、《外治疗法经验》、《漫谈大头瘟的治疗》、《外科外敷选方歌括》等。

【主要学术思想和主张】

顾筱岩认为疖的出脓大有学问：其一"出脓，必待自熟"。瓜熟蒂落，熟一只，开一只。生切，非但增加痛苦，且易损伤血络，造成变症。其二疖顶变尖是脓熟的特征。其三切开宜浅不宜深，只需浮皮切，令脓自溢，术后不宜硬挤，切开过深，每伤血络，致使暑毒进入血络，发生变症。其四术后虽脓畅，必须以药线引流一二天，否则疮口闭合，每致闭门留寇，久而死灰复燃，脓肿再起。

【精选案例】

案

宝宝，六月初九日。头面蛀疖满布，已溃不少，尚有发生，症非轻恙，拟以清化解毒。

金银花 9g　扁豆衣 4.5g　香青蒿 4.5g　大连翘 9g　赤苓 9g　丝瓜络 4.5g　炒赤芍 4.5g　车前子 9g，包　白蒺藜 6g　六一散 9g，荷叶包

外用：千槌膏。

二诊：七月初九日。头面热疖较减，暑毒未尽，夜则哼嘈，再以清暑解毒。

金银花 6g　炒赤芍 4.5g　扁豆衣 4.5g　大连翘 6g　赤苓 3g　丝瓜络 4.5g　香青蒿 4.5g　生薏苡仁 9g　炒蒺藜 6g　六一散 9g，荷叶包

外用：千槌膏。

[按] 暑疖好发于小儿，小儿为稚阳之体，暑夏炎热，日光曝晒，汗泄不

畅，以致暑湿热邪，郁而不得发泄，蕴结肌肤而成。暑疖虽为小疡，若处理不当，可以转变成蝼蛄疖，如遇碰撞、挤压，还能转变为暑湿流注等重症。先生经验：暑疖为阳证实证，内治重在清暑透邪，药用荷叶、青蒿、扁豆衣等，伍以金银花、连翘等，取其流通畅达，常有防微杜渐之功。

（以上录自《顾筱岩学术经验集》）

赵 炳 南
（重湿热，调阴阳，学不泥古）

【医家简介】

赵炳南（1899～1984），原名赵德明，回族，经名伊德雷斯，祖籍山东德州。6 岁时入私塾读书，13 岁时经人介绍到伯贤氏药房学徒，后在北京德善医室从师于名医丁德恩，学习中医皮肤疮疡外科。1920 年，自设医馆开始行医，悬壶于北京西交民巷。建国后，先后被聘为北京市中医第二门诊部、中央皮肤性病研究所、和平医院（整形医院）和北京医院的中医顾问。1956 年，被聘至北京中医医院，先后担任北京中医医院副院长兼皮肤外科主任、北京中医研究所所长、北京第二医学院中医系教授、中华医学会外科学会、皮肤科学会委员。

相关著作：《赵炳南临床经验集》等。

【主要学术思想和主张】

疔：总的法则，初期以清热解毒为主；溃脓期清热解毒佐以托里排脓。对于"疔毒走黄"，一般应按温病的卫、气、营、血的辨证法则。

（1）疔毒初期以清热解毒为主。

（2）溃脓期治宜清热解毒，托里排脓。

（3）对于疔毒走黄的治疗，要掌握时机，在出现先兆时，积极治疗；如到了危重阶段，必须采取中西医结合的综合措施积极抢救。

①正盛邪实阶段：也就是在走黄的先兆阶段，正气未衰，毒邪炽盛，毒热已入于气营阶段，应以清营解毒，凉血护心为主。方用解毒清营汤。

另外，在病人正气未衰，病情危笃之际，赵老医生曾使用过古方加减七星剑汤方，以救其逆，也有一定的效果。

②正虚邪实阶段：病程日久，毒热耗伤气阴，无力托邪外出，而且毒热仍未解。多见低热或午后高热，神昏嗜睡，循衣摸床，自汗出，脉细数，舌干红无苔或见黑苔。治宜益气养阴，清热解毒方用解毒养阴汤。

关于疔疮的护理是十分重要的，须注意以下事项。

（1）忌食腥荤发物如鱼、虾、肥肉、鸡肉、螃蟹、酒，特别是鸡蛋等。多吃蔬菜多饮水。

（2）避免过度思虑、急怒、惊恐，忌房事。

（3）保持病室安静，注意休息。

（北京中医医院．赵炳南临床经验集．人民卫生出版社．2006）

【验方效方】

○ **方一　清热解毒，祛暑利湿**

金银花9g　连翘9g　鲜藿香9g　鲜佩兰18g　赤芍9g　六一散包，15g　车前草15g

○ **方二　清热利湿解毒**

金银花15g　蒲公英15g　败酱草30g　黄芩9g　生薏苡仁15g　泽泻9g　赤芍9g　苦参9g　归尾9g

○ **方三　清热解毒托脓**

穿山甲9g　皂刺6g　蒲公英9g　白芷9g　土贝母9g　紫花地丁9g　天花粉9g　金莲花9g

○ **方四　清热解毒**

金银花30g　野菊花30g　蒲公英30g　紫花地丁9g　草河车9g　赤芍9g

○ **方五　清热解毒，托里排脓**

金银花30g　天花粉15g　陈皮9g　川贝母9g　生皂刺6g　蒲公英30g　乳没各9g　紫花地丁15g

【精选案例】

案1

彭某某，女，16岁，1972年12月4日初诊。

主诉：左手食指背部红肿，左前臂起红线5天。

现病史：5天前左手食指背部近指根处起一小白疱。当天晚上开始发烧，体温39℃以上。次日中午，局部红肿明显，并起红线，查白细胞计数17.4×10⁹/L。曾服清热解毒的丸药及外用药，1天后烧稍退，但局部红肿未消，红线向上臂蔓延到肘窝以上。病后食纳差，尿黄赤，大便不干，口渴。

检查：体温38.7℃，左侧食指背侧红肿隆起中央有脓样白头，中心破溃，疮口局部有少量脓性分泌物，周围发红而且肿起，范围有3cm×2.5cm大小，有灼热感及明显压痛，边界尚清楚，沿前臂内侧有暗红色线状索条延及肘窝上方，腋下淋巴结未扪及。

脉象：滑数。

舌象：舌苔薄白，舌质稍红。

西医诊断：手背部疖肿，合并急性淋巴管炎。

中医辨证：火毒蕴结，毒势蔓延（红丝疔）。

立法：清热解毒，凉血护阴。

方药：金银花30g　连翘15g　蒲公英30g　紫花地丁30g　黄芩9g　天花粉30g
生地黄30g　赤芍9g　白茅根30g　人工牛黄散15g，分2次冲服

外用芙蓉膏。

12月8日服上方3剂后，体温恢复正常，复查白细胞计数$5.9 \times 10^9/L$，手背红肿感轻，红晕逐渐消失，疮面已愈合，红线完全消失，食纳恢复正常。按前方稍佐活血通络之剂，以疏通气血。

金银花15g　连翘15g　蒲公英15g　生地15g　天花粉15g　赤芍9g　姜黄9g
鸡血藤15g

12月17日手背红肿消失，皮色恢复正常，眠、食、二便均正常，临床治愈。

[按] 本例系手背部疔毒。开始误认为是一般的疖，未引起重视，仅投以清热解毒之丸药，未能控制。继而引起红丝疔。因为中医所谓之疔，比疖根深而毒热重，故见畏寒发热，不容忽视。而本例最初治疗时，病重药轻。如若进一步发展很可能引起"疔毒走黄"，所以赵老医生在此特别强调"疖"与"疔"的鉴别。要从形态、毒热、病位等方面去区分，否则必然会贻误病情。赵老医生重用金银花、连翘、蒲公英、紫花地丁、黄芩清热解毒之剂，又因其发热5天，症见口渴、尿赤，已有伤阴之势，故用生地黄、天花粉、白茅根清热养阴，佐以赤芍凉血活血，另加人工牛黄解其毒热。抓住毒热的主要矛盾方面，集中药效，力争转机。药后热退毒势见减，红丝疔已消退。由于毒热壅滞经络，局部红肿未全消。复诊时佐以姜黄、鸡血藤以疏通经脉。毒热得解，气血流畅，肿势得消。通过本例的治疗，足以说明临证时对于常见的"小病"（疖肿），应当明确鉴别是疖还是疔，才不至于贻误病机。

案2

刘某，男，37岁。

主诉：左肘部生疮红肿剧痛已5天余。

现病史：患者5天前于左肘部生一小疙瘩作痒，骤然发红，剧痛而肿，就诊前1天已累及手腕部，肿胀疼痛，同时伴有心慌、恶心烦躁，头痛头晕，纳食不香，大便尚可。

检查：左侧肘部延及腕部红肿，屈腕困难，肘部红肿处已有脓点欲溃。

脉象：弦数。

舌象：舌苔白，舌质红。

西医诊断：肘部疖肿。

中医辨证：毒热蕴郁，火毒结聚（肘疔）。

立法：清热解毒，消肿护心。

方药：金银花 15g　连翘 9g　菊花 9g　蒲公英 15g　黄芩 9g　瓜蒌 30g　生地 9g　甘草 9g

牛黄清心丸 1 丸吞服。外用化毒散软膏。

前方服 2 剂后，疮已溃破，脓汁分泌较多，疼痛已感，红肿已消。服连翘败毒丸以巩固疗效。

[按] 本例患者从初发症状来看，除未见发热外其他与案 1 相似。病程已 5 天，见有心慌、恶心、烦躁、头痛、头晕，舌质红等，已有毒热入里之势。开始即重用清热解毒之剂配合清心开窍的丸药以清热护心。局部已有脓头欲溃，药后疮溃，毒随脓解，所以获效甚速。

案 3

张某某，女，60 岁，1972 年 7 月 25 日初诊。

主诉：右手腕麻木剧烈疼痛伴有发冷发热 5 天。

现病史：5 天前右手腕内侧突然发麻、疼痛，伴有发冷发热。患处起一红线，向肘部蔓延。当日经某医院治疗，诊断为"局部感染急性淋巴管炎"。曾注射青霉素等未能控制。局部红肿逐渐加重，红线继续向上蔓延。患处麻疼难忍，彻夜不眠，食纳不佳，恶心欲吐，局部肿起脓样白疱，疼痛更加重。

检查：体温 39℃，右侧腕部内侧红肿，范围 2cm×3cm，中心发白有脓疱未破，并有红线一条向肘部蔓延。

脉象：滑数。

舌象：舌苔黄腻，舌质红。

西医诊断：手腕部疖肿合并急性淋巴管炎。

中医辨证：火毒蕴结，毒热蔓延入里（红丝疔）。

立法：清热解毒，托里护心。

方药：金银花 30g　紫花地丁 15g　蒲公英 30g　野菊花 30g　连翘 9g　天花粉 9g　生甘草 9g　炒皂刺 9g　归尾 9g　陈皮 6g　姜黄 6g　川贝母 9g　灯心草 15g　紫雪散 9g，分冲

外用化毒散、如意金黄散，用鲜荷叶捣汁外敷。

8 月 4 日服上方 2 剂后，体温恢复正常，局部麻痛已减，恶心欲吐已解，纳

食稍增。继服前方4剂，诸症见消，患处引流通畅，已无麻痛感觉。8月9日改用牛黄清心丸，每日1丸，每日2次；外用化毒散软膏。8月17日患处红肿消失，伤口愈合，临床痊愈。

[按] 此例患者火毒蕴结，起病较急，已有毒邪内传之势，随经治疗，未能控制。仍有高烧、红肿、疼痛。在此情况下，急投清热解毒，托里护心之剂。方中重用金银花、连翘、野菊花、紫花地丁、蒲公英解其毒热；炒皂刺、归尾、姜黄、川贝母活血化瘀，托毒外出；灯心草、紫雪散凉血清宫护心，以防毒热内陷；天花粉清热生津，养阴护心；陈皮、甘草和中助胃气。外敷解毒消肿止痛之剂。内治外治相结合，2剂后诸症平息。后用牛黄清心丸，以荡余邪而善其后。外用药，赵老医生善用鲜荷叶捣汁调散剂，非但清热作用加强，而且疗效持久，是外用剂型中独特的经验之一。

案4

关某，男，34岁。

主诉：右侧鼻孔生疮红肿伴有发烧8天余。

现病史：患者于8天前右侧鼻孔生疮，日渐增大，局部红肿，畏寒发热，恶心，大便秘结，口渴心烦，经服西药后未能控制，局部脓头欲破溃。

检查：右侧鼻前庭部红肿，中心有一脓头，周围漫肿约2cm×2cm大小，体温38.7℃。

脉象：细数。

舌象：舌苔薄黄，舌质稍红。

西医诊断：鼻前庭疖肿。

中医辨证：肺热不宣，火毒凝结（白刃疔）。

立法：清肺经热，解毒消肿。

方药：连翘15g 蒲公英15g 金银花15g 野菊花9g 黄芩9g 瓜蒌30g 生地黄15g 甘草6g

外用化毒散软膏。

上方服3剂后，红肿已消，身热已退。原方再进3剂，疗疮已基本痊愈。用牛黄清心丸，早晚1丸；梅花点舌丹，晚服2粒，以解余毒。10天后复诊，诸症皆愈。

[按] 白刃疔多生于鼻孔前，属于肺经毒火。故方中除常用的清热解毒剂外，另加瓜蒌，因其入肺胃、大肠；又佐以黄芩，功能清肺热而润燥，解毒散结，为治疗本例之特点。

案5

马某，男，24岁。

主诉：右口角肿胀发麻，伴有畏寒发热 6 天余。

现病史：患者于 6 天前自觉右口角肿硬发麻不疼，局部日渐肿大，不能张口，心烦恶心，口苦纳呆，大便秘结 2 日未行。曾注射青霉素未能控制，畏寒、发热、口渴仍在，遂来我院门诊。

检查：体温 38.5℃，右口角红肿而硬，形如钉状，口不能张大，右颈部淋巴结肿大，有压痛。

脉象：沉细滑稍数。

舌象：舌苔黄，舌质红。

西医诊断：唇部疖肿。

中医辨证：阳明热盛，毒火结聚（锁口疔）。

立法：清热解毒，凉血化瘀。

方药：紫花地丁 30g　金银花 15g　野菊花 9g　白芷 6g　黄芩 12g　赤芍 9g　绿豆衣 15g　生甘草 9g

外用甲字提毒药捻、化毒散软膏。

上方服 3 剂后，肿势大减，口已能张开，大便已解，但仍不通畅。再依上方加蒲公英 30g，继服 4 剂后，肿势已消，疮口清洁，无分泌物，精神良好，大便畅通。服连翘败毒丸以善其后。

[按] 本例从部位命名看属于锁口疔，从五脏毒火看属于火焰疔。因为心经毒火上攻，外受毒热而致。所以除重用紫花地丁、野菊花、黄芩等清热解毒之剂外，加入绿豆衣取其甘寒，入心、胃二经，以期清心、胃二经之毒热。

案6

徐某，男，34 岁。

主诉：左鬓角部红肿疼痛伴有发烧 7 天。

现病史：7 天前，左须角部生一小疙瘩，红肿发木、疼痛，曾注射青霉素未效。就诊时发烧、头晕、恶心，大便尚通畅。检查：体温 38.2℃，左颞部肿起约 2cm×2cm 大小，红肿热痛。

脉象：滑数。

舌象：舌苔白滑而腻，舌质正常。

西医诊断：右颞部疖肿。

中医辨证：湿热上蒸，火毒聚结（鬓疔）。

立法：清热解毒，利湿凉血。

方药：金银藤 15g　紫花地丁 15g　连翘 15g　黄芩 9g　黄柏 9g　菊花 9g　赤芍 9g　白芷 6g　生甘草 6g　车前子 9g

外用化毒散软膏。

上方服 3 剂后，肿势已消，头痛已除，发烧已退，口渴未减。再拟前方加牡丹皮 9g，绿豆衣 9g，陈皮 9g，再服 4 剂，诸症平息。

[按] 本例除一般毒热象外，苔白腻，见有湿热上蒸之象。方中除清热解毒之剂外，黄柏性味苦寒能燥湿；车前子清热能利水，使之毒热湿邪得解得利；又佐以轻扬辛散的菊花，不但能载药上行，而且又能清头目利清窍。

案7

王某，男，4 岁，1969 年 2 月 16 日初诊。

主诉：（家长代诉）患儿右手中指肿痛，高烧不退，已 2 周余。

现病史：2 周前右手中指内侧被木刺扎伤，经处理，3 天后红肿作痛，即赴医院，经检查诊为外伤感染，服用抗生素，肿痛不减，体温增高。3 天后在中指第二节指腹中央切开排脓，3 日后局部又肿起，发烧持续不退，又在中指第三节两侧各作一切口引流，肿胀仍未消，现已蔓延至手掌部。发烧持续 1 周不退，食欲不振，大便 3 ~ 4 天未解，小便黄赤而少，有时呕吐。因手部疼痛，经常哭闹不止，夜不成眠，曾嘱立即截指，家长未同意，来我院治疗。

检查：右手中指高度红肿，第三指节之两侧和指腹中央各有一切口约 2cm，切口周围之皮肤为灰白色，取出引流纱条后，有较多脓血流出，臭味较大，三个切口之间，探针可以通过，红肿已累及手掌近手腕部。因中指高度肿胀，不能屈伸，X 线摄片报告称：中指第二三指节骨质有轻度破坏，边缘不整。

脉象：细数。

舌象：舌苔白中黄，舌质红。

西医诊断：化脓性指头炎。

中医辨证：外伤染毒，蚀筋腐骨（蛇腹疔）。

立法：清热解毒，活血消肿。

方药：金银花 9g　蒲公英 9g　紫花地丁 9g　牡丹皮 9g　赤芍 9g　玄参 15g　麦冬 9g　大黄 4.5g

犀黄丸每次 1.5g，日服 2 次。

外用红粉纱条引流，外敷化毒散软膏，每日换药 1 次。

服上方 5 剂后，已进普食，大便通畅，小溲清。患指及手掌红肿已明显消退，肿胀局限中指第三指节，脓血已减少，疮口变小，肉芽红活，再以清热解毒、化腐生肌之剂内服，上方去大黄、紫花地丁，加瓜蒌、白芷，停犀黄丸。外用甲字提毒药捻引流，外敷化毒散软膏。按前法治疗 5 天后，已能入睡，中指两侧之切口基本愈合，患儿已能下地活动。前方去蒲公英、牡丹皮、赤芍，加当归、黄芪、山药。换药如前。又经上方内外兼治，7天后，中指指腹切口已缩小至0.5cm，肉芽充满，色鲜红，局部稍肿，两侧切口瘢痕较前变软，手指可以轻度伸屈，停服汤药，外敷甘乳膏，每日换药1次，3天后疮口愈合，痊愈出院。

[按] 本例说明疗毒可由于外伤染毒而发生，毒热入里可以蚀筋腐骨造成严重后果。患儿手指自扎伤后感染，虽经积极治疗，2周内切开引流3次，连续内服抗生素和配合物理疗法，均未能控制炎症的发展，逐渐向掌心蔓延，说明为耐药菌株感染。为了保护手掌和防止全身性感染，西医曾考虑截指是必要的。采用中医中药治疗获效，不但保存了手指，而且恢复了功能。

患儿因外伤不洁，感受毒邪，毒热阻于皮肉之间，留于经络之中，故见高烧不退，纳少便干，小溲黄赤而少，有时呕吐，舌质红、苔黄，脉滑而数，说明毒热炽盛，所以重用金银花、蒲公英、紫花地丁清热解毒；佐以玄参、麦冬养阴清热；牡丹皮、赤芍凉血解毒，又加大黄清阳明毒热；配合犀黄丸清热解毒止痛，活血化瘀消肿。局部用化腐生肌之红粉纱条和化毒散外敷，内外兼治，以整体治疗为主，重视局部。药后全身热象渐消，局部炎症已控制，进而突出透脓托毒，方中去大黄、紫花地丁，停犀黄丸，加全瓜蒌以消肿，白芷活血排脓。

进上方5剂后肿胀局限于中指第三指节，两侧之切口基本愈合，只有指腹之切口仍有脓汁外渗。脓汁为气血所化生，病程日久，长期切开引流，脓汁久渗，气血被夺。所以在这阶段，去蒲公英、牡丹皮、赤芍，加当归养血活血；黄芪、山药补中益气，气血充沛，则疮口易敛。

在外用药方面，赵老医生也很强调辨证施治。初诊时局部焮肿，脓水外渗，此时如腐肉不脱，新肉则无以生，焮肿不得消，毒邪无以退。疮口较大而深，为了引流通畅，故用红粉纱条引流，待疮口收缩变小变浅时，用甲字提毒药捻引流。同时外用具有解毒消肿止疼的化毒散软膏。疮口近愈则改用收敛生肌长肉的甘乳膏，促进伤口愈合。

案8

王某某，男，62岁，1972年4月3日初诊。

主诉：右手肿胀疼痛2周。

现病史：患者于2周前因玻璃刺入右手中指感染，局部出现红肿疼痛，手掌麻木，发烧38℃，经治疗，注射"链霉素"、"卡那霉素"，口服"土霉素"及中药，发烧稍退，但手掌手背肿胀逐渐明显，手指不能弯曲，肿势逐步向上蔓延至手腕以上，痛疼难忍，右前臂麻木，恶心，食欲不振，自感手部骨头痛，每天晚上仍发烧至39℃以上。

过去史：有胃病病史。

检查：右侧手掌及手背部肿胀明显，皮色微红，按之较硬而且疼痛，稍有波动感，腋下淋巴结可扪及有触痛，白细胞计数 14.2×10⁹/L。上午体温 37.9℃，晚上最高体温 39℃以上。

脉象：滑数。

舌象：舌苔黄腻，舌质红。

西医诊断：右手掌间隙感染。

中医辨证：毒热壅滞，经络阻隔（托盘疗）。

立法：清热解毒，除湿通络。

方药：金银花 30g　蒲公英 30g　紫花地丁 30g　黄芩 15g　赤芍 9g　桑枝 9g　苦参 9g　鸡血藤 15g　酒大黄 9g　六一散 12g

4月11日服上方3剂后，烧已退，右手肿未消，复查白细胞计数 9.2×10⁹/L，右手X线摄片：骨质未见异常。继以清热解毒、活血透脓，佐以芳香化湿。

方药：金银花 30g　蒲公英 30g　紫花地丁 30g　黄芩 9g　赤芍 9g　归尾 9g　姜黄 9g　白芷 9g　佩兰 9g　鸡血藤 30g　藿香 9g　酒大黄 9g

4月26日按上方加减治疗，手掌及手背肿胀基本消失，体温一直正常，中指仍肿胀，右上肢发麻仍未解，舌苔黄腻，脉沉，纳差，口苦，烧心，大便干 2～3 天 1 行，尿黄。进一步分析其病情，系因湿热与毒热交织阻隔经络，缠绵日久。拟以活血通络，清热利湿为法。

方药：归尾 12g　赤芍 9g　桃仁 9g　红花 9g　白芷 9g　蒲公英 15g　泽泻 9g　藿香 9g　泽兰 9g　姜黄 9g

外用骨科洗药。

按上方加减继服，5月19日复查时肿胀已消，嘱加强手部功能锻炼。

[按] 本例掌间隙感染为时已2周，虽经抗生素治疗未能控制，毒热炽盛。患者因脾虚湿盛，湿热与毒热交织，故病程日久症见发热，局部肿胀，缠绵不愈，舌苔黄腻。开始以清热解毒为主，佐以除湿通络，方中用大剂金银花、蒲公英、紫花地丁清热解毒；赤芍、桑枝、鸡血藤凉血活血通络；酒大黄、黄芩、苦参、六一散取其苦寒燥湿，清热利湿。待其毒热渐退，加减使用归尾、白芷、姜黄活血托脓。继而用赤芍、桃仁、红花、泽兰活血通络为主；蒲公英清其余热；藿香、佩兰取其芳香化湿、利水泄热之功效。并外用骨科洗药熥洗促进局部血运，恢复患手功能。抓住湿热与毒热交织，壅阻经络的实质，逐步加以解决。

案9

李某某，男，28 岁，入院日期 1964 年 12 月 2 日，出院日期 1964 年 12 月 19 日。

主诉：1个多月以来左手无名指红肿，半个月来发冷发烧。

现病史：患者在劳动时油泥污染，引起左手无名指甲周红肿作痛。10月28日曾行切开引流，红肿未消。11月初拔除指甲并扩创，术后红肿反而明显加重，有跳痛，曾服用中西药仍未见消。最近半个月以来，局部红肿向手掌部扩大，患指不能活动，伴有发冷发热，心中烦急，夜寐不安，食纳尚可，大便干，小便黄赤。1月30日来我院门诊，收入院。

检查：体温38.3℃，脉搏98次/分，神清合作，血压17.3/9.3kPa，除左侧肘部、腋部淋巴结肿大有明显压痛外，内科检查无阳性发现。外科情况：左侧环指显著肿胀，连及手背手掌，皮肤发红而隆起，有压痛及波动感，中指、环指不能屈曲，前臂也肿胀，左肘尺侧淋巴结2cm×2cm，左侧腋窝淋巴结3cm×2cm，有压痛。左手X线摄片未见骨质损害。

脉象：滑数。

舌象：舌苔薄白，舌质微红。

西医诊断：左手掌间隙感染。

中医辨证：湿热凝聚，火毒串行（蛇串疔毒）。

立法：清热解毒，活血利湿。

方药：金银花4.5g　蒲公英30g　连翘12g　赤芍9g　黄芩9g　栀子9g　陈皮9g　红花9g　滑石12g　败酱草15g　生甘草9g

入院后，于当天下午在局麻下于无名指尺侧指隙隆起波动处切一小口（1cm），排出脓血约10ml，纳入凡士林油条，外用芙蓉膏包扎。12月4日服上方2剂后，体温已正常，前臂肿胀渐消，手背肿胀已退，肿大的淋巴结已缩小，痛疼减轻，手掌肿胀未消，切口处纳入红粉药捻，手掌用化毒散软膏，继续换药。12月7日手掌部肿胀已消，手指部仍肿胀脓出未尽。加强活血透脓，拟方如下。

金银花30g　蒲公英30g　败酱草15g　黄芩9g　赤芍9g　生地黄15g　红花9g　炒皂刺4.5g　姜黄3g　陈皮9g　延胡索9g　甘草9g

外用甲字提毒药捻及芙蓉膏，并鼓励患者加强手指活动。12月12日自觉患侧手指麻木，疼痛已不显著，疮口较干净，外用甘乳药捻。12月16日疮口愈合，手指肿胀消失，手指功能恢复尚好，痊愈出院。

案10

冯某某，女，14岁，1969年9月13日住院。

主诉：口唇部生疮面部红肿，疼痛高烧8天。

现病史：患者于8天前口唇部突然感到刺痒，周围红肿疼痛，伴有高烧，曾注射青霉素未见效，肿势逐渐扩大。又服中药 3 天仍未见好转。上口唇整个肿起发红，麻木刺痒而且如针刺样疼痛。口唇两侧肿而坚硬，左侧较重，有向上发展的趋势。伴有头晕、口干、胸闷发堵，不思饮食，气短作呕，周身疼痛，四肢无力，大便干，小便黄少。体温仍高，9 月 13 日收入住院。

检查：体温 39.9℃，面部黄白，痛苦病容，上唇整个肿起，发红，坚硬，表皮部分剥脱，中央有脓栓，附着较紧，左侧面部亦浮肿，左眼睑裂封闭，下唇红肿，左侧颈部亦红肿，张口困难，颌下淋巴结肿胀有明显压痛。白细胞计数 16.9×10^9/L，中性粒细胞 0.84，淋巴细胞 0.16。

脉象：滑数。

舌象：舌苔白厚，舌质正常。

西医诊断：唇部疖肿。

中医辨证：火毒凝聚，毒热炽盛（唇疔）。

立法：清热解毒，活血消肿。

方药：蒲公英30g　生石决明18g　赤芍9g　炒栀子9g　天花粉15g　珍珠母15g　防风9g　金银花15g　当归15g　白芷9g　甘草9g

外用芙蓉膏、雄黄膏调合敷。9 月 14 日，服上方后体温稍降，白细胞计数 16.9×10^9/L，局部肿胀仍同前，配合内服西药土霉素。9 月 15 日左上口唇已破，有多数脓点向外流脓，肿胀见退，大便仍干，头疼作呕，局部脓出不畅，仍以前法，重加清热解毒透脓之剂。9 月 17 日下午 5 点病人突然高烧，体温 39.9℃，脉快 145 次/分，血压 13.3/6.7kPa，面部红肿范围逐渐扩大，走路摇晃。白细胞计数 15.3×10^9/L，中性粒细胞 0.8。脓汁培养为金黄色葡萄球菌（红霉素高度敏感，青霉素、四环素、土霉素耐药），血培养为金黄色葡萄球菌，诊为由于唇部疖肿所引起的全身性感染（败血症）。经赵老与有关医生会诊后，症见高烧，神智恍惚，走路摇晃，血压低，脉数，舌质红，证属唇疔走黄，热入血分，毒热攻心，应重用清热解毒、凉血护心之剂。

金银花60g　蒲公英30g　紫花地丁30g　鲜茅根60g　玄参15g　黄连6g　赤芍15g　干生地30g　川贝母9g　天花粉15g　野菊花15g　草河车15g　生甘草9g

同时配合红霉素静脉注射，新生霉素肌内注射。9 月 19 日体温仍未控制（39.8℃），心率 156 次/分，血压 12.8/8kPa。肺部听诊腋下可闻及水泡音，神智尚清，口渴，烦躁，舌质红绛而干裂。局部红肿现象见好，前额及左眼眶、左颧、颊、口唇周围红肿较前稍好，唇周红肿仍有脓疱。西药同前，中药拟用养阴凉血解毒之剂。

金银花30g　草河车15g　紫花地丁30g　大青叶15g　生地15g　板蓝根15g

蒲公英 30g　野菊花 30g　天花粉 15g　鲜茅根 60g　石斛 15g　玄参 15g

另服局方至宝丹 1 丸，羚羊粉 0.3g。

9 月 22 日药后体温稍降（38.5℃），食欲好转，但咳嗽加重，痰多有血样痰。按上方加减，体温逐渐平稳，下午仍持续在 38℃以上，白细胞计数反而增高至 26×10^9/L。口腔糜烂，进食不便，肺部啰音增多。9 月 26 日复查血培养金黄色葡萄球菌已转阴性，但又发现双上肢起红疹，臀部也出现大片红疹。考虑可能与药物有关，遂停用红霉素、氯霉素、新生霉素，改用杆菌肽加非那更。中药拟以养阴清热、凉血解毒之剂。

生玳瑁 9g　干生地 15g　鲜茅根 60g　生白术 12g　川贝 6g　凌霄花 9g　地肤子 15g　天花粉 12g　川黄连 3g　金银花 60g

9 月 29 日体温在 38℃以下。白细胞总数恢复正常，面部红肿见消退，仍有轻度咳嗽。X 线摄片示：两侧肺野均有散在小圆形中间透明模糊阴影，尤以下 1/2 肺野为多，诊断为金黄色葡萄球菌肺炎合并肺脓疡。拟以养阴润肺、止嗽化痰为法。

生石膏 30g　玄参 15g　杏仁 9g　僵蚕 6g　知柏各 9g　桔梗 7.5g　生地 15g　赤芍 15g　牡丹皮 12g　金银花 30g　天花粉 15g　麦冬 15g　生甘草 6g

另服安宫牛黄散四分，分冲。10 月 4 日停用抗生素及一切西药，体温、脉搏、血象均恢复正常，皮肤红疹已消退，面部红肿基本消退。按上方加减重用养阴之剂继服，其他症状均消失。10 月 5 日 X 线摄片示：金黄色葡萄球菌肺炎合并肺脓疡，较上次有明显进步。10 月 27 日 X 线摄片示：肺部阴影已完全吸收。临床治愈出院。

[按] 本例是典型的唇疔走黄，也就是西医所说的面部"危险三角区"内疔肿所引起的全身性感染——败血症，病情是比较危重的。开始使用中西药，因病重药轻故未能控制其发展，以致由局部感染而引起全身性感染。整个治疗过程，是采取中西医结合而取效的。

患者入院后第一方，药力不够集中，重点也不突出。所以在入院后第 3 天，突然高烧，神志恍惚，脉数，舌质红。证属疔毒走黄，热入血分，毒热攻心。首先抓住毒热炽盛、毒热攻心这一主要矛盾，重用清热解毒、凉血护心以救其逆，用清营汤加减。方中大剂金银花、蒲公英、紫花地丁、草河车、黄连、野菊花以清热解毒；生地黄、玄参、鲜茅根、天花粉、赤芍养阴凉血，解血中之毒热以护心；川贝母、生甘草清热解毒托毒。配合红霉素、新生霉素中西医结合治疗。因为毒热炽盛，火势燎原，全身性感染逐步发展，又继发肺部金黄色葡萄球菌感染，上方服 2 剂后，神智已清，仍有烦躁，局部红肿见好，脓头已溃，局部毒邪得以外泄，而入里之毒热已见明显伤阴之象，诸如口渴、烦躁、舌质红绛而干裂等，所以进而抓住毒热伤阴的特点，拟以养阴凉血解毒，加重养阴解毒之剂，如生地黄、天花粉、鲜茅根、玄参、石斛等以扶正。仍重用金银花、草河车、紫花地丁、大青叶、板蓝根以祛邪。另加清心热之羚羊角和开窍安神、清热解毒的至宝丹。所以药后体温渐平，毒热病象渐退。

但是由于肺部感染未能控制，经 X 线摄片诊断为金黄色葡萄球菌肺炎合并肺脓疡，所以咳嗽重，痰多并有血样痰。由于中西药的治疗，血培养在 9 天后转为阴性，因病人起大片红疹停原用之红霉素、氯霉素、新生霉素，改用杆菌肽，中药以养阴清热、凉血解毒之剂加减。血分毒热渐退，病势逆转，遂停一切西药，单独服用中药治疗，以养阴清热、止嗽化痰为法。方中生石膏、知母、黄柏、金银花清气分热，解毒热，透营转气；牡丹皮、生地黄、赤芍、玄参养阴解毒，凉血活血；杏仁、麦冬、桔梗养肺阴，清热化痰止嗽；安宫牛黄散清热解毒，开窍安神。热退后，停牛黄散重用养肺阴之剂，感染完全被控制，痊愈出院。

（以上录自《赵炳南临床经验集》）

朱仁康
（重温病，衷中参西）

【医家简介】

朱仁康（1908～2000），字行健，江苏省无锡市人。早年从其兄长及江南外科名医章治康先生学医。建国后历任卫生部中医研究院西苑医院外科主任，广安门医院外科主任、皮肤科主任。为国家医药管理局第一批师带徒指导老师。朱仁康从事中医工作 70 余年，精于疮疡、皮肤外科。1972 年创制"克银方"治疗银屑病，此项研究在国内外处于领先地位，并荣获 1983 年卫生部科学技术成果一等奖。1985 年荣获世界文化理事会颁发的"阿尔伯特·爱因斯坦"世界科学奖。

相关著作：《中西医学汇综》、《朱仁康临床经验集》、《实用外科中药治疗学》等。

【主要学术思想和主张】

朱仁康认为疔毒分为 2 类。

（1）顺证：为火毒结聚沿未扩散。症见：红、肿、热、痛。脉弦带数，舌质红，苔黄腻加黄连 6g，黄芩 9g，肿坚不化脓加炙甲片 9g，皂角刺 9g，托毒透脓。

（2）逆证（走黄证）：相当于败血症。乃毒火炽盛，处理不及时，毒走营血，内攻脏腑。或经挑拔挤压，疗毒扩散所致。症见：疮顶干枯，暗赤无脓，在面部则头脸俱肿，在手部则手臂俱肿，全身证候可见寒战壮热，头晕眼花，神思恍惚，肢体拘急，恶心呕吐，面色发青，烦躁不安，不思饮食，口干，有的全身发黄，或起风团、瘀斑等症，甚至神志昏迷，口噤不开，动风发痉，腹胀便泄，小便自遗等症。脉象洪数，舌绛、苔黄燥或灰腻。治宜大剂凉营清热解毒。以清瘟败毒饮加减治之。加减法，神昏谵语加用安宫牛黄丸，日服 1～2 丸；口噤发厥加服紫雪丹，每次 1.5g，每日 1～2 次；咳嗽气急加川贝 9g，竹沥 30g；舌绛苔光，阴伤，加玄参 12g，麦冬 9g；协热便泄改用金银花炭 12g，黄芩炭 9g；便秘加大黄（后下）9g，玄明粉（冲）9g；身发黄加茵陈 30g。

外治法：①面部疗疮，初起疮头掺拔疗散，外敷玉露膏。脓头不破，外盖红千捶膏，拔毒提脓。指部或手部疗疮红肿或红丝疗均可外敷玉露膏。②手部疗疮已化脓时，及早切开排脓，但严禁挤压，切开后插上五五丹药捻，提脓拔毒。

（以上录自《朱仁康临床经验集》）

【医论医话】

治疗有三方面需要注意：①"治疗如防虎"，意思是说疗毒可畏。初起小疮，应加重视，严禁挑拔或挤压，尤其是面部的疗疮，易引起疗毒扩散，甚至走黄。②"宜聚不宜散"。疗是火毒，忌用辛温散风药，重用清热解毒，合之消肿，如消之不应，则加以托毒，使疗毒收聚一处，早日透脓为好，免向四周扩散。③护理方面。忌食酒、肉、荤腥五辛发物，宜吃清淡食品，如蔬菜、水果、绿豆、粉皮之类。

（录自《朱仁康临床经验集》）

【精选案例】

案 1

朱某某，女，27 岁，1958 年 3 月 21 日初诊。

主诉：面部长疮 6 天，伴有发烧 3 天。

现病史：6 天前右颧部起一粟粒大的小疮，初起微痒不痛，未予重视，曾用手挤压后，渐见红肿扩大，延及右侧颜面，红肿疼痛。3 天来发烧、口苦、纳减。曾注射青霉素，未能控制。

检查：右颧部见一米粒大脓头，疮顶不溃，红肿坚硬，四周浮肿，延及右脸大部，上下眼睑亦肿胀而合缝，体温 38.4℃，白细胞计数 16.4×10^9/L，中性粒细胞 0.82，淋巴细胞 0.18。脉滑数，舌质红、苔薄黄。

中医诊断：面颧疗。

西医诊断：面部疖肿。

证属：火毒结聚，毒不外泄。

治则：清热解毒，佐以透托。

药用：紫花地丁9g 菊花6g 赤芍9g 皂角刺9g 炙甲片4.5g 丝瓜络9g 草河车9g 陈皮6g 生甘草3g

水煎服2剂。

外用：疮头掺拔疔散，外敷玉露膏。

二诊：（3月23日）用攻透托毒药后，疮顶已溃，脓毒外泄，肿痛显轻，基底尚硬，继以清解化毒。

药用：紫花地丁9g 野菊花6g 忍冬藤9g 连翘9g 草河车9g 黑山栀9g 丝瓜络9g 生甘草3g

水煎服2剂。

外用：疮头掺五五丹，外敷玉露膏。

三诊：（3月25日）脓泄之后，肿硬已见消退，嘱继服前方，2剂治愈。

案2

陈某某：男，32岁，1958年5月28日初诊。

主诉：口唇上长疮肿痛3天。

现病史：唇上方起粟米大小疮4个，初痒后痛，疮根坚硬红肿，逐渐向上扩展，畏寒、发烧朝轻暮重，曾注射青霉素2天，仍未控制。

检查：唇右上方可见集簇之脓头4个，周围红肿，延及右下眼睑，肿痛拒按，顶虽破溃，根盘坚硬，张口困难，饮食受限，体温38.6℃，白细胞计数17.5 × 10^9/L，中性粒细胞0.78。脉弦数，舌红，苔薄黄。

中医诊断：虎须疔。

西医诊断：唇部疖肿。

证属：脾经积热上炽，化为火毒。

治则：清脾经之积热，托毒消肿。

药用：黄芩9g 焦山栀9g 紫花地丁9g 野菊花9g 忍冬藤9g 连翘9g 丝瓜络9g 炙甲片9g 皂角刺9g

水煎服2剂。外敷玉露膏。

二诊：（5月30日）药后肿聚一处，疮顶高突，疮头簇聚，头虽溃而脓毒未泄，四围坚硬，疼痛较甚。疔毒宜聚不宜散，外窜之势已戢，仍宗托毒清解，使毒外泄。前方加草河车9g，2剂。

三诊：（6月1日）疮头已溃，脓毒外泄，疮肿大挫，继以清热败毒。

药用：紫花地丁9g　菊花9g　金银花9g　连翘9g　牡丹皮9g　赤芍9g　黄芩9g　草河车9g　生甘草6g

水煎服3剂。

外用：疮头掺五五丹，外敷玉露膏。

案3

崔某某，男，35岁，1957年5月5日初诊。

主诉：臀部常起疖肿已2年。

现病史：2年来臀部经常出现小硬结节，基底潮红疼痛，渐即破溃，有脓性分泌液，不久消退，但隔1星期左右，又发生2、3处，10天左右治愈，如此不断发生。在外地医院曾用青霉素及腰局封等治疗，未能控制。

检查：右臀部内侧有一拇指大的疖，中央软化波动。腰部臀部留有多数大小不等的瘢痕。脓培养为金黄色葡萄球菌。脉滑带数，舌红、苔薄黄腻。

中医诊断：坐板疮。

西医诊断：多发性疖肿。

证属：湿热下注，蕴而成毒。

治则：清热解毒。

药用：川连6g　黄芩9g　牡丹皮9g　赤芍9g　金银花9g　连翘9g　生甘草6g

4剂。外用五五丹。

二诊：（5月9日）服药2天后脓出肿消，4天后又起疖肿2个，嘱继服前方4剂。外用金黄散，蜂蜜调敷。

三诊：（5月13日）所起疖肿肿消疼止，只留粟粒大硬结。患者要求回原地，嘱其继服前方，防止复发。

后患者来信称先后共服前方20余剂，未再复发。

案4

赵某某，男，26岁，1964年3月19日初诊。

主诉：全身反复出现疖肿已8个月。

现病史：于1963年6月先在小腿出现一个疖肿，伴有寒热，内服中药，肌内注射青霉素，疖肿破溃出脓而愈。继之臀部陆续出现小硬结，用药后消退。今年2月双侧口角外方、鼻部先后出现疖肿，出脓即愈。2周前在右下颌、左腋下、左前臂又起疖肿，灼热、红肿疼痛，伴有恶心、畏寒、发热，经服中药，注射青霉素，未能控制，口渴思饮，尿黄，大便正常。

检查：右颌下可见一个1.5cm×2cm大之疖肿，根盘收束，无波动感；右腋下可见一个3cm×1.5cm之疖肿，稍有波动，已局限；左前臂近肘关节屈侧可见

5.5cm×4cm 之肿块，高突红肿，明显压痛；后颈及左耳前各有一个蚕豆大的疖肿，无波动。脉弦细，舌质红，苔薄白。

中医诊断：疖肿。

西医诊断：多发性疖肿。

证属：内热郁滞，营卫不和，热盛成毒。

治则：散内清热，和营化毒。

药用：荆芥9g　防风9g　麻黄6g　金银花12g　连翘9g　归尾9g　赤芍9g
桃仁9g　大黄后下，6g　炒山栀9g　黄芩9g　生甘草4.5g

1剂水煎服。

外用：大疖红肿，外敷玉露膏；小疖用龟板散，香油调搽。

二诊：（3月21日）疖肿正在酿脓，肿疼仍厉，口渴思饮。上方加大青叶9g，天花粉9g，3剂水煎服。

三诊：（3月24日）左腋下及左臂疖肿均切开排脓，插入九黄丹药捻，肿疼虽挫而未止，其余小疖，已有消退之势，大便泻，每日2次。脉滑，苔薄黄。治拟托毒消肿。

药用：归尾9g　赤芍9g　金银花15g　土贝母9g　天花粉9g　炒山栀9g　炙甲片9g　皂角刺9g　炙乳没各6g　白芷6g　生甘草6g

3剂水煎服。

四诊：（3月27日）脓透肿消而未净，防止再发疖肿，予以清解之剂。

药用：紫花地丁9g　金银花15g　连翘9g　黄芩9g　炒山栀9g　牡丹皮9g
赤苓9g　土贝母9g　天花粉9g　生甘草6g

服4剂。

五诊：（5月1日）疮口近愈，因患者服汤药感到恶心，改服醒消丸，每日6g，继服5天，以巩固疗效。

六诊：疮口已愈，继服犀黄丸1周，每日3g。以后未再复发。

案5

张某某，男，31岁，1965年10月7日初诊。

主诉：头部长小脓疱5年。

现病史：5年来开始于头皮部起几个小红疙瘩，渐成脓疱疼痛，继之此起彼伏，成批出现，从后项部波及整个头部及额部。曾在某某医院连续照射紫外线几十次，内服长效磺胺、合霉素等，效果不显，睡眠尚佳，二便正常。

检查：前顶及后项部可见大片孤立之毛囊性丘疹及小脓疱，周围见红晕。脉弦细，苔薄白。

中医诊断：发际疮。

西医诊断：慢性毛囊炎。

证属：脾胃积热上蒸，外受于风。

治则：祛风和营，清热解毒。

药用：荆芥9g　防风6g　川连3g　黄芩9g　炒山栀6g　知母9g　生石膏15g 天花粉9g　归尾9g　赤芍9g　连翘9g　生甘草6g

水煎服4剂。

外用：苍耳子30g，雄黄15g，明矾9g，水煎洗头，每日洗3~4次，每次洗 15分钟。外洗后用四黄散，香油调搽。

二诊：（10月11日）头顶毛囊炎肿痛俱减，后项部有新发小疖，宗前方去天 花粉、知母、生石膏加马齿苋30g，大青叶9g，金银花15g，嘱服5剂，外洗同前。

三诊：（10月16日）药后未见新起之毛囊炎。嘱服前方5~10剂，外洗方 同前。

四诊：（1966年9月21日）事隔多月，头部又起毛囊炎3~4个，但反复不 愈又近2个月。曾在某某所用自家疫苗注射，见效不大。继服前方并外洗上药。 曾因出差在外，停治2个月，于12月又继续治疗，除续服前方外，加重外洗药 量。改为苍耳子60g，白矾60g，雄黄15g，经治1个月已不再发。

五诊：（1967年7月3日）半年后前症又复发，头部又起毛囊炎10余个， 除继服前方外，配合内服醒消丸，每日6g。外洗药中加王不留行15g，毛囊炎由 少发到完全不发，经治2个月而愈，以后未再复发。

案6

陈某某，男，40岁，1975年4月20日初诊。

主诉：头皮长疮1年多，右上臂长一环形斑块2个月。

现病史：1年多来，头皮上经常出现小疮，肿疼，不久即破，脓出即愈，此 愈彼起，反复发作。2个月前右上臂出现一环形斑块，渐见扩大，不痛不痒。无 结核史。

检查：①头皮上可见散在的小脓疱，边缘红肿。②右上臂外侧三角肌下方可 见一红色环形斑块，约3cm×3cm大小，边界清晰，边缘隆起，中间稍凹陷，触 之较为坚韧，经病理检查诊为环状肉芽肿。脉弦滑，舌质红，苔薄黄腻。

中医诊断：发际疮。

西医诊断：慢性毛囊炎。

证属：脾经湿热，上熏于头。

治则：凉血清热，除湿解毒。

药用：马尾连9g　黄芩9g　牡丹皮9g　赤芍9g　蚤休9g　金银花9g　连翘9g　生甘草6g

6剂，水煎服。

二诊：（4月27日）复诊时称服药后，臂上红色斑块即见消退。头部之疮亦见少起，嘱继服前方10剂后即治愈。

[按]　本例初诊时着重考虑治疗毛囊炎，对环状肉芽肿未加处理，而服药6剂后，臂部环状斑块很快消失。一般环状肉芽肿不治亦能消退，但往往经数月甚至数年，而本病例在短时间内就见消退，考虑清热解毒药能促使其消退。

（以上录自《朱仁康临床经验集》）

许履和
（强调"外科实从内出"）

【医家简介】

许履和（1913～1990），字谦，号受益，斋号存心，生于江阴县马镇乡北清镇。6～11岁读私塾，天资颖悟，少小即展露头角。15岁家道中落，赴沪学徒。17岁工厂倒闭，遂回桑梓，从父学医。父锦昌医师，精外科，善治痈疽、疔疮、流痰、流注等症，许履和尽得其传。后至上海，师从名医朱少鸿先生学内科，学成后悬壶故里。解放后，先后担任南京中医学院外科教研组组长、江苏省中医院外科主任等职。

相关著作：《简明中医内科学》、《简明中医外科学》、《方剂学讲义》、《增评柳选四家医案》等。

【主要学术思想和主张】

许履和强调"外科实从内出"，贯穿辨证论治精神。尝谓："外科必本于内。外病与内病，每每同时并存或互为因果。只读外科书，虽能治一般外科疾病，但遇到某些疑难杂症及危重病证，就会束手无策。必须打好内科基础，才能在复杂的病情面前，通权达变，应付自如。"许氏十分推崇高锦庭《疡科心得集》。他根据高氏"风性上行，湿性下趋，气火俱发于中"的理论，归纳中医外科的发病概况是"上风下湿中气火"，提出"审部求因"是外科辨证的一般规律。他非常重视经络学说，认为治病必先明辨经络，审经求治，按经用药，是外科治疗的基本法则。他极力主张运用温病学说于外科临床，尤其是"毒攻五脏"治法，用以指导全身性感染的抢救，可以开后人无数法门。对妇女患者及疑难杂症，多从气血论治，并在药物治疗的同时，不放松精神治疗。处方时轻清灵动，平中见奇，外用药则量体裁衣，对症下药，对选择剂型及给药方法等，也颇多斟酌。

【医论医话】

疗疮初起，无论生于何部，皆忌挤压及过早切开，尤其面部疔疮，更是如此，否则毒气走散，每易造成走黄；清热解毒，固为治疗疔疮的基本大法，但用药还须随症加减。

（录自《许履和外科医案医话集》）

【精选案例】

案

敖某某，男性，30岁。患者于4天前左颊部生一疗，挤压后肿胀亦甚，且见发热，最近并有咳嗽胁痛、痰中带血等现象，故入某某医院治疗。体温40℃；白细胞计数$30.2 \times 10^9/L$，中性粒细胞0.79，淋巴细胞0.21，血培养：金黄色葡萄球菌。多胸部摄片：脓毒血症肺炎。诊断：左颊脓肿；脓毒血症。经各种抗生素及液体疗法，病仍不减，故邀我院外科会诊。

会诊录：此症先是左颊部生一疗肿，后因挤压而病势转重。今则面目颈项俱肿，身发高热。据此症状，系疔疮无疑。考腮颊为少阳、阳明经循行之地，胃中火毒上升，是以左颊生疗，由于护理失当，以致疗毒走散。毒攻于肺，肺络损伤，故咳嗽胁痛、痰中带血，至于口臭喷人，不仅胃热有余，肺叶亦将腐败，脉滑数，苔黄腻。病情极重，神昏惊厥，亦意中事也。内治以清火解毒为主，肃肺和络为佐。

药用：银花藤30g　紫花地丁30g　川连8g　炒赤芍10g　炒丹皮10g　黄芩10g　草河车12g　新鲜家园菊叶汁1杯，冲　连翘10g　桃仁10g　冬瓜子15g　生薏苡仁15g　桑白皮10g　芦根30g　藕汁1杯，冲

用水煎服。

外治：疗头掺黄升丹，贴黄连膏，肿胀处外敷金黄散，另于两侧委中穴静脉上用三棱针刺出血，以泄营分之热毒。

翌日，该院病程日志谓：患者今日情况较昨日好转，局部肿胀亦较昨日为轻，下午体温38.6℃，白细胞计数$14.1 \times 10^9/L$，中性粒细胞0.91，淋巴细胞0.09。仍继续服用中药。

本例仅会诊1次，自配合中药治疗后，症状逐渐好转，不久即痊愈出院。

[**按**] 此症咳嗽胁痛、痰中带血，病机侧重于肺，故除清解外，又佐以千金苇茎汤以肃肺和络。

（录自《许履和外科医案医话集》）

许玉山

（重"养正气，补脾胃"）

【医家简介】

许玉山（1914～1985），字宝昆。1914年生于河北赵县，少时家贫，仅就读于私塾数载。14岁，师从马文炳学医艺，兼读诗书。1936年在河北高邑、1940年以后在山西太原悬壶。1949年太原市中医学会成立，许玉山在学会举办的中医进修班任教。1955年组建太原市第二中医联合医院，许玉山任院长。1957年，山西省中国医学研究所成立，许玉山先任内科主任，继任山西省中医研究所副所长、山西省中医研究所咨询委员会副主任，兼任山西省活血化瘀研究所副所长等职。

相关著作：《许玉山医案》、《许玉山验方集》等。

【主要学术思想和主张】

许玉山认为疮痈疖疔大都由人体内蕴湿热，或嗜食辛辣厚味，再加感受四时不正之气而成。其在局部必有不同的体征及自觉症状，如红、肿、痒、脓等。全身症状则因疮疡之发病情况不同而或有或无，见症不一。疮疡之症，初起局部光滑无头，肿胀，灼热疼痛，日后逐渐扩大，变成高肿坚硬，最后化脓。初起无全身症状，重者可有畏寒发热、头痛泛恶，舌苔黄腻，脉洪数等表现。疖生于皮肤浅表，多由内蕴湿热，外感风热暑邪而成，病位以头、颈、发际、臀部为多，热疖起病迅速，易于治愈，如夹杂湿热则经久难愈。疔则起如粟粒有头，根脚很深，出脓很慢，其毒大势猛，发于颜面者易引起走黄，发于手足者易引起红丝，或腐蚀筋骨，此病最是可畏，治宜从早。

【精选案例】

案1

常某，女，青年，化验员。头面部常生疮，如钉状，局部憋胀疼痛，有时发痒，有脓，脓出即愈，苔黄脉数。证属湿热火毒，郁久成疮。乃由平素喜食辛辣之品，内蕴湿热，积久不化，浸淫肌肤而成。治以清热解毒，消散疔疮。

处方：金银花30g　连翘15g　蒲公英15g　紫花地丁15g　野菊花10g　川黄连5g　浙贝10g　生地黄10g　牡丹皮9g　赤芍10g　黄芩8g　苦参10g　白鲜皮9g　炒牛蒡子12g　甘草5g

服药4剂，疖散疮消。嘱少食辛辣之品，以免复发。

案2

张某，男，青年，军人。7天前，头部生一小疙瘩，肿痛，曾服西药、注射针剂，效果不著，现疙瘩红肿，顶部有脓疱，压痛，头晕发热，恶心，周身不适，大便稍干，小便短赤，舌苔白腻，脉滑数。证属素有蕴热，复感暑热。治以清热解毒，泻火散结。

处方：金银花20g　连翘15g　蒲公英15g　紫花地丁15g　黄连6g　黄芩9g　栀子9g　熟大黄8g　藿香叶12g　菊花10g　白芷8g　天花粉12g　山甲珠10g　皂刺9g　乌梢蛇6g　甘草5g

二诊：服上方3剂，脓疱破溃出脓，红肿明显消退，疮口变小，大便通畅，小溲稍黄，脉数有力，发热、头晕、恶心皆好转。继服上方3剂。

三诊：脓尽疮收，可见新鲜肉芽，余无不适。嘱忌食辛辣之物。

案3

赵某，男，26岁，军人。1980年秋来诊。围脖疮疡，病已有2个月之久，曾在部队医院治疗近1个月，注射青霉素、链霉素及输液未获显效，之后又服中药数剂，亦未见好转。颈部红肿起脓疱，灼热疼痛难忍，夜不得眠，大便干，舌苔黄厚，脉洪大而数。证属邪热蕴结，阳毒壅盛。治以清热解毒，凉血泻火。

处方：金银花30g　连翘15g　蒲公英15g　川黄连6g　生地黄12g　当归12g　紫花地丁15g　牡丹皮10g　赤芍10g　生栀子8g　蝉蜕10g　炒牛蒡子12g　野菊花12g　黄柏6g　黄芩10g　甘草6g　川大黄10g

二诊：依方服3剂，颈部之疮痈疼痛、瘙痒已止，大便已畅通。再拟方如下。

处方：金银花25g　连翘15g　川黄连6g　黄柏6g　白鲜皮12g　蒲公英15g　紫花地丁15g　赤芍10g　生地黄12g　玄参10g　黄芩10g　生栀子8g　天花粉12g　牡丹皮10g　甘草6g

遵上方服3剂，疮痈一扫而光，已获痊愈。嘱其少食辛辣厚味之品，以免复发。

（以上录自《中国百年百名中医临床家丛书·许玉山》）

顾伯华

（勤求古训，勇于创新）

【医家简介】

顾伯华（1916～1993），上海市人，出身于世代业医之家。少年时，即随父顾筱岩学中医外科。1936 年毕业于上海中医学院，即设诊所于上海。顾伯华历任上海中医学院外科教研组主任、龙华医院外科主任、上海市中医学会外科学会主任委员等职。1978 年晋升为教授。1980 年任全国高等医药院校中医外科师资进修班班主任。

相关著作：《改进枯痔疗法治疗内痔》、《中医外科学讲义》、《中医外科学中级讲义》、《中医外科临床手册》、《顾伯华外科经验选》等。

【主要学术思想和主张】

顾伯华对《外科正宗》、《外科心法》、《洞天奥旨》、《疡科心得集》等均有研究。常说："外科与内科不同之处，在于内治、外治并重。"他在继承中医传统的一些外治法外，在临床实践中，创造了许多新的治疗方法，如在古代用药线结扎治疗瘘管基础上改用了橡皮筋挂线治疗肛瘘和乳晕部瘘管，在治疗内痔结扎术后并发大出血时，创制了气囊袋压迫止血法。在皮肤病治疗中创用热烘疗法（依据病情，先将相适应的药膏涂于患部，然后用电吹烘患部，每次 20 分钟，每日 1 次）治疗神经性皮炎、慢性湿疹提高了疗效。他把垫棉疗法不仅用于溃疡新肉已生、皮肤与皮下组织不能黏合者，还用于溃疡脓出不畅、有蓄脓现象者，以及窦道蓄脓，经治疗后正收口之时。避免了扩创手术，加速和促使疮口早日收敛。使用中药提脓祛腐药物加药线治疗不同部位深浅不一的窦道，经验更为丰富。早在 60 年代已治愈了不少胸腹壁窦道，近几年来又治愈了直肠癌手术后并发会阴部窦道，最深的窦道长 18cm。其方法是先用五五丹或千金散蘸在药线上，按瘘管深浅插入管中，每天换药 1～2 次，到脓液减少而稠厚时，可改用七三丹或二宝丹引流。当取出药线时，伤口先有少量脓液流出，接着流出黏稠黄色液体如刨花水样，用棉花蘸之能拉成一条丝状者，改用生肌散收口，并加压固定。

【精选案例】

案 1

李某，男，32 岁，1964 年 8 月 26 日初诊。近 3～4 日来，患者头面部遍发热疖，疼痛作胀，夜不安睡。素有关节酸痛史。半个月前曾在某医院治疗，服可的松 30 余片，效果不显。

检查：头额及面颊部有散在性大小不一结块，局部皮肤微红，光亮无头，按之疼痛。时值暑令，气候干燥酷热，兼服温热药物，以致暑邪外感，湿热血热内蕴，阻于肌肤之间发为本病。苔薄腻，脉滑数。治拟清热凉血解毒。

处方：紫花地丁 18g　野菊花 4.5g　蒲公英 30g　细生地 12g　黄芩 9g　赤芍 9g　金银花 9g　连翘 9g　鲜佩兰 9g　车前子 9g　生甘草 3g

外用千捶膏敷贴患处。

二诊：先后连续复诊8次，在治疗期间仍有反复，躯干部亦有发生。曾经切开排脓10余处，亦有多处自溃出脓。

处方：内服方药以上方加减。外用药：未溃用千捶膏、三黄洗剂，已溃用九一丹、太乙膏盖贴。

至10月12日门诊随访时，头面躯干部多发性疖已痊愈，惟患部留有色素沉着及作痒自觉症状。

[按] 热疖在暑天为最多，临床上以小儿最为常见，可此愈彼起，至秋凉后即停止发生。成年人虽亦可发生，但经治疗后很易治愈，病程缠绵1个半月后方才治愈的则不多见。其病变与多发性疖病相类似。

[千捶膏] 蓖麻子肉150g，嫩松香粉300g（在冬令制后研末），轻粉30g（水飞），东丹（铅粉）60g，银朱60g，茶油48g（冬天需改为75g），须在大伏天配制。先将蓖麻子肉入石白中捣烂，再缓入松香末，俟打匀后，再缓入轻粉、东丹、银朱，最后加入茶油，捣数千捶成膏。

[九一丹] 熟石膏9g，升丹1g，共研细末。

[太乙膏] 玄参、白芷、归身、肉桂、赤芍、大黄、生地黄、木鳖各60g，阿魏9g，轻粉12g，柳枝、槐枝各100段，血余炭30g，铅丹1200g，乳香15g，没药9g，麻油2500g。除铅丹外，将余药入油煎，熬至药枯，滤去药渣，再加入铅丹（每500g油加铅丹195g），充分搅匀成膏。

[三黄洗剂] 大黄、黄柏、黄芩、苦参片各等份，共研细末。上药10～15g，加入蒸馏水100ml，医用石碳酸1ml，搅匀即成。

（录自《顾伯华学术经验集》）

案2

周某某，男，60岁，工人，1975年8月29日初诊。颈后、背、臀，几个月来遍发疖肿，常此愈彼起，今夏开始连续不断，目前左面颊处肿胀疼痛，脓头未出。颈后、臀部多处红色丘疹瘙痒，大小便正常。苔薄腻，脉弦滑。暑湿外浸，热毒内蕴。拟清暑解毒、利湿。

紫花地丁30g 野菊花6g 金银花12g 连翘9g 黄芩9g 绿豆衣4.5g 黑山栀12g 半枝莲30g 六一散12g，包

外用：三黄洗剂擦颈后、臀部，千捶膏盖贴左面颊。

二诊：服上药半月，疖肿痊愈，仍有发出，3、4天可自消，不溃脓，大便干结，小溲短赤。苔黄腻，脉弦滑。湿热偏重。

清解片，每次5片，每日2次。龙胆泻肝丸9g（分吞）。

三诊：9月29日。疖肿仍不断发出，虽不溃破，存有僵块，未能根除，高

年瘦弱，时口干夜饮。查尿糖阴性。苔薄舌红，脉弦。拟养阴清热法。

细生地 15g　黑玄参 12g　麦冬 9g　白花蛇舌草 30g　黄柏 9g　生石膏 12g　焦山楂 12g　虎杖 30g　丹参 9g　生甘草 3g

四诊：10 月 29 日。上方服 1 个月，没有新疖肿发出，再拟前意。

滋阴补肾片，每次 4 片，每日 3 次。蒲公英片（清热消炎片），4 片，每日 3 次。

[按] 多发性疖，有时相当顽固，不易根除。近年来，顾医生用清热解毒泻其火，次用养阴清热，和营活血治其本，最后成药巩固，取得一定疗效。

（录自《顾伯华外科经验选》）

颜正华

（勤于临证，医药兼通）

【医家简介】

颜正华（1920～），男，汉族，14 岁拜同邑著名儒医戴雨三学习中医，背四大经典，17 岁师从江苏省名医杨博良，杨氏为清末"孟河学派"著名国医马培之的再传弟子，名震江、浙、皖数省，门庭若市。颜正华以其颖悟和勤奋，深受杨氏赏识，因此得"孟河学派"真传，成为孟河学派第四代传人。颜正华 20 岁出师，悬壶故里，誉满丹阳。1947 年参加丹阳县中医统考，名列榜首。颜正华从事中医药教育工作 70 多年，先后在南京与北京两所中医高等院校主持中药教学和研究工作，是新中国中医药高等教育中药学科主要创始人和奠基人。曾任北京中医药大学主任医师、教授，为全国老中医药专家学术经验继承工作指导老师，国家级非物质文化遗产传统医药项目代表性传承人。获得全国首届"国医大师"称号，中华中医药学会终身成就。

相关著作：《中药学》、《临床实用中药学》、《高等中医院校教学参考丛书·中药学》、《颜正华中药学讲稿》等。

【主要学术思想和主张】

颜正华精通药性，用药主张四两拨千斤，不投猛剂，不用大剂，平中见奇，处方可见孟河医风。"用药当知药，知药才能善用。"颜正华总结开方用药经验：巧用多效药，善用平和药，慎用毒烈药，分用同名药，不拘成方，因证遣药。治疗复杂病证，颜正华常根据治疗需要，将数个成方融为一体。他临证强调四诊合参，证症结合，顾护脾胃，善灵活使用药对配伍与古方化裁。

【精选案例】

案

季某，女，12岁，1994年3月16日初诊。

主诉：头疖1年，病情反复发作，每于春夏季节加剧。曾外涂消炎、止痒药及内服中成药，疗效不佳。应诊时额面、发际、颜部有多处散发粟粒状白头小疖，基底潮红，有抓痕、溃破及色素沉着，伴瘙痒、心烦、眠差、口干、纳可、小便稍黄，素有便秘，至诊时已3日未行，舌红苔薄黄，脉浮滑。证属热毒攻冲肌肤。治以凉血疏风，清热解毒，通腑泄热。

方药：野菊花10g　金银花10g　土茯苓10g　山栀子10g　赤芍6g　连翘6g　牡丹皮6g　天花粉6g　生大黄5g，后下　生甘草2g

7剂。每日1剂，水煎服。

同时嘱饭后服药，禁食海鲜、辛辣、油腻食物。

二诊：药后皮疖消退，未见新皮损出现，残留皮痂、脱屑，其余诸症均明显改善，夜寐已安。大便也已畅通，每日1~2行，便质较软。因仍见心烦、口干，继以清解余热，去连翘、栀子、赤芍，改牡丹皮至10g，加地肤子5g，苦参3g，郁李仁8g，调理巩固。

方药：野菊花10g　金银花10g　土茯苓10g　牡丹皮10g　天花粉6g　生大黄5g，后下　地肤子5g　苦参3g　郁李仁8g　生甘草2g

7剂。每日1剂，水煎服。

［按］药后诸症平息，随访数日未见复发。观此案既往病历，用药每以解毒杀虫、祛风止痒之品，奏效甚缓。颜老详审患儿素有便结，腑气不通，体内浊邪不能及时排出而加剧毒热上攻之势，致使病情迁延，故在疏风凉血解毒的主方中，佐以生大黄泻除体内积滞实热，不但增强了清解热毒疗痈疖之力，而且给邪以出路，果奏神效。

［张冰，王中凯，邓娟，等．颜正华"通腑为佐"杂证治验．上海中医药杂志，2005，39（6）：9］

张志礼

（中西合璧，融会贯通）

【医家简介】

张志礼（1921~2010），江苏省启东市人。1955年毕业于西安医科大学，

1957 年在中央皮肤性病研究所研修 1 年，1959 年参加北京首届西医离职学习中医研究班，系统学习中医药学 3 年，毕业后师从著名老中医赵炳南，是赵炳南的学术继承人。曾先后任北京市赵炳南皮肤病医疗研究中心主任，国家中医药管理局全国中医皮科医疗中心主任，中国中西医结合学会皮肤性病专业委员会主任委员，中华医学会皮肤科学会副主任委员。是我国中西医结合皮肤性病科学的开拓者及学科带头人之一。

相关著作：《简明中医皮肤病学》、《中医性病学》、《实用皮肤科学》、《中西医结合老年皮肤病防治》、《张志礼皮肤病医案选萃》、《张志礼皮肤病临床经验辑要》等。

【主要学术思想和主张】

张志礼认为痈证多因过食膏粱厚味，湿热火毒内生，复感毒邪，致使热毒壅阻经络，气血凝滞，壅塞不通而发。早期要消，清热解毒，凉血活血，力争痈肿缩小消散。中期要托，托里排脓，对身体强壮体实证实者宜用透托，如山甲、皂刺等药；对体弱者宜用补托，如黄芪、党参等药。后期要补，对脓已去，疮面犹在者，宜用补法，补气活血，生肌长肉。张志礼主张对痈肿初起红肿者用生山甲、生皂刺透托消肿，若消之不成，脓已形成，将破未破，破而不透时，则用炒山甲，炒皂刺透托排脓，促使脓淡出毒外泄；对后期脓出腐肉未清者，可用山甲炭、皂刺炭，防止收口太早而余毒未排尽，作到透脓而不伤正，托毒而不留寇。

张老认为丹毒系血分伏火（血热），外感火毒温热，两热相搏，故发病急，发冷发热，皮肤红肿。湿热较重者，熏蒸肌肤而有水疱渗出；毒热较重者，则高热不退；毒热入里可有神昏谵语；发于头面者多兼风热较盛；发于腰胯者多兼肝火；发于下肢者多夹湿热。急性丹毒以毒热盛为特点；慢性者多因湿热兼致，因湿邪性质黏腻为重浊有质之邪，故其致病缠绵不愈，反复发作。张志礼从这种认识出发，对急性发作者以清热解毒为主，佐以凉血，常用金银花、连翘、大青叶、板蓝根、野菊花、紫花地丁、黄芩、黄连、黄柏、栀子、牡丹皮、赤芍等。伴高热者可加生石膏、生玳瑁；发于颜面者加菊花；发于腰背者加柴胡、龙胆草；发于下肢者加牛膝、防己；水疱明显者加车前子、车前草。若见高热烦躁、神昏谵语等热入营血证可用清瘟败毒饮加减。慢性复发性丹毒多因急性期治疗不彻底，反复发作，导致淋巴管阻塞，下肢肿硬，引流不畅，中医称为无名肿毒。在其急性发作期仍应重用清热解毒药物治疗。急性期过后则加强活血软坚药物如山甲炭、皂刺炭、乳香、没药、紫草、贝母、白芷、天花粉、当归等。湿重者加生薏苡仁、猪苓等。在外治法方面，急性期可用金黄散、化毒散或去毒药粉，用水或用鲜马齿苋捣碎取汁调成糊状外敷。慢性期可用铁箍散软膏加 20% 金黄散外用，或外用黑布化毒膏，同时要积极治疗足癣等原发感染病灶。为防止复发，急性期治疗要彻底，疗程要够长，要积极治疗慢性病灶如中耳炎、足癣等，注意皮肤清洁卫生，避免碰破擦伤，纠正挖鼻掏耳等不良习惯。要注意少食辛辣等燥热食物以减少湿热内生之内因。

【验方效方】

○ **方一　清热解毒，活血化瘀**

金银花　连翘　蒲公英　赤芍　天花粉　白芷　贝母　归尾　乳香　没药　陈皮　重楼　龙葵　鲜生地黄

○ **方二　清热解毒，活血透脓**

金银花　连翘　黄连　归尾　天花粉　炒山甲　炒皂刺　陈皮　甘草

○ **方三　托里排脓**

生山甲　生皂刺　金银花　连翘　贝母　白芷

○ **方四　补托排脓**

生芪　党参　白术　茯苓　当归　白芍

○ **方五　益气固本，化腐生肌**

黄芪　党参　当归　赤白芍　天花粉　山药　薏苡仁　白术　茯苓　炙甘草

○ **方六　清热解毒，佐以凉血**

金银花　连翘　大青叶　板蓝根　野菊花　紫花地丁　黄芩　黄连　黄柏　栀子　牡丹皮　赤芍

【精选案例】

案1

王某，男，59岁，1992年6月20日初诊。

现病史：4周前自觉后颈部起硬结肿胀疼痛，头颈转侧受限，伴低热及全身不适。曾在外院诊为"颈痈"，2次静脉滴注青霉素各1疗程，并口服增效联磺，外用鱼石脂软膏等，一直迁延未愈。自觉心烦气急，睡眠不安，疼痛难忍，辗转难熬，逐渐消瘦，十分痛苦。

查体：体温37.9℃，痛苦面容。项部明显肿胀，皮肤红肿，有约8cm×12cm范围红肿硬结，边界清楚，浸润著明，中心有坏死及多数脓栓，不易脱落，脓汁黏稠、色黄，有臭味。化验血白细胞总数及中性粒细胞均明显增高。舌质红，苔黄厚腻，脉弦滑微数。

诊断：颈痈。

辨证：毒热炽盛，气血瘀滞，发为痈肿。

治法：清热解毒，活血化瘀。

方药：金银花 30g　连翘 15g　蒲公英 30g　败酱草 30g　赤芍 15g　贝母 10g　白芷 10g　陈皮 10g　天花粉 15g　归尾 10g　炒山甲 10g　炒皂刺 10g

局部外用黑布化毒膏。

二诊：服上方 7 剂，局部肿胀减轻，部分脓栓脱落，午后仍有低热。再服 14 剂，局部红肿明显消退，脓栓全部脱落，疮面肉芽新鲜，周围有新生白色上皮，血象恢复正常。仍感乏力及午后潮热，但测体温不高。舌质暗红，苔薄白，脉沉细。证属气血耗伤，余毒未尽。治以益气养血，清解余毒。

方药：生芪 15g　当归 10g　生地黄 15g　牡丹皮 15g　玄参 15g　天花粉 15g　蒲公英 30g　紫花地丁 15g　丹参 15g　赤芍 15g　皂刺炭 6g　山甲炭 6g

局部外用红粉纱条换药，上敷化毒散膏。

三诊：服上方 21 剂，颈部红肿完全消退，疮面逐渐愈合，精神食纳好转，临床治愈。

案 2

孙某，男，62 岁，1986 年 3 月 17 日初诊。

现病史：3 天前畏寒发热，继而右小腿红肿疼痛，局部灼热，步履不利，口渴喜冷饮，便干尿黄。

查体：体温 39.4℃，右小腿下 1/3 处皮肤潮红，色如脂染，肿胀灼热，白细胞计数增高。舌尖红苔黄，脉弦滑。

西医诊断：丹毒。

中医诊断：小腿流火。

中医辨证：心火脾湿，复感毒邪。

治法：清心泻火，除湿解毒。

方药：金银花 30g　连翘 15g　蒲公英 30g　栀子 10g　大青叶 30g　板蓝根 30g　黄连 10g　黄柏 10g　赤芍 15g　牛膝 10g　泽泻 10g　六一散 30g

每日 1 剂，水煎服。

配服紫雪散早晚各 3g。局部用如意金黄散水调成糊状外敷，每日 1 次。

二诊：治疗 4 天后疼痛明显减轻，肿胀较前消退，右小腿皮色变红变淡，体温 37.6℃，苔薄黄，脉沉弦。停紫雪散，再服上方 3 剂，肿胀消退，皮色正常，体温、血象恢复正常，诸症均安。

案 3

王某，男，64 岁，1964 年 3 月 11 日初诊。

现病史：10 余天前开始发冷发烧，前额、两侧眼睑及鼻梁部红肿，伴胸闷、心烦、咽痛、恶心不欲进食，大便 2 天未解，小便短赤。曾在某医院诊为"颜面丹毒"，经服药打针，体温稍降，但面部红肿疼痛未消。

查体：体温38℃，颜面、额、眼睑及鼻梁部皮肤红肿，边界清楚，颜色鲜红，有灼热感。鼻梁中央部有多数小水疱，有些水疱破裂、糜烂、结痂。舌质红绛，舌苔黄腻，脉洪数有力。化验血白细胞计数增高。

西医诊断：颜面丹毒。

中医诊断：抱头火丹。

中医辨证：毒热炽盛，阴虚血热。

治法：清热解毒，凉血护阴。

方药：金银花30g 蒲公英30g 紫花地丁15g 大青叶30g 板蓝根30g 赤芍10g 鲜茅很30g 栀子10g 桔梗5g 大黄10g 黄芩10g 竹茹10g 滑石块10g

外用去毒药粉60g加冰片3g研匀，温水调敷。

二诊：服药1剂，大便已通，胸闷已解，体温38.8℃。去大黄、滑石加玄参20g，黄连6g。

三诊：服上方1剂，体温37.7℃，心烦、恶心已止，思饮食，面部红肿见消，水疱干燥结痂。又服3剂，颜面红肿消退，惟两耳前后作痛，口渴思饮，舌质红，苔白黄，脉弦滑。再以清热解毒佐以养阴为法。

处方：金银花10g 连翘10g 菊花10g 蒲公英10g 栀子10g 龙胆草6g 紫草10g 生地黄30g 牡丹皮10g 紫花地丁10g 黄芩6g 赤芍10g

四诊：服3剂后症状皆除，白细胞计数恢复正常，临床治愈。

案4

赵某，女，67岁，1992在10月30日初诊。

现病史：2年前曾于左小腿胫前出现红肿热痛，伴畏寒发热，全身不适，在某医院诊为"丹毒"，治疗后症状缓解。但此后先后4次复发并住院治疗，应用大量抗生素仅能短期缓解。近4天又复发，畏寒发热，左小腿红肿疼痛。

查体：体温39.5℃，急性病容，烦躁不安。左小腿胫前有一8cm×15cm的红肿，边界清楚。左侧腹股沟淋巴结蚕豆样肿大，有触痛。左足趾间浸渍糜烂红肿，有少许渗液。舌质红，苔薄白，脉沉细微数。化验血白细胞计数增高。

西医诊断：慢性丹毒急性发作。

中医诊断：小腿流火。

中医辨证：湿毒热邪，阻遏经络。

治法：清热凉血解毒，活血通络。

方药：忍冬藤30g 连翘10g 板蓝根30g 黄芩10g 黄连10g 黄柏10g 栀子10g 紫花地丁15g 生地黄15g 牡丹皮15g 赤芍15g 泽泻15g 丹参15g 鸡

血藤 30g　牛膝 10g　生石膏 30g，先煎

静脉输液并加头孢雷定，每日 4g 静脉滴注。小腿红肿处外敷化毒散膏。左足趾皮损用 2% 甲紫外涂，晾干后再擦 1% 氯氧油，然后用卫生纸卷成小枣大小纸球，将足趾间撑开晾干。

二诊：服上方 7 剂，体温降至正常，小腿红肿渐消。又服 7 剂，红肿全消，症状皆无，临床治愈。继续在门诊服用活血消炎丸、大黄䗪虫丸巩固治疗 1 个月。1 年后随访未再复发。

案 5

孟某，男，23 岁，1989 年 3 月 8 日初诊。

现病史：1 年前头部起"疖肿"，曾多次口服头孢氨苄、红霉素等抗生素，外用鱼石脂软膏并切开排脓。脓肿时轻时重，一直未愈。近日新生脓肿增多，在外院多次住院治疗未效，痛痒不休，影响睡眠，自觉乏力。

查体：头顶及枕部可见 10 余个蚕豆大小的脓肿，部分压之有波动感，可流出少量脓性分泌物，质稠色黄。患处毛发脱落，多处呈秃发性瘢痕。舌质淡，苔薄黄，脉滑。

西医诊断：脓肿性穿掘性头部毛囊周围炎。

中医辨证：素体有湿，兼感邪毒，毒热蕴结。

治法：清热解毒，除湿活血。

方药：金银花 15g　连翘 15g　蒲公英 30g　赤芍 15g　败酱草 30g　薏苡仁 30g　萆薢 15g　玄参 15g　土茯苓 30g　生地黄 30g　全瓜蒌 30g　天花粉 15g　甘草 10g

外用黑布化毒膏。

二诊：服药 14 剂，自觉周身疼痛减轻，脓肿分泌物减少，舌脉无明显变化。于前方去萆薢、玄参、土茯苓、生地黄、天花粉、甘草，加白术 10g，茯苓 10g，陈皮 10g，丹参 15g，藁本 6g，重楼 15g。

三诊：服上方 14 剂，脓肿基本平复，部分形成瘢痕，舌质淡苔白，脉缓。证属内有蕴湿，余毒未尽。治法清脾除湿，兼清余毒。

处方：生白术 10g　生枳壳 10g　生薏苡仁 30g　萆薢 10g　茯苓皮 15g　冬瓜皮 15g　车前子 15g　泽泻 10g　猪苓 10g　玄参 15g　连翘 15g　赤芍 15g

四诊：服上方 14 剂，脓肿全部消退，半年后随访未反复。

[按] 本病系多数聚集的毛囊周围炎在深部融合，相互贯通形成脓肿，相当于中医学的"蝼蛄串"。多系素体蕴湿复感毒邪，湿毒郁久化热，肉腐成脓，脓毒流窜，相互贯通，发为本病。由于脓腔深在，引流不畅，西医治疗疗效不佳，特别是近年来耐药菌株增多，常久治不愈。该患者 1 年余迁延不愈，已造成萎缩

瘢痕及秃发。张志礼积数十年经验，认为此症其本在于脾虚蕴湿不化，兼感毒邪，而标在于湿毒郁久化热，故首先抓住主要矛盾，急治其标，投以清热除湿解毒之方药。方用大剂量金银花、连翘、蒲公英、败酱草、重楼清热解毒治其标，佐以薏苡仁、草薢、土茯苓除湿解毒。因久病气血瘀滞，故又用丹参、赤芍、陈皮行气活血，以促使湿毒化解，硬结消散。后期脓肿基本消退，患者舌淡苔白脉缓，有脾虚湿盛之象。按中医缓则治其本的原则，再以清脾除湿兼解余毒之方，而收全功。

（以上录自《张志礼皮肤病临床经验辑要》、《张志礼皮肤病医案选萃》）

第二章 痤 疮

邢子亨

(诊察入微，制方严密，用药贴切)

【医家简介】

邢子亨（1907～1999），号一樵，山西人。15岁起，师从本村行医的刑庭芝先生学医，1926年考入山西医学专门学校中医班，4年制毕业后开始悬壶故里，1956年应召入职山西医学院第二附属医院。在其近70年的教学和临床工作中，对中医理论有独到的见解和建树，治病构思周到，收效卓著。临床之余，认真研读古典医籍，开卷于《内经》、《伤寒》、《金匮》，继之于《千金要方》、《本草纲目》，中医经典无不精读。在一生的医学生涯中，以心内科和妇科尤为突出。

相关著作：《中医基础学》、《中医常用药物集要》、《中医常用方剂选解》、《中医临床辑要》、《伤寒论浅解》、《金匮要略浅解》、《邢子亨医案》等。

【主要学术思想和主张】

邢子亨认为痤疮乃肺胃郁热结于面颐。面部是足阳明胃经、冲脉、任脉之所过，又肺主皮毛，故其症与肺、胃、冲、任关系非常密切。汗出时见风，寒邪搏击，毛孔收缩，汗出不畅，郁则为痤为痹。过食炙煿辛辣，嗜膏粱厚味，脾胃湿热上蕴结于阳明皮腠，则鼻准红赤紫肿，久而成为鼻齄。青春期，女子三七，男子三八，正是"肾气平均"之期，内分泌极为旺盛之时，敷布失司，郁于络腠，则面颐、胸前冲任部位多发。《灵枢·刺节真邪》谓："邪搏于皮肤之间，其气外发，腠理开，毫毛摇，气往来行，则为痒。"故风胜则痒，热胜则肿，湿胜则为疱。总之，血分瘀热，毛孔闭塞，湿热郁于面部、胸膺，是形成痤疮的主因。为此，宜凉血清热，渗湿消痤治之。清络消痤为治痤之本。

【验方效方】

○ 消痤汤方

归尾　赤芍　生地黄　牡丹皮　紫草　大青叶　枇杷叶　黄芩　桃仁　山楂生薏苡仁　泽泻　甘草　桔梗

肺经风热甚者加桑叶、桑白皮、薄荷。脾胃湿热者加冬瓜子、天花粉、苦参。结节或囊肿质硬者加三棱、莪术、穿山甲、皂刺。热毒壅滞者加金银花、野菊花。

【精选案例】

案 痤疮

张某，女，22岁，工人，1985年10月10日初诊。两颐满布高出皮肤色红轻度痒感的丘疹与小结节，触之碍手。自诉1984年春面部起丘疹，色红，高出皮肤，痒甚，挤压搔抓，用力搓擦，丘疹非但不消散，反而质变硬，颗粒由小变大，形成结节。有的融合成片。涂醋酸氟轻松软膏一时减轻，三五日后丘疹复起而质地变硬，结节增大。拟清瘀消痤之剂。

方药：归尾18g 赤芍15g 丹参15g 牡丹皮15g 紫草12g 桃仁12g 山楂18g 三棱9g 莪术9g 枇杷叶12g 泽泻15g 生薏苡仁30g 甘草6g

10月26日二诊：痤疮小结节已变软，丘疹缩小，满面紫暗之色已有变浅消散之处，色显红。上方去三棱、莪术，加大青叶15g，桔梗10g。

11月3日三诊：疹已消退，痤疮之痕色已变淡。仍宗上方加白蒺藜15g。继服而愈。

[按] 爱美之心，人皆有之。"青春痘"，男女畏之。欲速除而收效微，危害反剧。本能性地挤出疹内容物，因毛囊挤压而使炎症扩散，仍不罢手，还不甘心，此时再去求医，则较晚矣！涂抹消痤膏、化斑美容霜，汗孔因涂抹更加闭塞，湿热之邪，血分沉渣不能外散，郁于皮腠，散之无力，回渗瘀满而不行，则发而成疹，成结，先软，渐变硬。本来随年龄增长、内分泌协调可以自愈的病，由于挤挑、涂擦而更增剧。有的因嗜味辛辣海鲜美味，使胃中湿热壅结，壅滞于阳明经络而发病。故痤疮要早期治疗，绝对禁止挤压，戒辛辣及饮酒。宜少食脂肪、糖类，多食疏菜瓜果，保持大便通润，则阳明不致结热，脂肪不致溢出。

健康老人陈盛甫所作的《健康歌》中有"冷水洗脸，热水脚浴，饮食有节，五味咸宜，多吃蔬菜，少吃油腻"的经验。头为诸阳之会，阳气上越，故面不恶实，冷水洗之，热不上浮，热水浴脚，下肢血流增速而可引热下行，促进气血周流，自无气血郁于面部之弊，则痤疮亦无形成之由也。此外尚需注意，慎用碱性皂类，不涂化妆品，痤疮亦可向愈。

（录自《中国百年百名中医临床家丛书·邢子亨》）

朱仁康

（重温病，衷中参西）

【医家简介】

参见第 21 页。

【主要学术思想和主张】

朱仁康将痤疮分为肺风型和痰瘀型两型。认为肺风型以面部红丘疹，挤之有粉渣为主要表现，因过食油腻，脾胃积热，上熏于肺，外受于风所致，治法为清理肺胃积热，一般以枇杷清肺饮加减；痰瘀型表现为面部囊肿性同时伴有瘢痕疙瘩样损害，因痰瘀交结所致，治法为活血化瘀、消痰软坚，以化瘀散结丸加减。

朱仁康亦重视痤疮的外治法，多采用颠倒散用茶水调后外搽或采用去斑膏外搽。

朱仁康同时提出痤疮的防治方法，认为轻者有自愈倾向，可用热水肥皂洗面，减少油脂。感染时不宜挤压，以免细菌扩散。少食油腻脂肪、糖、酒、辛辣之物，多吃水果、蔬菜。保持消化良好，大便畅通。

（录自《朱仁康临床经验集》）

【验方效方】

○ **方一** 枇杷清肺饮（清理肺胃积热）

生地 30g　牡丹皮 9g　赤芍 9g　枇杷叶 9g　桑白皮 9g　知母 9g　黄芩 9g　生石膏 9g　生甘草 6g

○ **方二** 化瘀散结丸（活血化瘀，消痰软坚）

归尾 60g　赤芍 60g　桃仁 30g　红花 30g　昆布 30g　海藻 30g　炒三棱 30g　炒莪术 30g　夏枯草 60g　陈皮 60g　制半夏 60g

研细末，水泛为丸，每日 2 次，每次服 9g。

【精选案例】

案 1

张某某，男，43 岁，1975 年 8 月 4 日初诊。

主诉：口鼻周围反复出现脓疱 10 余年。

现病史：10 年前开始于鼻尖部出现小红疙瘩，渐延及鼻翼部及颊部，后又发展到下颌部及口唇周围，先为丘疹损害，后多变为脓疱，时轻时重，缠绵不愈。口唇周围起脓疱，疼痛，严重时影响张口，进食困难。

检查：鼻准鼻翼及两颊部集簇之丘疹，潮红，浸润性损害，在口唇周围可见集簇之脓疱，基底部红肿。脉弦滑，舌质红，苔黄腻。

中医诊断：羊胡疮。

西医诊断：玫瑰痤疮；须疮。

证属：脾胃湿热，上熏于肺。

治则：燥湿、清热、化毒。

药用：马尾连 9g　黄芩 9g　牡丹皮 9g　赤芍 9g　金银花 9g　连翘 9g　蚤休 9g　生甘草 6g　苍术 9g

3 剂，水煎服。

二诊：（8 月 7 日）药后仍起脓疱。治拟凉血清热，燥湿清肺。

药用：生地黄 30g　牡丹皮 9g　赤芍 9g　枇杷叶 9g　桑白皮 9g　知母 9g　生石膏 30g　马尾连 9g　大青叶 9g　苍术 9g　陈皮 9g

共服 12 剂。

三诊：（8 月 22 日）药后鼻准部潮红减轻，丘疹减少，口唇周围仍不断出现新的脓疱。

治则：清脾燥湿为主。

方药：苍术 9g　陈皮 9g　黄芩 9g　马尾连 9g　赤芍 9g　泽泻 9g　金银花 9g　生甘草 6g

6 剂，水煎服。

四诊：（8 月 28 日）鼻颊部痤疮已大部消退，口周围脓疱亦已少起。大便不畅。

宗前方，加生石膏 30g、大青叶 9g，6 剂。加服大黄䗪虫丸 10 丸，每日早晚各服 1 丸。

五诊：（9 月 4 日）脓疱基本不起，继服前方，并配合大黄䗪虫丸，每日 2 丸，以巩固疗效。

案 2

刘某某，男，21 岁，1973 年 1 月 20 日初诊。

主诉：脸面出现痤疮疙瘩成囊肿状，已 3 年。

现病史：3 年来脸面经常出现痤疮，开始起黑头粉刺，面部油多发亮，并起脓疱及囊肿，痒疼相兼，挤出脓后形成瘢痕疙瘩，时轻时重，缠绵不断，屡治无效。

检查：脸面颊部可见密集之黑头粉刺，散在脓疱，囊肿，成萎缩性瘢痕。两颌部可见瘢痕疙瘩，皮脂溢出明显。颈部、前胸、后背亦见多数类似之损害。脉弦滑，舌质红绛。

中医诊断：面疱。

西医诊断：囊肿性痤疮。

证属：脾胃积热，熏蒸于肺，日久痰瘀积聚成疮。

治则：凉血清热，消痰软坚。

药用：生地黄 30g　牡丹皮 9g　赤芍 9g　蒲公英 15g　蚤休 9g　夏枯草 9g　昆布 9g　海藻 9g　炒三棱 9g　炒莪术 9g

先后服 21 剂，逐渐趋轻，囊肿较平，已不常起脓肿，后即改制成丸剂，便于长期服用。

方药：生地黄 60g　丹参 60g　赤芍 60g　昆布 30g　海藻 30g　炒莪术 60g　蒲公英 60g　蚤休 60g　夏枯草 60g

研末，水泛为丸，日服 2 次，每次服 9g。

服丸剂 2、3 个月后，面部囊肿大致趋平，明显改善。

（以上录自《朱仁康临床经验集》）

刘 渡 舟

（学验俱丰，热心教育）

【医家简介】

刘渡舟（1917～2001），原名刘荣先，辽宁省营口市人。幼年时，因体弱多病，常年请中医大夫治疗，亲身受益，逐渐对中医药产生了兴趣。16 岁时在营口正式拜当地名医王志远先生为师，矢志学习中医，出师后悬壶于大连。1945年来京，行医于钱粮胡同。1950 年，考入卫生部中医进修学校，学习西医基础知识及临床课程。1956 年调入初建之北京中医学院（现北京中医药大学），历任伤寒教研室副主任、主任、古典医著教研室主任、金匮教研室主任、中医基础部负责人、《北京中医药大学学报》主编、名誉主编等。

相关著作：《伤寒论通俗讲话》、《伤寒论十四讲》、《伤寒论诠解》、《伤寒契要》、《中国伤寒论解说》、《金匮要略诠解》、《新编伤寒论类方》、《伤寒论讲义》、《伤寒论讲解》、《伤寒论辞典》等。

【主要学术思想和主张】

辨证时抓主症是刘渡舟临床上的一大特色。他认为，主症是决定全局而占主导地位的证候，直接反映了疾病的基本性质及规律，所以是最可靠的临床依据。

抓住主症，不仅是辨证的关键，而且也是取得疗效的关键，具有带动全局的作用。擅长用经方治疗疾病，是刘渡舟临床上的又一大特色。仲景之方谓之经方。他认为，仲景制方，不拘病名为何，但求脉症切当，病机合宜，有其证则用其方，故不论外感、内伤，随手拈来，因证而施治。他还认为，经方治病有两大优势，一是组方精简，配伍严密，药少量轻而功捷；二是方证结合紧密，观脉症而定病情，随证施治，不拘一格。他在临床上运用柴胡剂治疗肝胆疾病，泻心剂治疗脾胃疾病，苓桂剂治疗水气病变等，都取得很好的效果。他还从临床实践出发，结合自己多年的临床经验，师仲景之意而广仲景之法，创制了不少疗效很好的新方。如柴胡解毒汤、柴胡三石解毒汤、柴胡活络汤、柴胡鳖甲汤等治疗各种急、慢性病毒性肝炎及早期肝硬变的系列方剂，疗效显著。

【精选案例】

案

邓某某，女，27岁，1995年9月6日初诊。

面部发生痤疮1个月有余，外涂药膏，内服维生素等药，痤疮有增无减。因在某大公司任"公关"之职，外观不雅甚为痛苦。除小便色黄外，余无明显异常。问其饮食，言素日喜食辛辣与鱼虾之品。视其舌红、苔则薄黄，脉弦细略数。辨为肺胃蕴热，循经上蒸于面，伤及气血，故当清泄肺胃之热。

处方：枇杷叶16g 连翘10g 栀子10g 板蓝根15g 桑皮10g 黄芩10g 玄参15g 牡丹皮10g

医嘱：禁食荤腥，清淡为宜。

二诊：连服上方7剂，1周内痤疮未见发出，但原有的痤疮无明显改变，诉其手足心经常灼热。上方再加紫花地丁10g，地骨皮10g，以增强清热解毒凉血之力。共服30余剂，面部逐渐光亮，结痂消除。现症偶有睡眠多梦，左胁不舒，另以丹栀逍遥散清泄肝经郁热，巩固疗效。

[按]《素问·生气通天论》云："寒薄为皶，郁乃痤"，说明皶（即粉刺）、痤之疾可由风寒郁而化热所发。风热外薄，每易犯肺。《医宗金鉴·外科心法要诀》曰："此证由肺经血热而成。"本案患者素嗜辛辣鱼虾食品，经云："鱼者使人热中"，故日久则热毒内生，蕴积阳明，阳明经行于面部，若积热循经上攻，则发为痤疮。总之，本症总为肺胃蕴热所致，治当清泄肺胃为法。刘老所用方药系《医宗金鉴》"枇杷清肺饮"（主治肺风粉刺）加减而成。用枇杷叶、桑白皮、黄芩清泄肺胃之火；连翘、板蓝根散经络之火毒；栀子通泄三焦，引火屈曲下行。因其舌红，脉细数，有热盛伤阴之象，故用牡丹皮、玄参以清热凉血，解毒养阴。

（录自《刘渡舟医案》）

班秀文

（辨证审慎，用药精专）

【医家简介】

班秀文（1919～），壮族，1919年出生于广西隆安县，1940年9月起从事中医临床工作，为全国老中医药专家学术经验继承工作指导老师，中华中医药学会终身理事。曾任全国中医妇科专业委员会委员、中华医史学会理事、广西中医妇科委员会主任委员、《广西中医药》主编、澳大利亚自然疗法学院客座教授。1990年被国家人事部、国家卫生部、国家中医药管理局确认为国家级名老中医专家；1992年国务院授予政府特殊津贴，并被中外名人研究中心编入《中国当代名人录》。2009年被评为"首届国医大师"。

相关著作：《班秀文妇科医论医案选》、《妇科奇难病论治》、《壮乡医话》；曾主编《中医药基础理论》、《妇科讲义》、《中医妇科发展史》等。

【主要学术思想和主张】

班秀文不仅内、妇、儿科，针灸均有所擅长，对妇科造诣尤深。他继承了《内经》中妇人"有余于气，不足于血，以其数脱血"的观点，在此基础上发展创新，形成了自己独特的学术观点。他认为妇女病的治疗，既要着眼于阴血的濡养，又要考虑阳气的温煦，务必做到"治血不忘气，调气须及血"，立法遣方，以甘平或甘温之剂为宜。因甘能生血养营，温则生发通行，从而使气血调和，阴阳平衡。

【精选案例】

案

程某，女，31岁，已婚，1991年11月22日初诊。半年来无明显诱因出现面部粉刺增多，尤以经行前期为甚，曾内服牛黄解毒丸、炎肿化毒片，外用按摩、倒膜等治疗无效，且日渐出现色斑沉着。诊时面部粉刺此起彼伏，大者如豆，小者如粟，红褐相间，瘙痒，部分尚有黑色脓。大便干红，带少色黄，能寐多梦，舌淡红，苔薄白，脉细。

证属：阴虚血热，面部孙络痹阻。治法滋阴清热，凉血消疮。

方药：生地黄15g 丹参15g 凌霄花10g 当归身10g 赤芍10g 白蒺藜10g 白茅根10g 红花3g 红枣6枚

7剂。每日1剂，水煎服。

服药 7 剂后痤疮平伏，不再新发，惟遗色素沉着。守方间用归芍地黄汤加白菊花、合欢花、夏枯草等滋养肝肾，祛斑荣颜。继服 10 余剂后色斑消除，面部光洁红润，诸症俱瘥，随访半年未再复发。

[按] 粉刺以青春期男女多见，多因心、肺、胃蕴热，上熏于颜面，血热郁滞而成。而本案为中年之妇，其病则与阴虚血热有关。盖心主血，其华在面，肝藏血而内寄相火，心肝二脏木火相生。中年之妇操劳谋虑，房事产乳易耗血伤阴，肝阴亏损则相火内动，波及心火，君相火旺，怫郁于血分孙络之间，粉刺乃成。班老治此，注重清内攘外、扶正祛邪，避免苦寒化燥伤阴，常用生四物汤去川芎之辛燥，加丹参、凌霄花、红花治之。其中生地黄、丹参、当归、赤芍入心肝血分，滋阴补血、凉血化瘀；凌霄花善清冲任伏火，与红花合用，辛散温通、调燮冲任。待粉刺平伏，以色黑或褐斑为主者，则注重"滋水清火"，以润除斑。方中合欢花甘平，长于养血宁心，解郁安神，"令人欢乐无忧"；白菊花香气清雅，可升可降，久服利血气，养阴荣颜，"益金水二脏也，补水所以制火，益金所以平木，木平则风熄，火降则热除"（《本草纲目》）。诸药合用，滋水涵木，水火互济，黑斑尽除，疗效巩固。

[李莉. 班秀文运用花类药治疗面部疮疡经验. 湖北中医杂志, 1993, 15（100）: 6]

路 志 正
（重视脾胃，用药轻灵）

【医家简介】

路志正（1920～），河北藁城人。14 岁进入伯父路益修创办的河北中医学校学习，并拜名医孟正己为师。少年时的他便苦读《素问》、《伤寒》、《金匮要略》等医学经典。1939 年，从医校毕业后，开始悬壶故里。1950 年，路志正来到北京中医进修学校学习，后留卫生部中医技术指导科工作。为全国老中医药专家学术经验继承工作指导老师、首都国医名师，国家级非物质文化遗产传统医药项目代表性传承人。

相关著作：《中医内科急症》、《路志正医林集腋》、《痹病论治学》等。

【主要学术思想和主张】

路志正崇尚脾胃学说，认为脾胃为后天之本，气血生化之源，气机升降的枢纽，人以胃气为本，治病注重调理脾胃。调理脾胃，重在升降，顾其润燥，升脾阳，降胃气，勿动胃阴，勿伤脾阳。他辨证注重湿邪为患。认为湿邪伤人甚广，其来源有天、地、人之不同。湿邪常在，北方亦多湿邪。湿邪伤人，最易困遏脾阳，而见湿困脾土。治湿之法，应注意通、化、渗三法。通即宣通三焦气机，调理脾胃升降；化为注意湿邪的转化，或温而化之，或清而化之；渗是以淡渗或苦渗，引湿下行，治湿要利小便。他治疗疑难病，往往从湿邪着眼，每取良效。温热邪毒，在卫汗之，到气清之，入营透热清营，到血凉血散血。强调用药轻灵活泼，注意气血阴阳，动静刚柔相配，因人、因时、因地制宜，制方务求稳安，祛邪不避重猛之药。如用益气健脾法治疗胆结石，用调理脾胃法治疗胸痹，清热导滞法治疗久痢，以大头瘟法治疗头部钢水灼伤，针药并用治急症等，均反映了其学术思想和临床特色。

【精选案例】

案

刘某，女，22岁。患湿热痹（类风湿关节炎）1年余。在某医院住院治疗2个多月，经用大量激素后，痹痛未减，反致颜面、前胸部痤疮丛生，大如黄豆，小似黍米，周围有红晕，顶端生白脓点，刺痒难忍，夜寐不安。周身关节疼痛酸楚，红肿面热，痛无定处，屈伸不利，午后潮热，体温37.1℃～38℃之间，纳呆，溲黄，大便稍干。后在某医院皮肤科治疗4个月无效。1983年7月15日，以湿热痹收入广安门中医研究院。经服清热化湿、通络止痛药26剂，痹痛略减，面痤疮如故，遂延路老会诊。症如前述，并有困倦乏力，胸闷气短，口黏，舌暗红，苔黄腻，脉细滑数。且素嗜辛辣厚味。此乃素体湿热内蕴，感受风邪，风湿热邪阻经络，故关节疼痛红肿，痛无定处。湿为阴邪，故午后发热。过服激素，使风湿热邪弥漫上蒸，致面部、胸部痤疮丛生，奇痒难忍。湿热久郁成毒，故痤疮顶端生脓。

治宜疏风清热，祛湿解毒。方拟当归拈痛汤化裁。

方药：羌活9g　防风12g　防己12g　升麻12g　泽泻10g　茵陈15g　黄芩9g　苦参10g　苍术12g　知母9g　木瓜12g　香橼9g

5剂，每日1剂，水煎分3次服。

上方服5剂，体温转正常，面及前胸痤疮明显减少，顶端脓点结痂。又进5剂，痤疮全无。随访月余，未再复发，痹痛亦明显减轻。

（以上录自《路志正医林集腋》）

颜德馨

（谙熟医理，首倡"衡法"）

【医家简介】

颜德馨（1920~），汉族，生于江苏，祖籍山东，颜老系先贤亚圣颜渊之后裔。自幼从父江南名中医颜亦鲁学医，1939年上海中国医学院毕业，后悬壶于沪上，屡起沉疴。1950年调入上海铁路局中心医院任中医科主任。1990年成为首批全国继承老中医药专家学术经验工作指导老师。1992年发起创办了在香港注册的中医药研究中心。1999年设立颜德馨中医药人才奖励基金，后扩展为上海颜德馨中医药基金会。2000年发起举办中医大师传承班。2009年被卫生部等授予"国医大师"称号。

相关著作：《餐芝轩医集》、《活血化瘀疗法临床实践》、《医方囊秘》、《气血与长寿》、《中国历代中医抗衰老秘要》、《颜德馨医艺荟萃》、《颜德馨诊治疑难病秘笈》、《中华名中医治病囊秘颜德馨卷》、《衰老合瘀血》等。

【主要学术思想和主张】

颜德馨认为气血是临床辨证的基础，他提出了"气为百病之长，血为百病之胎"，"久病必有瘀，怪病必有瘀"的学术观点及调气活血为主的"衡法"治则，在中医治则学研究中，开辟了新的天地。

临床中，他积极运用活血化瘀法治疗各种内外科疾病，并进行了多年潜心研究。他总结，中医"辨证八纲"中虽然没有气血二字，但气血内容贯穿于八纲之中，故可认为气血病变是临床辨证的基础，也是疑难病证的辨证基础。气为百病之长，血为百病之胎，瘀血是气血不和的重要因素。而活血化瘀能够疏通气血，调整阴阳，平衡气血，其作用超越了前人"通行血脉，消除瘀血"的含义。他研究发现，中医治病讲究"阴平阳秘"，根据病人的阴阳消长的过程立方用药，有"汗、吐、下、和、温、清、补、消"八法，但在临床上又确实存在着局限性。他通过临床总结和实践验证，提出了人体的健康与长寿在于"调其气血，令其条达而致和平"的衡法论。所谓衡法，具有平衡和权衡的意义。衡法的组成，以活血化瘀药为主，配以行气、益气药组合而成，能够调畅气血，平衡阴阳，发挥扶正祛邪、固本清源的作用，适用于阴阳表里，寒热虚实等多种疾病。颜德馨的衡法分为升降气机法、降气平逆法、补气升阳法、清热活血法等10余种治则与方法。

【精选案例】

案

季某，男，22岁。主诉双颊部出现多个囊肿已4年。自18岁起开始双颊部出现多数米粒大之丘疹、粉刺，继而出现脓疱、囊肿，逐渐增加到整个颊部，且于近2年出现瘢痕形成，皮疹此起彼伏，迁延不愈，每当进食油腻而重。二便正常，平素健康，其20岁之弟亦有同样疾病。

初诊：双颊部囊肿，周围红晕，散在分布绿豆大之丘疹。双颧部及下颌角肥大性瘢痕累累，舌尖红，脉弦，瘀热入于荣分，滞而成积，当活血化瘀，软坚散结。

方药：桃仁9g　红花9g　赤芍药9g　牡丹皮9g　泽兰9g　三棱9g　莪术9g　穿山甲9g　皂角刺9g　白花蛇舌草30g　山楂5g

30剂。每日1剂，水煎服。

上方连续服用30剂，丘疹基本消退，囊肿大部分缩小或隐退，瘢痕周围的红晕消退。

［按］ 痤疮根据皮损及临床表现可分为血瘀型痤疮、脓疱型痤疮、囊肿型痤疮、结节型痤疮、囊肿性痤疮、瘢痕性痤疮等类型。本案囊肿合并瘢痕型痤疮为较严重之一型，常经久不愈。系血热瘀滞于肌肤或脾胃积热上蕴于皮肤而成，治疗宜清热化瘀、软坚散结为主。方中桃仁、红花、赤芍、牡丹皮、泽兰、三棱、莪术活血化瘀，加穿山甲、皂角刺软坚散结，白花蛇舌草以清火除热。白花蛇舌草能抑制皮脂分泌增加，防止皮肤油脂堆积，是治疗本病的关键药物。用山楂以消内结，一则治肺，二则治脾，肺主皮毛，脾主四肢，故此药仍属关键性药物。颜氏指出于病之初发时，若仅有丘疹、粉刺之表现，伴有便秘者，应以通便为主，可用大黄、栀子、白花蛇舌草为主药，据症状灵活化裁使用。

（录自《颜德馨临床经验辑要》）

张志礼

（中西合璧，融会贯通）

【医家简介】

参见第34页。

【主要学术思想和主张】

张志礼认为本病多因饮食不节，过食肥甘厚味，肺胃湿热蕴结，复感毒邪而发病。治宜清肺胃湿热，凉血解毒。常用枇杷清肺饮加减，继发感染者则多用栀子金花汤加减，病久形成结节、囊肿则用桃红二陈汤加减。急性发作期皮疹红肿时，先予桑白皮、地骨皮、黄芩清肺热；黄连、栀子清胃热，栀子兼清三焦实火；金银花、连翘、蒲公英、紫花地丁清热解毒；牡丹皮、赤芍、夏枯草凉血解毒软坚；车前子、薏苡仁清利湿热；鸡冠花、槐花凉血清热。痒重可加白鲜皮、苦参；皮脂溢出多加生白术、生薏苡仁、生枳壳；大便干可加瓜蒌、大黄；女性月经不调可加丹参、香附、益母草；炎症消退遗有粉刺结节、囊肿者以理气活血，软坚散结为主，可用夏枯草、鬼箭羽、丹参、红花、三棱、莪术、川贝、龙骨、牡蛎、香附、枳壳、陈皮、半夏等。

对毛囊性红斑丘疹及粉刺可用脱脂水剂煎汤外洗后外用颠倒散洗剂或硫黄洗剂；对结节可外用黑布化毒膏或5%硫黄霜；对囊肿结节者可加梅花点舌丹，每天2粒口服，再用2粒研末掺入黑布化毒膏厚敷。

【验方效方】

○ 方一 清肺胃湿热，凉血解毒

桑白皮 15g　地骨皮 15g　黄芩 15g　黄连 10g　生栀子 10g　金银花 15g　连翘 15g　蒲公英 30g　紫花地丁 15g　牡丹皮 15g　赤芍 15g　夏枯草 15g　车前子 15g　薏苡仁 30g　鸡冠花 10g　生槐花 30g

○ 方二 理气活血，软坚散结

夏枯草 15g　鬼箭羽 15g　丹参 15g　红花 15g　三棱 10g　莪术 10g　川贝 15g　龙骨 30g　牡蛎 30g　香附 10g　枳壳 10g　陈皮 10g　半夏 10g

【精选案例】

案

李某，男，21岁，1987年7月24日初诊。

现病史：5年前开始面部起皮疹，出油多，时轻时重，曾用过醋酸氟轻松软膏，效果不明显。皮疹逐渐增多，色红，部分融合，有时可挤出白色豆腐渣样分泌物，在某医院诊为"痤疮继发感染"。内服四环素2周及中药小败毒膏，仍无明显减轻，又肌内注射青霉素2周，效果不明显。自觉口干喜冷饮，二便调。

查体：额部、双颊为主散在米粒至高粱大小的丘疹脓疱，并有数处蚕豆大小硬性结节，部分有波动，可挤出白色豆腐渣样分泌物。皮损中掺杂有黑头粉刺，面部皮肤油腻。舌质红，苔白腻，脉弦滑。

西医诊断：囊肿性痤疮。

中医诊断：粉刺聚疖。

中医辨证：肺胃湿热，外感邪毒，血热蕴结。

治法：清肺胃湿热，凉血解毒，软坚散结。

方药：桑白皮15g　地骨皮15g　黄芩15g　生栀子10g　黄连10g　野菊花15g　鸡冠花10g　金银花15g　连翘15g　蒲公英15g　紫花地丁10g　赤芍10g　牡丹皮10g　夏枯草15g　车前子15g　生薏苡仁30g

丘疹脓疱外用硫黄洗剂，硬结囊肿处用黑布药膏与化毒散膏等量混匀掺入梅花点舌丹2粒（研碎）外敷。

二诊：服药3剂，皮损减轻，部分开始消退。服药7剂，结节囊肿缩小变平。继服上方。

三诊：共服上方14剂，皮损大部变平，未起新疹，油性分泌物减少，囊肿缩小，舌质暗红，苔白，脉弦滑。于前方去鸡冠花、黄芩，加丹参15g，红花15g。

四诊：又服14剂，皮损基本消退，残留色素沉着及少数浅在性瘢痕，达临床治愈。

（录自《张志礼皮肤病临床经验辑要》、《张志礼皮肤病医案选萃》）

第三章 带状疱疹

陈莘田
（勤求古训，勇于创新）

【医家简介】

陈莘田为清道咸间吴县（今属江苏）人氏，世居长洲枫桥，通内外科，以疡科名医，名重一时。

相关著作：《陈莘田外科方案》。

【精选案例】

案1

陈，幼。暑湿热袭郁三焦，左缠腰火丹毒起疱，作痛蔓延无定，蒸热胸闷，大便阻闭，小溲难短少，舌浊，脉左濡右弦，邪郁未达。拟疏泄法。

霜桑叶　小川连　黑山栀　枳壳　瓜蒌仁　炒牛蒡子　牡丹皮　连翘　通草　益元散

案2

盛，幼。风温疠邪，左腰丹毒起疱作痛，蔓延不定。拟疏泄法。

桑叶　小川连　连翘　防风　木通　益元散　牛蒡子　淡芩　黑栀　赤芍　赤苓　鲜荷梗

案3

张，左。暑风湿热，首先犯肺，肺主皮毛，遍体火丹，起瘰作痒。治以清泄。

霜桑叶　淡芩　白杏仁　赤苓　通草　牛蒡子　连翘　桔梗　泽泻　六一散

（以上录自《陈莘田外科方案》）

赵 炳 南

（重湿热，调阴阳，学不泥古）

【医家简介】

参见第 9 页。

【主要学术思想和主张】

赵炳南认为本病的发生，可因情志内伤以致肝胆火盛；或因脾湿郁久，湿热内蕴，外受毒邪而诱发。毒邪化火与肝火、湿热搏结，阻遏经络，气血不通，不通则痛，故症见灼热疼痛；毒热蕴于血分则发红斑；湿热凝聚不得疏泄则起水疱。因此肝胆热盛，脾湿内蕴为本病的实质，皮肤发生水疱，剧烈刺痛为其症状的主要特征。

在辨证施治上，清热利湿解毒以治其因，化瘀通络理气以治其果。在分析时要权衡湿热之中湿重还是热重；毒热之中热重还是毒重。在治疗过程中要抓住各个阶段的发展变化，因为有时表现为热解而湿未清，有时表现为湿化而毒热未解等。

1. 内服方药

（1）热盛者：泻肝胆实火，清热利湿解毒。

处方：龙胆草9g　连翘15g　生地黄15g　泽泻6g　车前子12g　黄芩9g　栀子9g　牡丹皮9g　木通9g　生甘草9g

方中龙胆草、黄芩清肝胆火；连翘、栀子、生甘草清热解毒；生地、牡丹皮凉血活血；木通、车前子、泽泻清热利湿。伴有高热者，可用生石膏30～60g，煎水煮群药，或加生玳瑁9g；疼痛明显者，加郁金、延胡索、丹参、没药、乳香；皮损潮红疼痛明显者，加大黄以清热破瘀，并有釜底抽薪之妙；内有食滞、湿滞者加枳壳；后期痒感明显者加白鲜皮。发于颜面者加菊花；侵犯眼、眉者加谷精草；发于下肢者加牛膝；发于腰部者加桑寄生、杜仲；发于上肢者加姜黄以引经。

（2）湿盛者：清热燥湿，理气和中。

处方：苍术6g　厚朴6g　陈皮9g　炒白术12g　猪苓12g　黄柏12g　枳壳9g　泽泻9g　赤苓12g　滑石12g　炙甘草9g

方中苍白术、猪苓、赤苓健脾燥湿；陈皮、厚朴、枳壳理气和中以助水湿之运化；黄柏、滑石、甘草清热利湿。水疱消退后遗留局部神经痛者，是因余毒未清，经络阻遏，气血郁滞所致，可于方中加大黄、鬼箭羽、延胡索、没药、乳香以活血化瘀、止痛。

2. 外用药

早期湿热盛水疱破裂、糜烂渗液较多者，可用如意金黄散、柏叶散、雄黄解毒散水调外敷。皮疹发出前、皮疹消退期或水疱消退以后，遗留明显神经痛者，可外用黑色拔膏棍。

【精选案例】

案1

李某某，女，23岁，1971年12月14日初诊。

主诉：右下胸部起水疱剧烈疼痛5天。

现病史：5天前，右侧下胸部开始疼痛，而后相继起红斑及水疱，一堆一堆出现，从前胸蔓延到后胸，剧烈疼痛，夜不能眠，口干思冷饮，大便秘结，3日未解，尿黄而少。

体查：右侧胸部，自7、8、9前后肋间散在密集成簇的大小不等的水疱，基底为紫红斑，充血，周围轻度红色浸润。未见破溃及糜烂面。舌质红，苔薄黄，脉滑数。

西医诊断：带状疱疹。

中医辨证：肝胆湿热，热盛于湿（缠腰火丹）。

治则：清利肝胆湿热。

方药：龙胆草9g 黄芩9g 赤芍9g 茜草9g 川楝子9g 柴胡9g 当归9g 木通6g 车前子9g 大黄9g

外用氯氧油。

服上方3剂后，局部水疱逐渐消退，疼痛减轻，大便已通，又继服3剂，局部疱疹已干燥结痂、脱屑，疼痛基本消失。近3天来大便未解，食纳不香，口干，腹胀，脉沉细，舌苔薄白。拟以利湿、健脾、清热为法。

黄芩9g 茯苓9g 泽泻9g 白术9g 薏苡仁15g 当归9g 郁李仁15g 瓜蒌15g 莱菔子9g 陈皮9g

服上方3剂后，大便通畅，其他症状消失，表面留有色素沉着，未再复发。

案2

王某某，女，24岁，1964年2月6日初诊。

主诉：头面部起水疱，疼痛9天。

现病史：头面生颗粒状水疱，刺痛兼痒9天。初起于左前额出现红色小颗粒，并伴有针刺样疼痛，逐渐增多，形成水疱，且向头顶及左眼睑蔓延，左目红肿，流泪，视物不清，周围皮肤肿胀，灼热。胃纳不佳，头晕，口苦，大便干，2日1行，小便短赤。

体查：左侧前额及左上眼睑大片潮红肿胀，面积约 10cm×8cm，上有高粱粒至黄豆大红色丘疱疹，集簇成群，呈带状排列。左眼球结膜充血，眼睑焮肿。左颌下淋巴结肿大，压痛明显。舌质红，舌苔薄白，脉弦滑数。

西医诊断：带状疱疹。

中医辨证：湿热内蕴，肝火挟湿上犯（蛇串疮）。

治则：清热利湿解毒。

方药：金银花 15g 连翘 9g 野菊花 9g 龙胆草 3g 大青叶 9g 黄芩 9g 炒山栀 6g 紫花地丁 12g 淡竹叶 6g 赤芍 9g 鲜生地 9g 桑叶 6g

外用化毒散软膏、芙蓉膏各等量，调匀外敷。

服上方4剂后，二诊头面部浮肿已明显消退，部分皮疹形成脓疱或显露出鲜红色糜烂面，上覆淡黄色渗出及结痂，疼痛减轻，未见新生皮损。再以前方去生地黄、桑叶，加茵陈 15g，车前子 9g，连服3剂。外用马齿苋 30g 煎水 500ml，待温后连续湿敷局部，每隔15分钟交换敷料1次。三诊头部前额及左上眼睑渗出停止，糜烂面出现新生上皮，红晕浮肿已全部消退，疼痛已除，微有痒感。胃纳转佳，二便正常。再以清热祛湿之药物煎水代茶，以清解余毒。

处方：茵陈 30g 杭菊花 3g 蒲公英 6g

外用祛湿散 30g，加入化毒散 1.5g，调敷局部。

半个月后来院检查，患部皮损已全部消退。仅遗有少量淡褐色色素沉着，无疼痒。两目视物清楚，红肿消退，临床痊愈。

案3

崔某某，男，43岁，1971年11月16日初诊。

主诉：右侧胸部起疱剧烈疼痛10余天。

现病史：10余天前，右侧胸部及背部起红色水疱，逐渐增多，排列成条状，疼痛难忍，不发烧，诊为带状疱疹。服用西药、打针及外用药后，水疱渐干，但疼痛仍不减退，坐卧不安。夜不能眠，遂来我院门诊。

查体：右侧前胸、后肩部及颈部集簇状暗红色疱疹，周围有暗红色浸润。舌质红，苔薄白腻，脉弦滑。

西医诊断：带状疱疹。

中医辨证：肝胆湿热，气滞血瘀（蛇丹）。

立法：清利湿热，凉血解毒。

方药：龙胆草 12g 连翘 15g 炒栀子 9g 蒲公英 15g 干生地 30g 丹参 15g

木通9g　延胡索9g　乳没各6g　大黄9g　车前草9g　滑石块30g

外用黑色拔膏棍加温后外贴。

服上方3剂及外用药后，疼痛减轻，晚上能安睡，次日可以坚持工作，3剂药后疱疹已退，局部残留皮肤发红，有痒感，口微干，改用除湿胃苓汤加减3剂，临床治愈。

案4

吕某某，男，60岁，1971年9月23日初诊。

主诉：左侧胸壁疼痛4个多月。

现病史：今年5月左侧胸部起红色水疱，疼痛明显，经某医院诊断为带状疱疹。经治疱疹消退，但该处疼痛仍不减轻，触之如针刺样疼痛，有时不动也痛。持续服用中西药疼痛仍不减。

查体：左侧胸部未见疱疹，仅有少数色素沉着斑，不能触摸，触摸后明显刺痛。舌淡红，苔薄白，脉沉弦。

西医诊断：带状疱疹后遗神经痛。

中医辨证：毒热未清，气血凝滞，经络阻隔。

治则：活血破瘀，通经活络，佐以清热。

方药：鬼箭羽15g　大黄9g　赤芍12g　杜仲9g　蒲公英15g　白芷9g　天花粉15g　伸筋草30g　延胡索9g　乳没各9g　陈皮9g

外用黑色拔膏棍加温后外敷。

服上方5剂及外用药后，疼痛感半，已能入睡，药仍同前。2周后复诊时称，用药后疼痛已止。检查局部用药处有些发红作痒，改用止痒药粉、五倍子粉混合外扑，痒止，其他症状均消失，临床治愈。

[按]　上述4例，基本上反映出赵老医生对带状疱疹治疗的经验。案1病程较短，发病时热重于湿，故重用龙胆草、黄芩清肝胆之火热；因其疱疹基底紫暗色，证属于血热，配合茜草、赤芍凉血活血之品；因其大便3日未解，阳明热盛，重用大黄清热通下，以釜底抽薪；柴胡、川楝子清热疏肝，理气止痛；木通、车前子清热利湿。药后热象渐解，复以利湿健脾清热之剂以收功。案2为颜面部带状疱疹，肝胆之火盛上炎，兼挟湿热升腾，故目赤肿痛，起水疱、肿胀渗出，在治疗上集中力量清热解毒，以龙胆草、黄芩泻肝胆实火；栀子、淡竹叶、鲜生地凉血解毒，清三焦热；桑叶、野菊花、大青叶、紫花地丁等轻扬上升，能清上焦毒热。总之先以苦寒之味直折其热，以防其窜延深入或扩散，而后用茵陈、蒲公英、杭菊花利湿清热解毒，重点突出，阶段性明确。

在外治法中根据皮损的不同情况，采用不同剂型和药物，初期起粟疹累累，燃肿灼热，以清热、消肿、止痛之软膏外敷；湿热偏重而有糜烂浸淫时，则以解毒、祛湿之马齿苋煎水湿敷，以放散蓄热，解毒收干。皮损趋于干燥而近愈之际，选用祛湿解毒而无刺激的油粉剂外敷，以保护新生皮肤。案 3 病程虽然较久，但湿热之象均未解，而且热灼阴血，经络阻隔，故清热与利湿并重，佐用凉血活血之剂。因其疼痛较重，而且水疱已干燥，故可外用黑色拔膏棍，止痛效果较好。案 4 为病后 4 个月，疱疹已消退，但由于肝火内炽，湿热内蕴，日久气血凝滞，经络阻隔，不通则痛，故内服方药重用活血破瘀的鬼箭羽、大黄、赤芍、延胡索、乳没、伸筋草以舒通经络；佐以蒲公英清热之剂。外用黑色拔膏棍加压包扎，促进气血疏通，通则不痛。

（以上录自《赵炳南临床经验集》）

朱仁康
（重温病，衷中参西）

【医家简介】

参见第 21 页。

【主要学术思想和主张】

朱仁康在临证上将本病分为干、湿两类。干者皮肤起红粟成簇，痛如刺螫，由于肝经湿火，脉弦数，舌红苔黄，治宜龙胆泻肝汤，加牡丹皮、赤芍；外用玉露膏敷之。湿者，起黄白水疱，糜烂流水，其痛尤甚，属于脾经湿热，如见纳呆、腹胀、便溏等症，脉滑带数，舌苔白腻，治宜除湿胃苓汤加减，外用金黄膏敷之。

【验方效方】

○ **清热解毒**

马齿苋 60g 大青叶 15g 蒲公英 15g

【精选案例】

案 1

王某某，女，33 岁，1958 年 4 月 4 日初诊。

主诉：左腰部及左大腿出现集簇小水疱，剧痛已 3 天。

现病史：7 天前左腰部和左下肢发生阵发性针扎样刺痛，疑为"神经痛"，未予治疗。3 天前左腰部及左大腿外侧出现大片红斑、小水疱，刺痛加重，不敢触碰，坐立不安，虽服止痛片亦未解痛。大便干结。

检查：左侧腰部及沿左大腿外侧，相当于腰 1~2 节段，可见成片集簇之小水疱，部分为血疱，基底潮红。舌苔薄黄，脉弦而带数。

西医诊断：带状疱疹。

证属：心肝二经之火内郁（蛇串疮）。

治则：泻心肝之火热。

药用：川连9g 黄芩9g 焦山栀9g 大青叶9g 番泻叶9g 金银花9g 连翘9g 赤芍9g 天花粉9g 青黛1.5g

水煎服，外用玉露膏。

二诊：（4月6日）服2剂后水疱已见结痂，刺痛明显减轻，大便3日未行，舌苔黄糙，脉弦数。方拟通腑泄热。

药用：生大黄6g，后下 黄芩9g 焦山栀6g 大青叶6g 连翘9g 牡丹皮9g 赤芍9g 忍冬藤9g

2剂。

三诊：（4月8日）疱疹大部干结，疼痛基本消失，大便畅通。前方去大黄加天花粉9g。2剂后治愈。

案2

杨某某，男，60岁，1973年1月28日初诊。

主诉：右眼睑附近出现疱疹疼痛3天。

现病史：3天前突然于右侧下眼睑附近出现疱疹，红肿疼痛，右眼流泪，结黄脂，并见右侧偏头痛，坐卧不宁，大便干秘，渴思冷饮。

检查：右侧颜面、眼睑附近可见集簇之高粱米大小红色疱疹，右上额亦见成堆疱疹，触之痛剧，右上下眼睑肿如球，不能睁开，流泪、结黄眼屎。舌红，苔黄燥，脉弦。

西医诊断：带状疱疹（三叉神经Ⅰ～Ⅱ支）。

中医辨证：胆经湿热内盛，化为火毒上炽（蛇丹）。

治则：清化湿热，通腑泻火。

药用：马尾连6g 黄芩9g 大青叶15g 大黄6g，后下 牡丹皮9g 赤芍9g 金银花9g 马齿苋60g 蒲公英15g 生甘草6g

外用玉露膏。

二诊：（2月1日）3剂后复诊，疱疹已结干痂，眼肿已退，已能睁眼，视力如常，疼痛亦显轻，腑热已解，舌苔薄黄，脉细滑。从前方去大黄加天花粉6g，服3剂后即愈。

案3

马某某，男，61岁，1974年8月31日初诊。

主诉：右侧额部疼痛2周，出现红肿水疱1周。

现病史：2周前右侧额部扎痛，延及同侧颜面部，服止痛片未能控制疼痛。1周前右颞颥部出现集簇小疱，红晕灼痛，渐延及鼻尖及右上唇，如针扎样痛，坐立不安。曾在某某医院肌内注射维生素 B_{12} 5 支，口服金霉素和吗林呱，仍不能控制，剧疼不止。原有高血压病（血压 22.7/16kPa）、肺气肿。口渴思饮，大便干，小便黄。

检查：右侧颜面从额部、颊部、上唇可见集簇高粱米至黄豆大之水疱，上下眼睑水肿不能睁眼。舌红，苔黄，脉弦细。

西医诊断：带状疱疹。

中医辨证：湿热上壅，化火化毒（蛇丹）。

治则：清热除湿，泻火解毒。

药用：马尾连6g　黄芩9g　大青叶15g　蒲公英15g　马齿苋60g　牡丹皮9g　赤芍9g　延胡索9g　生甘草6g

水煎服。外用玉露膏。

二诊：（9月3日）3剂后复诊红肿见消，疼痛显轻。前方加紫花地丁15g，马尾连9g，炙乳没各6g，嘱服3剂未见复诊。经随访追踪，称3天后即结痂，肿疼俱减，尚有轻痛，7天后消失。

案4

刘某某，女，49岁，1974年7月5日初诊。

主诉：右腰部出现大批水疱，刺疼5天。

现病史：5天前右腰部突然出现成批集簇水疱，逐渐增多，刺疼甚剧，夜寐不安，在附近医院治疗后水疱仍有发展。

检查：右腰部（相当腰椎1、2节段）、右侧腹部及后背可见大片成簇密集的水疱，皮肤灼红，疼痛，不敢碰触，皮损延及右侧腰部前后。舌质绛、苔净，脉弦细。

西医诊断：带状疱疹。

中医辨证：脾经湿热，循经外发（缠腰蛇丹）。

治则：清热解毒。

药用：马齿苋合剂，3剂，水煎服。

二诊：（7月8日）服药后未能控制病情，尚见有新起水疱向后背蔓延，发烧39.1℃，局部水疱破后，轻度感染。

上方加马尾连9g，黄芩9g，金银花15g，生甘草6g。外用玉露膏。

三诊：（7月11日）仍起水疱向外扩展，发烧已退，腹胀有凉气感，胃不思纳，脉细滑，舌苔白腻。证属热去湿盛，改拟温化除湿。

方用：苍术6g　川朴9g　陈皮9g　茯苓皮9g　猪苓9g　泽泻9g　桂枝9g　黄芩6g　六一散9g

水煎服4剂。外用四黄膏。

四诊：（7月15日）水疱已破，部分结痂，痛已减轻，病情基本控制，腹胀已轻，已思饮食，脉沉细，舌苔净。继续服前方4剂。外用同前。

五诊：（7月19日）后背均已结干痂，腹部有小片溃疡面略感腹胀，宗前方去黄芩、桂枝加木香3g，马齿苋15g，3剂。糜烂面外用红粉纱条加玉红膏。

六诊：（7月22日）大部已结干痂，尚觉刺痛，前方加炙乳没各6g，嘱服5剂而愈。

案5

韩某某，女，48岁，1970年10月7日初诊。

主诉：左侧脸面和头皮疼痛1年多。

现病史：于去年9月左侧脸面患带状疱疹愈后，左脸部沿眼睑、颞颥部呈阵发性剧烈刺痛，疼痛放射至额部头皮等处，1日发作多次。

检查：痛苦病容。局部皮肤未见异常。舌质红，苔薄白，脉弦紧。

西医诊断：带状疱疹。

中医辨证：肝胆经风邪火郁。

治则：散风清热，熄风定痛。

药用：川芎6g　菊花9g　白蒺藜9g　羌活6g　蝉蜕4.5g　钩藤16g，后下

7剂水煎服。另全蝎30g研末分作10包，每日2次，每次1包，开水调服。

二诊：（10月18日）药后疼痛明显减轻，发作次数亦见减少。前方加炒白芍9g，天麻6g，嘱服7剂。全蝎末改服每日1包。

三诊：（10月27日）疼痛基本控制，每日偶疼1、2次，每次数秒钟即止。仍服前方去天麻，接服7剂后即停止发作。

[按] 上举5个案例，2例发于头面部，2例见于腰腿部，所起疱疹范围较广，病情较重。另1例为带状疱疹后遗症。案1、2、3都属肝胆经湿热，但已化火化毒，属于火热之证，具有遍起红粟，焮肿疼痛的特征，因此治则上着重清热泻火，凉营解毒，见效快。案4以右腰腹部起密簇水疱为特征。初诊、二诊时以验方投之不应，范围益见扩大，疼痛剧烈，并见纳呆、腹胀有凉气感，已见热退湿盛之证，改以温化除湿，病才得控制，最后获愈。案5为头面部患带状疱疹的后遗症，三叉神经痛，经年不止，重用全蝎以搜风，并配合散风清热，熄风止痛

之剂，3 周治愈。

（以上录自《朱仁康临床经验集》）

许履和

（强调"外科实从内出"）

【医家简介】

参见第 27 页。

【主要学术思想和主张】

参见第 27 页。

【精选案例】

案 1

王某某，男，67 岁。患者于 1 个月前先是发热，额部出现水疱疼痛，继而额与面部均肿胀，皮色红赤，在某某医院诊断为带状疱疹，经过多方治疗，水疱虽已消退，但额、鼻、眼泡、颧部仍然焮红灼热，又痒又痛，而且，左眼内亦红肿疼痛，饮食、两便细胞正常，苔白边红，脉弦带数。血象：白细胞 5.9×10^9/L，中性粒细胞 0.75，淋巴细胞 0.25。先按颜面丹毒治疗，未见动静。乃改用龙胆泻肝汤以清泄肝火。

龙胆草 4.5g　黑山栀 9g　柴胡 2g　细生地 15g　黄芩 6g　木通 4.5g　泽泻 9g 车前子 9g　生甘草 3g　当归 9g　连翘 9g

雄黄膏，外搽患处，1 日 2 次。经治 2 天，症状明显好转，仍以原法调治而愈。

[按] 蛇丹与缠腰火丹，都属于西医学中"带状疱疹"之范畴，发于颜面者谓之蛇丹，发于肋腰部者谓之缠腰火丹（或名蛇缠疮、蛇箍疮）。这两种疾患，多由心肝二经风火所生。本例系蛇丹，不是颜面丹毒，故按丹毒治疗无效，投龙胆泻肝汤清泄心肝之风火，就立见奇功。可知辨病与辨证必须结合，诊断明确，用药才能入彀。此案用雄黄膏外涂，法本《纲目》，原文谓："雄黄气味辛寒有毒，……为治疮杀毒之要药也。"又说："蛇缠恶疮，雄黄末醋调敷之。"雄黄治带状疱疹，流传已久，此则师其法而变其剂型，用之亦有良效。

案 2

祝某某，男，39 岁。1 周前右腋下起小水疱两颗。第 2 天即向前胸、后背及肘部蔓延，疼痛较甚，伴有畏寒发热。第 3 天来我院外科门诊，未见改善，乃收其住院治疗。诊得右腋下、前胸、后背皮肤潮红微肿，上有密集水疱，呈带状分布，肘部亦有散发，部分水疱已化脓，痛如火燎，破后滋水淋漓，伴有寒热头痛，渴不欲饮，纳谷不馨等全身症状，舌苔白腻，脉来濡数。血象：白细胞 9×10^9/L，中性粒细胞 0.82，淋巴细胞 0.18，此为脾肺湿热蕴于肌肤，而成缠腰火丹。治宜利湿清热，用除湿胃苓汤主之。

苍术 4.5g　川柏 4.5g　陈皮 4.5g　川朴 3g　赤猪苓各 9g　泽泻 9g　白术 6g　滑石 12g　防风 5g　黑山栀 9g　木通 3g　生草 3g

雄黄膏，外敷患处，1 日 1 次。4 日后寒热退净，局部疼痛大减，流滋亦少。乃按原方内服，外敷改用黄连膏。后即痊愈。

[按]《外科心法》说："缠腰火丹……，有干湿不同，红黄之异，皆如累累珠形，干者色红赤，形如云片，上起风粟作痒发热，此属肝心二经风火，治宜龙胆泻肝汤；湿者色黄白水疱，大小不等，作烂流水，较干者多疼，此属肺脾湿热，治宜除湿胃苓汤。"此案之局部症状，似属风火之症，但从症状和体征来看，如口虽渴不欲饮，舌苔白腻，脉象濡数等，则系湿热内蕴之象，故用除湿胃苓汤（去肉桂之辛甘大热）以燥湿清热。

案3

刘某某，女，51 岁。患者于 1 周前背部皮肤感到火辣刺痛，第 3 天局部皮肤出现红斑、水疱，自用丝瓜叶汁搽之无效。继则红斑水疱向左侧腰胁蔓延，痛势颇剧。第 5 天来外科门诊，诊断为"缠腰火丹"，内服龙胆泻肝汤，外敷雄黄膏，尚不能控制其发展。复诊时因其疼痛颇剧，呻吟不已，故收其住院治疗。入院时症状：左侧背腰胁肋之间，分布多数水疱，簇集成群，排列呈阔带状，大者如樱桃，小者如豌豆，皮薄透明，或破或不破，基底红赤，边界清晰，灼热刺痛，日夜不休。全身伴有形寒发热（体温 38℃ ～39℃），头晕、头痛、口中干，小溲黄少，大便干结，脉来细弦带数，舌红无苔。患者生育过多，崩漏时作，而又性躁多怒，其营血之不足，肝火之偏旺，已可概见。现属初秋，暑气未消，暑热外侵，肝火内应，阻于肝络，蕴于皮肤，遂发缠腰火丹。兹拟清暑热，泄肝火，用柴胡清肝汤加味，并配以雄黄膏涂之。

柴胡 3g　赤芍 6g　牡丹皮 9g　桑叶 10g　防风 6g　金银花 15g　连翘 12g　六一散包, 15g　当归 6g　生地黄 12g　黄芩 6g　茯苓 12g

雄黄膏 20g 加普鲁卡因粉 1g，外敷患处，1 日 2 次。治疗 3 天，全身发热得退，但局部剧痛如针刺不已。内服药仍用原方，局部改用柏叶散和麻油调搽，1 日 2 次，当晚疼痛即缓解，皮肤红赤显著变淡，灼热之感减轻，水疱亦渐吸收。连治 2 天，基本痊愈出院。

[按] 龙胆泻肝汤、柴胡清肝汤，均为清泄肝火之良剂，何以此案用前方无效，用后方而寒热即退，关键在于加减得法。盖形寒身热头晕为表邪未解，专清其热，邪无出路，故加桑叶、防风使表邪得解，则病势自孤，身热亦退。雄黄膏本为治疗带状疱疹之验方，但此案效果欠佳，改敷柏叶散而疼痛立止。

（以上录自《许履和外科医案医话集》）

许玉山
（重"养正气，补脾胃"）

【医家简介】

参见第 29 页。

【主要学术思想和主张】

许玉山学宗仲景、景岳，辨证多崇程国彭、江笔花。治病尤以肾病、脾胃病、妇科诸症见长。数十年来救治无数危急重症及慢性病、疑难病患者。其用药胆大而心细，智圆而行方，常见处小剂挽危疾，有四两拨千斤之妙；开常方起沉疴，虽平淡而收奇效之功。

【精选案例】

案

崔某，男，26 岁，服务员。体质素壮，未曾患病，时在夏月，突然畏寒发热，头晕口干，腰部出现一条红肿带如索如蛇，灼热疼痛，痛不可忍，心烦不宁，颜面色红，大便干，小便赤，舌苔黄腻而厚，舌尖赤，脉洪大而数。证属热毒内蕴，发为腰丹。治以清热泻火，凉血解毒。

处方：金银花 30g　连翘 15g　侧柏叶 10g　蒲公英 15g　牡丹皮 10g　川黄柏 8g　川黄连 6g　栀子 10g　炒牛蒡子 12g　大青叶 10g　生地黄 12g　赤芍 10g　川大黄 10g　甘草 6g

方以银翘清热解毒；侧柏叶性寒，清热凉血善治火毒；生地黄、牡丹皮、赤芍散血热而凉血；三黄、栀子泻三焦之阳毒，使热毒从大肠而下；蒲公英清热解毒，消肿散结；大青叶苦寒，为清热凉血解毒要药，对时疫、丹毒有卓效；牛蒡子主热毒壅闭之疮痈肿毒；甘草和诸药而解百毒。

外敷药处方：雄黄 6g，青黛 1.5g，川黄柏 6g，川黄连 6g，侧柏叶 6g，冰片 8g，共研细末，用鸡蛋清调匀，涂擦患处，用绷带包扎，1 日 1 换，换药时将患处洗净消毒。

二诊：畏寒已止，仍周身灼热，疼痛难忍，大便下燥屎 2 次，腰部 2/3 被红肿缠绕，灼热心烦，脉洪大而数。再继服清热解毒之剂。

处方：金银花 30g　连翘 18g　蒲公英 15g　板蓝根 12g　大青叶 12g　生地黄 12g　赤芍 10g　菊花 12g　牡丹皮 10g　栀子 10g　侧柏叶 12g　甘草 6g

又以莴苣 90g，捣烂如泥，外敷患处。

三诊：发热减轻，灼热痒痛好转，大便通畅，心烦面赤已愈，黄苔已退，脉数略有力。继服清热解毒之剂。

处方：金银花 25g　连翘 15g　生地黄 10g　牡丹皮 10g　侧柏叶 12g　大青叶 12g　蒲公英 15g　赤芍 10g　川黄连 5g　菊花 12g　甘草 6g　黄柏 6g

四诊：外敷药 3 次，依上方服 4 剂，肿消毒解，诸症基本消失。再进清热解毒轻剂，以巩固疗效。

[按] 蛇缠丹一证，乃丹毒缠腰而生也，为毒邪之证，变化迅速，若匝腰则死，伤人者有之，不可忽视，治疗要及时，措施要得力。本例由热毒蕴于血分，故畏寒发热；火毒上扰，则头晕，颜面色红，口干；阳毒流窜迅速，故患处灼热、红肿疼痛难忍。心烦不宁，舌尖赤为心热之象；脉洪大而数，舌苔黄为火毒热盛之征。此病所用之方为余之经验方，名曰清血败毒汤，治疗本病多效。余在临床曾用菊花 250g 煎服，收效亦甚捷。外敷之方乃余之秘方也，屡用屡验，以前用香油调擦，后改用蛋清调敷，恐油污染衣也，然疗效更佳。

（录自《中国百年百名中医临床家丛书·许玉山》）

顾伯华

（勤求古训，勇于创新）

【医家简介】

参见第 30 页。

【主要学术思想和主张】

带状疱疹中医学称"蛇丹"、"缠腰火丹"，俗称"蜘蛛疮"，多春秋季节发病。中医学认为由肝火湿热蕴结而发病，用泻肝胆实火的龙胆泻肝汤治疗，多能治愈。

【精选案例】

案

朱某，男，18 岁，1974 年 9 月 16 日入院。

初诊：患者1周前有瘙痒刺痛感，以后渐加重，伴有发热，全身不适，再起水疱，自己抓破，红肿疼痛，部分化脓。检查：体温37.6℃。左胁及腰部散在成群的水疱，绿豆到黄豆大小，疱周基底发红，疱液混浊，水疱群间皮肤正常，皮损呈腰带形排列。左腋下及腹股沟淋巴结肿痛。苔薄黄腻，舌尖红，脉细数。肝胆湿热蕴蒸皮肤。拟龙胆泻肝汤加减。

龙胆草9g　黄芩9g　紫草9g　板蓝根30g　金银花12g　柴胡9g　泽泻9g　珍珠母先煎，30g　生甘草30g

3剂。外用青黛膏。

二诊：9月20日。发热已退，带状疱疹大部分结痂，稍有鼻塞咽痛。苔薄，脉濡。再拟前法。

金银花15g　连翘12g　黄芩15g　板蓝根30g　龙胆草4.5g　生地15g　赤芍9g　车前子15g　生甘草4.5g

服7剂，痊愈出院。

［按］本案方中重用龙胆草配黄芩既泻肝胆实火，又清下焦湿热；柴胡、生地黄疏肝、凉血养阴，与前药配合，泻中有补，疏中有养，使泻火之药不至于苦燥伤阴；再以车前子、泽泻等清利，使湿热能从小便排出。在临床实践中，加上板蓝根效果更佳（用板蓝根注射液2ml肌内注射，每日2次也可）。皮疹消退，遗有终痛者，可加重镇解痛之品如珍珠母、牡蛎、延胡索等。

（录自《顾伯华外科经验选》）

李辅仁

（治病求本，善用对药，养生有道）

【医家简介】

李辅仁（1919～），河北省香河县人。出生于中医世家，少年时期，在功课之余经常在自家诊所中帮忙抄写方药，同时开始在父亲、胞兄的指导下系统学习中医典籍，1939年，李辅仁拜名医施今墨为师。李辅仁吃住在恩师施今墨家里，成为老师为数不多的入室弟子。1954年，李辅仁参与了中央领导同志的医疗保健工作，历任中央保健委员会保健专家组惟一中医专家，因长期负责中央领导的医疗保健，被誉为"当代御医"。2009年荣获"国医大师"称号。2009年荣获中华中医药学会终身成就奖，2010年获北京中医药学会终身成就奖。

【主要学术思想和主张】

李辅仁主要从事保健医疗和老年病中医防治工作。经过多年临床实践，他针对老年人的生理特点、病理特点提出了许多独到的见解，形成了一套颇具特色的中医治疗老年性顽症的辨证论治体系。多年的医疗经验形成了他独特的医病风格，抓主症、断然处方。解疑难重症，"药到而立起沉疴"，对中医中药的灵活化裁运用，做到了疗效出奇制胜。且用药中正，杂而不乱，被称赞"用药得当，可以通神"。李老的医理以培元养身为主，治病以治本为目标，在养身、护心、保心、延年、益寿、抗衰老、老年骨关节病等方面具有独特见解和研究。他提出"顾护正气，留人而后治病"的观点。李老亦善于在临证中详体细察，融合贯通，强调"不同时代赋予疾病以不同的内容"，反对单靠"以古方治今病"。认为中西医结合之关键，在于辨证与辨病相结合，而不在于理论体系之争鸣。

【精选案例】

案

阮某，男，80岁，干部，1992年5月就诊。患者左胸胁及腰部水疱丰满，灼热疼痛，夜难入眠，口苦咽干，便秘溲赤，纳呆心烦，脉弦滑，舌质红，苔腻。乃为肝胆湿热，内蕴肌肤，投以清利肝胆，化湿止痛法。

处方：龙胆草5g 赤芍10g 蒲公英15g 生地15g 紫花地丁20g 黄芩10g 柴胡10g 郁金10g 金银花30g 甘草5g 栀子10g 车前子20g，布包 白茅根30g 服7剂。

二诊：连服7剂，水疱干燥，部分结痂，病向愈，有转机，灼热疼痛，原方再服7剂。

三诊：服药后，皮肤水疱结痂，部分脱落，疼痛大减，入睡安宁，胃纳欠佳，病渐痊愈，不宜苦寒折伤脾胃，以香砂六君汤加橘叶、橘络、青皮健脾和胃，利湿活络。此方有防止遗留神经性疼痛之效。

[按] 带状疱疹所致疼痛有一特点：年岁愈大，疼痛愈著，有时疼痛剧烈难忍。甚至皮损完全消退后，疼痛还要持续一段时间。本例即属高龄疼痛导致彻夜难眠。擅治老年疾病的李辅仁先生抓住患者口苦咽干，便结尿赤，纳呆心烦和舌脉表现，用龙胆泻肝汤加减，本方在此看似轻巧一般，实则出奇制胜。初诊给药7剂，已经"部分结痂，病向愈，有转机"，惟留"灼热疼痛"，效不更方，又进7剂，"疼痛大减，入睡安宁"。中病即止，勿使太过，故停用苦寒，转而"健脾和胃，利湿通络"，以调其本，扶助胃气。轻重缓急，标本先后。李氏掌握得恰到好处。辨病与辨证施治，贯穿本案的全过程，这一点对老

年患者尤为重要。

（录自《李辅仁治老年病医案》）

颜正华

（勤于临证，医药兼通）

【医家简介】

参见第 33 页。

【主要学术思想和主张】

参见第 33 页。

【精选案例】

案

谭某，男，27 岁，学生，1992 年 8 月 13 日初诊。平日脾气急躁，常生口疮。1 周前右下肢突发绿豆状疱疹，灼热痛痒。本单位医务室及北京某医院均诊断为"带状疱疹"，经中西医治疗效果不著，遂来求治。刻下见右下肢疱疹累累，循内侧肝经和外侧胆经所过部位而分布，部分疱壁紧张，灼热刺痛，部分干瘪结痂，刺痒不已。伴烦躁易怒，口苦口干欲饮，尿黄，大便不干。右腹股沟淋巴结肿大，微有压痛。舌尖红，苔薄黄，脉弦数。证属心肝火盛，湿毒下注。治以清热泻火，利湿解毒。

方药：龙胆草 10g　炒栀子 10g　木通 10g　黄芩 10g　黄柏 10g　牛膝 10g　牡丹皮 10g　荆芥 10g　延胡索 10g，打碎　赤芍 15g　板蓝根 30g　土茯苓 30g

4 剂。每日 1 剂水煎服，煎前先泡 30 分钟，连煎 3 次，每次涂药液 250～300ml，合兑，分 3 次饭前 2 个小时温服。忌食辛辣、甘甜、油腻及鱼腥发物，忌饮酒。

二诊：痛大减，疱疹大多干瘪结痂，瘙痒不已，尿黄。上方去荆芥、延胡索，加地肤子 12g，白鲜皮 10g，萆薢 15g，以善其后。

方药：龙胆草 10g　炒山栀 10g　木通 10g　黄芩 10g　黄柏 10g　牛膝 10g　牡丹皮 10g　赤芍药 15g　板蓝根 30g　土茯苓 30g　地肤子 12g　白鲜皮 10g　萆薢 15g

7 剂。每日 1 剂，水煎服。

[按] 带状疱疹，中医学名为"蛇串疮"、"火带疮"、"蜘蛛疮"等，是病毒感染所致。本案患者正值青年，心肝火盛，故平时常急躁，生口疮。今起病于大暑之时，暑多夹湿，暑湿合犯客体，遂与内火相结，蕴注肝胆二经，故诸症蜂

起。初诊颜师以龙胆草、栀子、黄芩、黄柏、牛膝、牡丹皮、赤芍、木通、板蓝根、土茯苓等清热泻火、利湿解毒；荆芥疏散血分热毒；延胡索化瘀止痛，诸药配伍，相得益彰，故仅服4剂，即顿挫病势。二诊疼痛大减，惟瘙痒仍甚，乃湿热未清之象，故去荆芥、延胡索，加地肤子、白鲜皮等，以增祛湿止痒之力。此外，颜师详告患者煎服法及禁忌，又是提高疗效的重要保证。

（以上录自《颜正华临证验案精选》）

张志礼
（中西合璧，融会贯通）

【医家简介】

参见第 34 页。

【主要学术思想和主张】

张志礼认为中医治疗本病应紧紧抓住 3 个环节：一是清热解毒抗病毒，现代药理研究证实紫草根、大青叶、板蓝根等中草药有较强的抗病毒作用，可抑制疱疹病毒复制，这体现了张老师灵活运用西医学成果，中西医结合治疗本病的指导思想。二是行气活血止痛，是贯穿治疗全过程的手段。三是结合临床辨证，给以清热除湿或健脾除湿的药物，对症下药。对后遗神经痛，一方面重视活血破瘀、行气止痛，另一方面又要注重祛风通络止痛，对久病或年老患者更应重视益气养血，扶正固本。

在局部治疗方面，急性期以消炎、收敛、防止继发感染为原则，可外用2%龙胆紫液或1%甲紫氧化锌油。近年张志礼研制了雄黄解毒散洗剂外用，消炎止痛预防继发感染疗效显著。疼痛较重者可用雄黄解毒散30g，百部酒100ml混匀外用。因此期湿热盛水疱糜烂，渗液较重，故不宜使用软膏剂型外用。继发感染时可用1%氯氧油或莫匹罗星外擦，也可用化毒散6g，祛湿散15g，用甘草油100ml调敷。对皮疹未发出前局部疼痛或皮疹消退后遗留明显神经痛者，可外用黑色拔膏棍温化后外贴局部。疼痛剧烈者，还可在膏药上撒少许麝香粉，或用10粒六神丸研粉混入，以行气活血，通络止痛并引药透达，也可外用阳和解凝膏或麝香回阳膏。局部梅花针叩击及物理疗法也有一定疗效。

【验方效方】

○ **方一** 清热利湿解毒，行气活血止痛

龙胆草 10g　黄芩 10g　栀子 10g　生地黄 15g　车前草 30g　泽泻 10g　紫草根

15g 板蓝根 30g 大青叶 30g 牡丹皮 15g 赤芍 15g 川楝子 10g 延胡索 10g

○ **方二** **健脾除湿解毒，行气活血止痛**

白术 10g 茯苓 15g 陈皮 10g 厚朴 10g 枳壳 10g 薏苡仁 30g 泽泻 10g 紫草 15g 板蓝根 30g 龙胆草 10g 黄芩 10g 赤芍 15g 延胡索 10g 川楝子 10g 红花 10g

○ **方三** **养阴清热解毒，益气养血活血**

黄芪 15g 太子参 15g 白术 10g 茯苓 10g 当归 10g 丹参 15g 红花 10g 赤芍 15g 杜仲 10g 生地黄 15g 全蝎 6g 延胡索 10g 川楝子 10g 木香 10g 薏苡仁 30g 制乳没各 6g

【精选案例】

案1

侯某，女，54 岁，1993 年 1 月 30 日初诊。

现病史：1 周前开始左胸背部灼痛，5 天前该部位起红斑，迅即生成水疱，刺痛加剧。在外院诊为"带状疱疹"，予肌内注射维生素 B_1、B_{12} 治疗，疼痛不缓解。伴心烦口苦、尿黄、大便干。

查体：左胸背部沿胸 4、5 肋间神经分布区可见簇集成带状分布的粟粒至绿豆大水疱，疱壁紧张，多数疱液澄清，少数为血疱，基底部有水肿性红斑浸润。舌红、苔黄、脉弦滑。

西医诊断：带状疱疹。

中医辨证：肝胆湿热蕴结，气血瘀滞，兼感毒邪。

治法：清热利湿，行气活血，解毒止痛。

方药：龙胆泻肝汤加减。

龙胆草 10g 黄芩 10g 生地黄 15g 生栀子 10g 紫草 15g 板蓝根 30g 大青叶 30g 牡丹皮 15g 赤芍 15g 延胡索 10g 川楝子 10g 车前草 30g

局部外用雄黄洗剂。

二诊：服上方 7 剂，水疱大部分干瘪，红斑消退，肿胀减轻，仍时有刺痛，伴口苦纳呆，二便调，舌淡红，苔薄黄，脉弦。证属毒热未尽，气滞血瘀，治以健脾除湿，行气活血，兼清余热。于前方去生地黄、牡丹皮、生栀子、黄芩、车前草，加薏苡仁 30g，木香 10g，陈皮 10g，丹参 15g，红花 10g。

继服 7 剂，皮损干燥脱屑，症状全消而治愈。

［按］本例患者急性发病，皮损鲜红，水疱壁紧张兼有血疱，灼热疼痛，伴心烦口渴、口苦、纳呆、溲黄便干，舌红苔黄，脉弦滑数。证属肝胆湿热，外感毒邪。故以龙胆草、黄芩、生栀子、车前草清肝胆实火，除三焦湿热；牡丹皮、

赤芍、延胡索、川楝子行气活血；板蓝根、大青叶、紫草、生地黄清热解毒。以上诸药共奏清热利湿，行气活血，解毒止痛之功。二诊时红斑消退，水疱干瘪，症见毒邪大部清解，但皮疹未消，时有刺痛，且伴口苦、纳呆。证属毒热未尽，气滞湿阻，故加薏苡仁、陈皮、木香健脾除湿行气，丹参、红花加强活血通络止痛之力，继续用龙胆草、板蓝根、大青叶、紫草清热解毒，以收全功。

案2

吴某某，女，24岁，1993年3月9日初诊。

现病史：5天前无明显诱因右腹部起红斑水疱，伴灼热刺痛，继之腰部也出现皮疹。自觉口苦纳呆、食后腹胀，小便黄，大便不爽。

查体：右腰腹部沿胸11～12神经分布区可见簇集呈带状排列的绿豆大小水疱，内容澄清，基底有炎性水肿性红斑。舌质淡，胖大有齿痕，苔黄腻，脉弦滑。

西医诊断：带状疱疹。

中医辨证：脾虚湿蕴，气血瘀滞，复感毒邪。

治法：健脾除湿，行气活血，解毒止痛。

方药：除湿胃苓汤加减。

白术10g　茯苓15g　陈皮10g　厚朴10g　枳壳10g　薏苡仁30g　泽泻10g　紫草15g　板蓝根30g　龙胆草10g　黄芩10g　赤芍15g　延胡索10g　川楝子10g　杜仲10g

局部外用雄黄洗剂。

二诊：服药7剂，部分水疱结痂，疼痛稍减，口不苦，食纳好转。舌胖淡，苔白，脉滑。于前方去龙胆草、黄芩，加当归10g，红花10g，制乳没各6g。

再服14剂，皮疹消退，症状全消。

[按] 本例患者平素脾虚湿蕴，致气滞血瘀，经络阻隔，复感毒邪而发病，故以白术、茯苓、陈皮、厚朴、枳壳、薏苡仁、泽泻健脾除湿理气；龙胆草、黄芩、板蓝根、紫草除湿清热解毒；延胡索、川楝子行气活血止痛；杜仲引经通络。二诊时毒热减轻，疼痛仍不止，示气滞血瘀，经脉阻隔，故加活血化瘀、通络止痛之当归、红花、制乳没，遂得治愈。

案3

崔某，男，43岁，1988年9月16日初诊。

现病史：1个月前右胸背部出水疱，疼痛难忍，诊为"带状疱疹"，曾在外院治疗。现疱疹已基本干瘪，但仍疼痛不止，坐卧不安，夜不能寐。

查体：右胸背部有暗红色斑片，表面仍有部分暗紫色血痂，局部触痛拒摸。

舌质暗红、苔薄白，脉弦缓。

西医诊断：带状疱疹。

中医辨证：毒热未尽，气滞血瘀。

治法：解毒活血，行气止痛。

方药：活血散瘀汤加减。

紫草15g　板蓝根30g　丹参15g　赤芍15g　桃仁10g　红花10g　木香10g　枳壳10g　鬼箭羽30g　莪术10g　延胡索10g　川楝子15g　制乳没各6g　杜仲10g

局部外用黑布化毒膏。

二诊：服上方7剂，疼痛减轻，晚上可安睡，痂皮部分脱落，仅遗留局部淡红痕，微痒。再服7剂，疼痛基本消失。继服7剂，临床治愈。

[按] 此例自发病已治疗4周，但毒热之象未尽，且热灼阴血，经络阻隔。故以活血化瘀为主，重用丹参、赤芍、桃仁、红花活血化瘀；再用莪术、鬼箭羽、乳香、没药活血破瘀、消积止痛；配合木香、枳壳、延胡索、川楝子行气活血止痛；又佐以紫草、板蓝根清解余毒；杜仲引药达病所，使痛止病除。

案4

田某某，女，63岁，1993年2月9日初诊。

现病史：2个月前左上肢起水疱，疼痛。在某医院诊为"带状疱疹"，予服中药汤剂及肌内注射"聚肌胞"等，治疗3周后皮疹消退，但局部麻木疼痛不止，夜间尤著，辗转难眠，一直服用中西药物止痛仍不缓解。自觉乏力，纳可，二便调。

查体：左上腹可见散在色素沉着斑，呈带状分布，不能触摸，甚至脱衣时摩擦也疼痛难忍。舌质暗、苔白，脉沉缓。

西医诊断：带状疱疹后遗神经痛。

中医辨证：气阴两伤，血脉瘀滞。

治法：益气养阴，行气活血，通络止痛。

方药：桃红四物汤加减。

黄芪10g　太子参15g　干生地黄15g　当归10g　丹参15g　赤芍15g　桃仁10g　红花10g　延胡索10g　川楝子10g　木香10g　枳壳10g　制乳没各6g　片姜黄10g

局部外用正红花油按摩。

复诊：服上方7剂，疼痛减轻，已能入睡。再服7剂，痛已不明显，偶有刺痛已可耐受。继服7剂，症状消失，临床治愈。

[按] 此例老年患者，体质虚弱，病程迁延，气血瘀滞，故皮疹消退后遗留神经痛。治以益气养阴，行气活血通络。方中黄芪、太子参益气养阴；干生地黄

滋阴凉血；当归养血和血；丹参、赤芍、桃仁、红花活血化瘀止痛；延胡索、川楝子、木香、枳壳行气活血止痛；片姜黄、制乳没活血通络止痛，片姜黄还可引诸药到达病所。

案5

冯某某，男，80岁，1993年5月22日初诊。

现病史：患者半年前因左胸背部起红斑水疱伴疼痛，在海南某医院诊为"带状疱疹"，并住院治疗，经肌内注射维生素B_1、B_{12}及服中药水剂治疗，皮疹虽干燥但疼痛不减，日益加重，痛苦万分。先后在南方及北京几个大医院就诊治疗无效。

查体：左胸乳晕至背部暗红色色素沉着斑呈带状分布，局部疼痛拒按。舌质暗红、苔白，脉弦滑。

西医诊断：带状疱疹后遗神经痛。

中医辨证：气血两虚，血脉瘀滞，余毒未尽。

治法：益气养血，通络止痛，清解余毒。

方药：黄芪15g　太子参15g　当归10g　川芎10g　丹参15g　红花10g　延胡索10g　川楝子10g　薏苡仁30g　穿山甲6g　全蝎6g　乌梢蛇10g　紫草根15g　板蓝根30g

二诊：服上方14剂，疼痛减轻，睡眠好转，纳可，大便干，舌质暗红、苔薄白，脉细数。于上方去当归、穿山甲、板蓝根加生地黄30g，赤芍15g，枳壳10g，全瓜蒌30g，熟大黄10g。

三诊：服上方7剂，疼痛减轻，大便仍干燥，舌质暗红，苔薄白，脉弦滑。考虑气滞明显，再去川芎、薏苡仁、紫草根、乌梢蛇，加制乳没各3g，木香10g，陈皮10g，杜仲10g，熟大黄加量为15g。

四诊：服上方7剂，疼痛明显减轻，二便调，舌质红，苔薄白，脉缓。合以健脾益气，活血化瘀，行气止痛。

方药：黄芪15g　太子参15g　白术10g　茯苓10g　薏苡仁30g　丹参15g　红花10g　赤芍15g　生熟地各15g　杜仲10g　熟大黄10g　全瓜蒌30g　全蝎6g　穿山甲10g　延胡索10g　木香10g　首乌藤30g

五诊：服上方7剂，疼痛完全缓解，二便调。继服14剂，症状全消，临床治愈。

（以上录自《张志礼皮肤病临床经验辑要》、《张志礼皮肤病医案选萃》）

第四章　玫瑰糠疹

蒲 辅 周
（精通医理，注重时令）

【医家简介】

蒲辅周（1888～1975），四川梓潼人。初习儒，后因经济原因而辍学，改从祖父习医，十八岁时即悬壶。后迁成都行医，并于1965年参加"同济施医药社"，施医发药济贫。长期从事中医临床、教学和科研工作，精于内、妇、儿科，尤擅治热病。伤寒、温病学说熔于一炉，经方、时方合宜而施。在几次传染病流行时，他辨证论治，独辟蹊径，救治了大量危重病人，为丰富、发展中医临床医学作出了宝贵的贡献。

相关著作：《中医对几种妇女病的治疗法》、《中医对几种传染病的辨证论治》、《蒲辅周医案》、《蒲辅周医疗经验》等。

【主要学术思想和主张】

蒲辅周一生临证近70年，积累了丰富的临床经验。对于内科疾病，他认为，内科是临床医学的基础。他治内科，在尊崇仲景学说同时，并采撷历代各家学派之长，如刘河间之寒凉，张子和之攻下，李东垣之温阳，朱丹溪之滋阴，融众长于一炉，以补仲景之未备，开后学之法门。因此他能集思广益，出奇制胜。他平素所治内科病例，大多是应邀会诊，故多疑难杂症，要取得显效殊属不易。但由于他医理精通，经验丰富和善于辨证论治，每能得心应手。

蒲辅周治疗外感热病，尤见独到。临床所见外感热病，属中医学"伤寒"、"温病"范畴。自明清温病学说形成，即有了伤寒学派与温病学派之论争。对于两者的关系，蒲辅周认为，伤寒学说开温病学说之先河，温病学说补伤寒学说之未备，应当互为充实。伤寒与温病是始异（伤寒是寒邪侵犯太阳经，温病是温邪首先犯卫），中同（寒邪入里化热，证属阳明，治以白虎、承气，温病顺传气分，治亦以白虎、承气），终异（伤寒传入三阴，治宜温补，温病入营血，灼伤津液，治宜清润）。伤寒宜以发汗解表，温病治宜透达取汗，两者均需顾及津液。

这些心得和认识，使他在温病学术上多有所建树，特别在指导治流行性乙型脑炎方面有更多贡献。

对于妇科，他以调理气血为主，以疏肝和脾为枢机，运用寒则温之，热则清之，虚则补之，瘀则消之的大法，临床取得了明显的效果。对于儿科病，蒲辅周特别强调小儿的机体特点。认为小儿属稚阴稚阳、非纯阳之体，易虚易实，易寒易热，必须认真运用四诊的诊察手段，平脉息，察指纹，望面色，审苗窍，听声音，观动作，综合分析以得出正确诊断，并注意稚阴稚阳之体不任攻伐。儿童无七情内伤证，但腠理不密，易感风寒咳嗽及急性烈性传染病，肠胃脆弱，易得伤食伤冷之症。蒲辅周诊治的儿科疾病均为危重急症，其救治之成功更体现了他在四诊方面娴熟的技术，其判断之准确，用药之精当，足堪儿科医效法。

【精选案例】

案

王某，女，15岁，1960年10月15日初诊。1周前因劳动汗出受风，继而遍身皮肤出现红色痒疹，以四肢较多，疹如花瓣状中间有白色健康皮肤，其红白皮肤界线清楚，红疹成片而高出于皮面，经某医院皮科检查为玫瑰糠疹，服西药未效，后经理疗稍见轻，但仍痒，搔后更显，无脓液等分泌物，食纳及二便正常，脉缓，舌正无苔，属血燥生风兼湿，治宜活血祛风，清热利湿，因住校煎药不便，故改汤为散。

处方：干生地黄30g 当归9g 赤芍12g 川芎9g 丹参30g 蒺藜30g 炒地肤子30g 地骨皮15g 白芷12g 羌活9g 大青叶15g 生甘草6g 制香附9g 炒枳壳9g

共研细末，每日早晚各服一小匙白开水下。患者服药后，痒疹很快消退，服药半剂左右，痒疹全部消失而愈，以后从未再复发过。

[按] 患者于劳动时，在烈日之下，汗出当风，兼受地下潮湿，风邪湿热蕴于肌肤，而成是病，所以用活络祛风，清热利湿等药，风湿两解，则血燥得平，而痊愈。因煎药不便，改汤为散，以便利患者。临床医疗，不但要辨证论治，而且对中药各种剂型的用法，必须因病人的环境不同，而灵活运用。

(录自《蒲辅周医案》)

赵 炳 南

(重湿热，调阴阳，学不泥古)

【医家简介】

参见第9页。

【主要学术思想和主张】

玫瑰糠疹是一种原因不明的红斑鳞屑性皮肤病。初起往往发生于躯干、颈部或四肢某处的较大皮疹称母斑，约一二周后，相继成批发出较小皮疹，并有不同程度的瘙痒。本病多发生于春秋季节，以中年和青年人较多。赵老认为此病乃中医六癣中之"风癣"，多因内有血热，外感风毒，内外合邪而致。血热热毒凝结，故见黄红色环形红斑，若夹湿邪则病程迁延时间较长。

治疗原则：凉血解毒，祛风止痒。

病程超过 4 周以上，一般多因夹湿而致。治宜凉血祛风，除湿止痒。

外用药：小面积的皮损可用玉树油（桉叶油等）外搽。皮损广发的可用百部酒。

【验方效方】

○ **方一** 凉血解毒，祛风止痒

鲜茅根 15g～30g　凌霄花 9g～15g　鸡冠花 9g～15g　大青叶 9g～15g　青黛 6g～9g　玫瑰花 9g～15g　粉丹皮 12g　荆芥 9g　防己 9g　防风 9g　黄连 6g　金银花 15g～30g　紫草 9g～15g

○ **方二** 凉血祛风，除湿止痒

紫丹参 15g～30g　白鲜皮 15g～30g　苦参 9g～15g　粉丹皮 9g～12g　茵陈 15g～30g　威灵仙 15g～30g　赤苓皮 9g～15g　土茯苓 15g～30g　槐花 15g～30g

【精选案例】

案 1

梅某某，男，40 岁，1972 年 10 月 26 日初诊。

主诉：皮肤起环状皮疹已 7 天。

现病史：1 周前发现躯干、两胁部起两块环形皮疹，色红，有薄鳞屑，痒感明显。2 天以后发现前胸、后背、四肢密布同样皮损。经某某医院诊为"玫瑰糠疹"。用葡萄糖酸钙静脉注射，内服马来酸氯苯那敏、维生素等药，效果不明显。遂来我院门诊。

检查：躯干、四肢皮损呈环形、椭圆形皮疹，色红浸润，表面有微薄细鳞屑，胸背部皮损长轴与肋骨平行。舌苔薄白稍腻，脉弦滑。

西医诊断：玫瑰糠疹。

中医辨证：血热外受风毒湿邪。

立法：清热凉血，解毒除湿。

方药：白茅根 30g　干生地黄 30g　大青叶 15g　粉丹皮 12g　马尾连 60g　黄芩 9g　紫丹参 15g　白鲜皮 30g　猪苓 9g　泽泻 9g　车前子包，12g

10 月 30 日，服上方 4 剂后，皮损红色明显消退，痒感减轻。于上方中加地肤子 30g，继服 5 剂。11 月 6 日，大部分皮损消退，呈现淡红色半环状皮损，中心消退，边缘稍有浸润，痒感已不明显，脉缓，苔薄白。改用养阴凉血、除湿止痒为法。

干生地黄 30g　粉丹皮 12g　白鲜皮 30g　地肤子 30g　紫丹参 30g　苦参 9g
天花粉 15g　二冬各 12g　生薏苡仁 30g　车前子包，12g　泽泻 9g　全当归 15g

11 月 13 日，上方连续服 6 剂后，皮损全部消退呈现色素沉着，临床痊愈。

案 2

贺某某，男，28 岁，1964 年 9 月 8 日初诊。

主诉：全身瘙痒起红疹已 10 多天。

现病史：10 天前发现胸背、两胁部起红色环状皮疹，瘙痒。很快发展至四肢，剧痒。曾经本单位卫生所及某某医院治疗未效。

检查：躯干、四肢近端散发红色米粒至高粱大的丘疹，两腋下及胁部有明显稍大之横列椭圆形之皮疹，边缘有菲薄鳞屑，皮疹之间可见正常皮肤。

西医诊断：玫瑰糠疹。

中医辨证：血热外受风毒。

立法：凉血疏风，清热解毒。

方药：赤白芍 12g　当归 9g　茜草根 9g　白茅根 30g　蝉蜕 6g　浮萍 3g　白鲜皮 30g　刺蒺藜 15g　金银花 15g　生枳壳 9g　生甘草 9g

外用寒水石粉 15g，炉甘石粉 15g，滑石粉 30g，冰片 1.5g，加水至 200ml 混匀外用。前方连续服用 8 剂而治愈。

案 3

范某某，女，15 岁，1972 年 2 月 22 日初诊。

主诉：胸背部及上肢起红疹，痒感明显，已半个月之久。

现病史：半个月以前自觉前胸部起一红斑，有痒感，开始如指盖大，表面有脱皮现象，未加注意。数日后，胸背部及两侧上肢突然发起类似样红色皮疹，大小不等，痒感更加明显，曾在某某医院诊为玫瑰糠疹，经治疗未效，遂来我院门诊。

检查：患者胸背部、颈部、上肢、大腿部散在大小不等的红色斑疹，疹形呈椭圆形或不规则圆形，基底颜色不一，鲜红至褐色，皮疹边缘不整齐，长轴与肋骨平行，表面附有较多的细碎糠秕状鳞屑。舌苔薄白稍腻，脉弦细滑。

西医诊断：玫瑰糠疹。

中医辨证：血热兼感热毒湿邪。

立法：凉血清热，散风止痒，佐以利湿。

方药：生地 12g　紫草 9g　茜草 9g　白茅根 15g　苦参 15g　土茯苓 15g　白鲜皮 30g　当归 6g　龙胆草 6g　泽泻 9g　薏苡仁 15g

2 月 25 日，服上方 3 剂后，自觉痒感减轻，皮损表面鳞屑见少，未再起新的皮疹。仍按上方加白术 9g，黄柏 9g，茯苓 6g，继服 3 剂。3 月 2 日复诊时，痒感已基本消失，皮疹逐渐消退，颜色转暗。按前方加减。3 月 16 日复诊时，皮疹已退尽，症状消失，临床治愈。

[按] 以上 3 例治疗大法均一致，但用药不尽相同。是在经验方药的基础上，根据病人的实际情况进行加减的。重点在于掌握本病的血热这一特点，以凉血为主。另外根据外因条件的差异，也就是区别风、湿、热毒的轻重而加减。对于湿的理解，赵老的看法是：除了一般认为渗出、糜烂、流津为湿象之外，他认为皮肤枯燥、脱屑、瘙痒也是内湿的外在表现；甚而对于皮肤干燥、肥厚增生而明显瘙痒的皮损，也是属于"顽湿聚结"。其主要根据是由于机体内部水湿不化，津液不能输布，肌肤失于营养，所以发生干燥、脱屑、瘙痒。因此，在治疗时除了凉血、清热之外，比较习惯用一些清热利湿的药物如赤苓皮、猪苓、泽泻、车前子、薏苡仁等，往往收效较好。

（以上录自《赵炳南临床经验集》）

邢子亨

（诊察入微，制方严密，用药贴切）

【医家简介】

参见第 41 页。

【主要学术思想和主张】

邢子亨认为玫瑰糠疹是血分热毒，因血分瘀热故色现紫赤，热因湿留故疹发剧痒。治以活血凉血，清热解毒之剂，活血则邪热不能潜伏，凉血清热解毒，则入于肌肉营血之热毒清除，营血无瘀故斑消痒止。常用凌霄花、芙蓉叶以消肌肤血分瘀热之斑，收到良好效果。

【精选案例】

案

池某，男，30 岁，军人，1974 年 8 月 24 日初诊。腹部、腰部，如指甲盖大小之玫瑰色斑疹密布，四肢亦散在性的出现，不高出皮肤，剧痒难忍，大便稍干，舌红苔薄黄，脉象弦大。西医诊为玫瑰糠疹。

病证分析：此属血风疮之类。血分瘀热，外感风邪，热毒凝结于肌肤，故见红斑。又兼阳明燥热，故肠燥而便干。为拟活血凉血，清热解毒，祛风止痒之剂。

方药：归尾12g　赤芍9g　金银花15g　连翘15g　凌霄花12g　芙蓉叶12g　地肤子20g　白鲜皮15g　南红花6g　丝瓜络15g　黄连6g　冬瓜子30g　生薏苡仁24g　陈皮12g　炙甘草6g

方解：归尾、赤芍、红花活血，金银花、连翘、凌霄花、芙蓉叶清热凉血解毒；地肤子、白鲜皮、丝瓜络祛风热止痒；黄连清胃泻火解毒；冬瓜子、生薏苡仁清肠润便，清利湿热；陈皮、甘草理气调中。连服3剂。

8月29日二诊：疹已渐消，痒亦减轻，疹色已不鲜红，消退之斑疹处，脱薄白屑少许，再无新起之斑。上方去黄连，加牡丹皮18g以凉血消瘀再服3剂，疹消痒止而愈。

（录自《邢子亨医案》）

朱仁康

（重温病，衷中参西）

【医家简介】

参见第43页。

【主要学术思想和主张】

朱仁康认为玫瑰糠疹是由于血热受风而成，称风热疮或称血疳。多发于春秋两季。一般认为病程经3～4周不治亦能自退，但亦有历五六个月犹不退者。瘙痒程度亦因人而殊。中医学认为剧痒者，乃风重之故，治疗原则着重凉血清热，佐以活血消风。临床证明如配合服中药，可以起缩短病程，减轻痒感，皮损较快消退等作用。

【精选案例】

案1

王某某，男，16岁，1973年8月2日初诊。

主诉：躯干、四肢出现斑疹，瘙痒2周。

现病史：2周前先于腋下发现2片斑疹，渐在前胸、后背及腹部亦出现同样小片皮损，轻度瘙痒，继之四肢出现成批小片斑疹，发痒较重，曾在附近医院医治，内服抗过敏药，外用炉甘石洗剂，未见效果。

检查：躯干、四肢可见多数类圆形或椭圆形大小不等之斑疹，附有细薄鳞屑，皮疹排列与皮肤纹理一致。

西医诊断：玫瑰糠疹。

中医辨证：风热疮之血热内蕴，外受于风。

立法：凉营清热，活血消风。

方药：生地黄30g　赤芍9g　当归9g　荆芥9g　防风9g　蝉蜕6g　桃仁9g　红花9g　白蒺藜9g　知母9g　生石膏30g　生甘草6g

4剂水煎服。

家属来诉服药4剂后即愈。

案2

毛某某，男，27岁，1976年3月1日初诊。

主诉：身上起皮癣发痒1周。

现病史：1周前发现在胸前有2片钱币状红色皮疹，稍有鳞屑，轻度痒感。2天后很快在上半身、前胸、后背密布同样皮损，瘙痒明显，晚间影响睡眠。曾在本单位医务室服马来酸氯苯那敏未见减轻，转来我院门诊。

检查：胸、腹及背密布大小不等的红色斑疹，呈椭圆形或类圆形皮疹，长轴与皮肤纹理一致，表面附有糠秕样鳞屑。舌质红，苔薄白，脉弦滑。

西医诊断：玫瑰糠疹。

中医辨证：血热内盛，外受风邪，闭塞腠理而成。

立法：凉血清热，消风止痒。

方药：生地黄30g　当归9g　赤芍9g　紫草15g　生石膏30g　荆芥9g　苦参9g　地肤子9g　蝉蜕6g　白蒺藜9g　生甘草6g

外搽九华粉洗剂。

二诊：（3月3日）药后上半身皮疹红色趋淡，蜕皮，发痒减轻；但双大腿又起少数皮疹。嘱继服前方3剂。

三诊：（3月6日）3日后胸、背皮损逐渐消退，但两大腿皮疹反加重，瘙痒甚剧。舌质红，苔薄白，脉弦细滑。仍予以前方3剂加白芷4.5g。

四诊：（3月9日）上半身皮疹已全消失，皮肤稍痒，大腿皮损未再新起，仍觉瘙痒，大便较干。前方3剂加大青叶9g。

五诊：（3月13日）药后来诊，两大腿渐见蜕皮，痒感已轻，继服前方3剂后治愈。

（以上录自《朱仁康临床经验集》）

许履和

（强调"外科实从内出"）

【医家简介】

参见第 27 页。

【主要学术思想和主张】

参见第 27 页。

【精选案例】

案

王某，男，45 岁。1962 年 5 月起，脘及右上腹疼痛，右少腹亦痛，大便 2 日 1 行，先干后溏，经检查：①十二指肠憩室；②慢性阑尾炎。最近拟作手术治疗，后因皮疹发作而中止，诊断为"玫瑰糠疹"。虽经多方治疗，未得控制，故于同年 9 月 11 日来我院特约门诊。

初诊：皮疹已起 2 周，先从胸腹开始，继而延及遍身，小者如米，大者如豆，疹色红紫，按之灼热，皮肤干燥，瘙痒异常，影响睡眠。此为"血疳"。拟内外并治之法。

内服方：紫花地丁 15g　连翘 10g　赤芍、茯苓各 10g　海桐皮 15g　豨莶草 10g　苍耳子 10g　地肤子 10g　牡丹皮 10g　生薏苡仁 15g　白鲜皮 10g　浮萍 3g　细生地黄 10g　茅根去心 15g　蝉蜕去翅足，2g

3 剂。

外洗方：苦参 60g　蛇床子 30g　金银花 30g　白芷 15g　野菊花 15g　大菖蒲 10g　地肤子 30g

用水煎洗患处，临洗冲入猪胆汁（2 个）。

二诊：皮疹原有者渐退，续发者仍多，其色红紫成片，瘙痒灼热，口中干苦，小溲黄赤，苔白质红，脉数不静，弦而有力，病势正在盛时。洗方同上，内服药改用凉血消风散加味。

荆芥、防风各 5g　鲜生地黄 18g　炒苍术 5g　胡麻仁 10g　炒牛蒡子 10g　生甘草 3g　牡丹皮 6g　当归 10g　苦参 10g　炙知母 6g　净蝉蜕 3g　生石膏 15g　木通 3g　苍耳子 10g　地肤子 10g

3 剂。

三诊：症状显著好转，皮疹逐渐消退，瘙痒已减三分之一，新发之皮疹甚少，口中干苦略减，舌红转淡。惟日来纳谷不馨，大便稀薄，小便黄少，脉数不静。内服药以原方略减其制，并加炒白术4.5g，炒谷麦芽各4.5g，当归炒用，再服3剂，洗方同前。经治后皮疹大势已退，疹色转淡，瘙痒渐定，皮肤粗糙脱屑，于3天前右乳外侧又发现核子2枚，皮色不变，痛亦不甚，推之能动。仍将原方加入橘红4.5g，橘络1.5g，海蛤粉12g，川贝母10g。6剂后皮疹全退，皮肤转润，乳房结核亦消，眠食如恒，大便正常，诸症悉愈。

[按]《医宗金鉴》说："血疳……，此证由风热闭塞腠理而成，形如紫疥，痛痒时作，血燥多热，宜服消风散。"此案即用消风散凉血祛风以治其本，更用苦参汤疏风止痒以治其标。

（录自《许履和外科医案医话集》）

顾 伯 华
（勤求古训，勇于创新）

【医家简介】

参见第30页。

【主要学术思想和主张】

参见第30页。

【精选案例】

案

胡某，女，21岁。

初诊：1974年4月15日。自诉右胸胁有一块瘙痒，初如蚕豆大小，用清凉油擦后渐扩大，以后4周也发同样的小斑片，稍小。近1周胸背、腹部、两大腿内侧均瘙痒，且有红斑脱屑，伴有便干溲赤，口干唇燥。

检查：胸背四肢遍布蚕豆到核桃大小之褐色、淡红色斑片，有细薄之糠皮样鳞屑，间杂少量抓痕、血痂。咽颊充血。苔薄黄舌红，脉细数。

风热夹肝火郁于腠理。拟散风热泻肝火。

桑叶9g　金银花9g　黄芩9g　龙胆草4.5g　细生地12g　赤芍9g　净蝉蜕3g　玄参9g　鲜芦根30g

外用：颠倒散洗剂。

二诊：4月20日。药后红斑转暗，鳞屑也少，但仍瘙痒，大便不通，目赤。苔薄，脉弦细。从前方加减。上方加胡黄连3g，生大黄9g（后下），去芦根、蝉蜕。又服 7 剂，基本痊愈。

[按] 玫瑰糠疹一般连 4~6 周可自愈，但也有 10 周以上仍反复发作者，均可用此法治疗。外用颠倒散洗剂，有凉血清热散瘀的作用，治酒糟鼻、痤疮、脂溢性皮炎有效。颠倒散洗剂的组成是硫黄、生大黄各 7.5g，石灰水 100ml，将硫黄、大黄研极细末后加入石灰水（石灰水与水搅混，待澄清后，取中间清水）100ml 混和即成。临用时摇匀后外涂。

颜 德 馨
（谙熟医理，首倡"衡法"）

【医家简介】

参见第 50 页。

【主要学术思想和主张】

参见第 50 页。

【精选案例】

案

吴某，男，16 岁。2 周前先于腋下发现 2 片斑疹，渐在前胸、后背及腹部出现同样小片皮损，轻度瘙痒，继之四肢出现呈小片状斑疹，某医院拟诊为玫瑰糠疹，服抗过敏药，外用炉甘石洗剂，治疗无效而转请颜教授诊治。

诊见：四肢、躯干有多枚类圆形或椭圆形大小不等之斑疹，色淡红，附有细薄鳞屑。此乃血虚生风，治当养血活血祛风。

方药：生地黄 30g　蝉蜕 6g　赤芍 9g　当归 9g　桃仁 9g　红花 9g　鸡血藤 9g　荆芥 9g　防风 9g　蒺藜 9g　白鲜皮 9g　知母 9g

7 剂。每日 1 剂，水煎服。

后家属告知，服药 6 剂，斑疹即消，未再复发。

[吕立言. 颜德馨教授治疗疑难皮肤病经验介绍. 新中医，2004，36（2）：12 – 13]

张 志 礼
（中西合璧，融会贯通）

【医家简介】

参见第 34 页。

【主要学术思想和主张】

张志礼认为本病多因风热之邪蕴于血分，热毒凝结，发于肌肤而致，若夹湿邪则病程迁延不愈。本病病期 1 个月左右，阳证者多，故中药以祛邪为主。治法多用清热解毒、凉血疏风佐以除湿之剂。可予白茅根、生地黄、牡丹皮、槐花、紫草、板蓝根清热凉血；金银花、连翘、牛蒡子、锦灯笼、大青叶解毒清热利咽；白鲜皮、苦参、地肤子散风止痒；车前子、车前草、泽泻、土茯苓、薏苡仁清利湿热。热盛者可加大黄；心烦口渴明显者可加生玳瑁、羚羊角粉；疹痒明显者可加刺蒺藜、苦参；病程迁延者加丹参、鸡血藤、首乌藤。外治以安抚止痒、消炎祛斑为宜，可用炉甘石洗剂、雄黄洗剂外用。过度洗浴和搔抓可加重病情，延长病程，故应嘱患者少活动、少洗浴，注意防护，避免搔抓。

【验方效方】

○ **清热解毒利湿，凉血疏风止痒**

龙胆草 10g　金银花 30g　白茅根 30g　牡丹皮 15g　生地黄 30g　连翘 15g　板蓝根 30g　大青叶 30g　薏苡仁 30g　车前子、车前草各 15g　白鲜皮 30g　苦参 15g

【精选案例】

案 1

曾某，男，29 岁，1989 年 10 月 31 日初诊。

现病史：患者 1 个月前酒后受凉，头痛鼻阻，咽喉肿痛，全身违和，休息数日后渐愈。半月前自觉下腹部起一红斑，稍痒，表面轻度脱屑，未加注意。数日前胸背部及双上肢、大腿突发类似红色皮疹，大小不多，痒甚。曾在某医院诊为"汗斑"，给外用药水（名不详）并嘱多洗澡。用药后病情反而加重，痒重影响睡眠，心烦急，口渴，大便干燥，小便微黄。

查体：胸背、颈项、上臂、大腿处散在大小不等的暗红色斑疹，呈椭圆形，长轴与皮肤纹理平行，边缘部有细碎糠秕状鳞屑。右下腹有一拇指指甲大小斑疹，色暗呈淡褐色，余疹较小。舌质红，苔白，脉弦滑微数。

西医诊断：玫瑰糠疹。

中医辨证：风热之邪，蕴于血分。

治法：清热凉血，散风止痒。

方药：龙胆草 10g　黄芪 15g　干生地黄 30g　牡丹皮 15g　白茅根 30g　板蓝根 30g　紫草 15g　槐花 30g　车前子、车前草各 15g　泽泻 15g　白鲜皮 30g　苦参 15g　地肤子 15g　土茯苓 30g　生石膏 30g，先煎

外用炉甘石洗剂，嘱少洗澡，忌搔抓。

二诊：服上方 7 剂，心烦瘙痒明显减轻，皮疹变暗，鳞屑减少。再服 7 剂，痒感消失，皮疹逐渐消退，大小便通利。于前方去生石膏、槐花、车前草，加生白术 10g，生薏苡仁 30g，赤苓皮 15g，继服 7 剂，皮疹全消，症状消失，临床治愈。

案 2

袁某，女，14 岁，1988 年 2 月 28 日初诊。

现病史：患者近半年每遇受凉后咽喉肿痛，发热畏寒，全身不适，入冬后已多次发病。服感冒药可缓解。1 周前发现胸部起片状红斑，有少许脱屑，瘙痒，皮损渐增多。在外院诊为玫瑰糠疹，给静脉滴注葡萄糖酸钙，内服马来酸氯苯那敏、维生素 C 等未能控制，皮损继续增多。

查体：躯干及四肢近端散布椭圆形红斑，边缘有细碎糠状脱屑，胸背部皮损横向排列，长轴与皮肤纹理平行。咽充血，扁桃体 II° 肿大。舌质红、苔微黄，脉滑数。

西医诊断：玫瑰糠疹。

中医辨证：风热之邪，蕴于血分。

治法：清热解毒，凉血疏风。

方药：金银花 30g　连翘 15g　牛蒡子 10g　锦灯笼 10g　大青叶 30g　板蓝根 30g　山豆根 6g　焦栀子 10g　干生地黄 15g　牡丹皮 10g　生薏苡仁 30g　六一散 30g　外用炉甘石洗剂。

二诊：服上方 7 剂，皮疹变淡，痒减轻，咽扁桃体红肿充血明显消退。于前方去牛蒡子、山豆根，金银花减为 15g，加白鲜皮 15g，苦参 10g。

继服 7 剂后，皮疹大部消退，瘙痒减轻，舌淡苔白，脉缓。继服 7 剂，皮疹全消，临床治愈。

（以上录自《张志礼皮肤病临床经验辑要》、《张志礼皮肤病医案选萃》）

第五章 湿 疹

费 伯 雄
（主张"和治"、"缓治"）

【医家简介】

参见第 4 页。

【主要学术思想和主张】

参见第 4 页。

【精选案例】

案

某。风湿热兼浸两耳，疮痍破津，延蔓全身，更发垒。宜清热消风。

荆芥穗一钱　淡黄芩一钱　六一散包，三钱　牛蒡子炒，三钱　生首乌切，四钱

赤苓二钱　净蝉蜕一钱　嫩苦参一钱　牡丹皮二钱　赤芍一钱　青防风一钱　桑叶十张

（录自《费伯雄医案》）

陈 莲 舫
（擅述医理，治法圆机，用药轻灵）

【医家简介】

参见第 5 页。

【主要学术思想和主张】

参见第 5 页。

【精选案例】

案 1

钱左，46 岁。四弯风肢酸发痒，脉见细弦，肺脾为患。

制豨莶草　元生地黄　白鲜皮　焦薏苡仁　焦茅术　焦山栀　地肤子　绿豆衣　净苦参　南花粉　梧桐花　生甘草　丝瓜络

案2

徐右，36岁。四弯风挛至不仁，脉见细弦，属气痹营伤，拟药酒方。

元生地草　虎胫骨（狗骨代）　炒杜仲　宣木瓜　炒当归　川桂枝　龟板炒淮牛膝　海风藤　生白芍　蕲蛇　炒川断　生西芪　丝瓜络

上药1剂浸酒1000ml，烧陈各半，7日可服，每日2杯，忌以咸食过口。

案3

唐右，22岁。产后营亏生风，风邪挟湿走窜经隧，两足酸软，膝盖肿势虽退，仍伸而难屈，两手亦为发麻，将成四弯风，脉见细弦。治以疏和。

香独活　生白术　炙虎胫（狗骨代）　五加皮　桑寄生　炒当归　龟板宣木瓜　梧桐花　炒淮牛膝　海风藤　炒杜仲　丝瓜络

（以上录自《陈莲舫医案》）

丁甘仁

（倡教育，精辨证，因证处方）

【医家简介】

参见第6页。

【主要学术思想和主张】

参见第6页。

【精选案例】

案1

徐左，湿瘰发于遍体，浸淫作痒，延今已久。血虚生热生风，脾弱生湿，风湿热蕴蒸于脾肺两经也。姑拟清营祛风，而化湿热。

净蝉蜕八分　小生地四钱　粉丹皮一钱五分　肥玉竹三钱　茯苓皮三钱　通草八分　六一散包，三钱　苦参片一钱五分　绿豆衣三钱

外用皮脂散，麻油调敷。

（以上录自《丁甘仁医案》）

案2

王小，湿毒胎火，蕴袭脾肺两经，遍体湿疮，浸淫痒痛，头颅尤甚，身热咳嗽，入夜惊悸，虑其增剧，宜清化消毒。

西牛黄一分　胡黄连五分　甘中黄五分

共研末。和透，每服一分，白糖调下。

（以上录自《丁甘仁医案续编》）

蒲辅周

（精通医理，注重时令）

【医家简介】

参见第 75 页。

【主要学术思想和主张】

参见第 75 页。

【精选案例】

案 1

邓某某，女，78 岁，1959 年 6 月 17 日初诊。一二年来常起皮肤湿疹，近 3 个月更甚，以四肢较多，开始散在全身，以后逐成片状增多，发痒，搔破后流黄水，无发热，饮食尚佳，睡眠不实，大小便正常，脉沉弦细数，舌质正常，中心白黄苔腻，属脾湿化热，兼血燥生风，治宜养血清热，祛风除湿。

处方：归尾 4.5g　赤芍 6g　干生地黄 9g　川芎 4.5g　牡丹皮 6g　何首乌 9g　胡麻仁 15g，微炒　白蒺藜 9g　黄柏 6g　苦参 6g　蝉蜕 3g　蛇蜕 3g，微煅为末冲服　红茶 3g

服 10 剂，每天 1 剂。

27 日二诊：服药后湿疹见退，痒亦减，食欲佳，睡眠尚差，大小便正常，脉象转缓，舌苔见退，原方加丹参 6g，续服 10 剂。

9 月 10 日三诊：疹渐消，痒亦大减，但较前已显著减轻，食欲正常，睡眠尚佳，大小便正常，脉缓，舌质正常无苔，仍本前法加地榆 9g，牛膝 6g，再服 5 剂。

[按] 本例湿疹，以四肢较多，四肢为诸阳之本，脾主四末并主肌肉，其病因由脾弱生湿，湿聚生热，热盛生风，风湿搏结，发于皮肤，四肢尤甚，所以用养血、清热、祛风、除湿等法，连服 20 余剂，而痒疹基本消失。

案 2

赵某某，男，50 岁，干部，1960 年 11 月 8 日初诊。自 1947 年开始，下肢皮肤起湿疹，痒甚，每年秋后要发作 1 次，经各种治疗未能根除，后来每次发作逐渐向上蔓延，目前颈部亦起湿疹，其形似癣，成片，痒甚，搔后皮肤破溃流黄水，食欲及小便正常，大便经常干燥，平时喜饮酒、嗜厚味，脉缓，左关微弦，舌质正常，苔薄白微腻，由湿热兼风，蕴藏皮下，久则化燥，皮溃风乘，证属风湿，治宜祛风除湿，从阳明太阴为主。

处方：升麻15g　粉葛根15g　赤芍15g　生甘草9g　白芷12g　羌活9g　藁本9g　苦参30g　白蒺藜15g　白附子15g　姜制天麻15g　胡麻仁30g　僵蚕15g　蝉蜕15g　全蝎9g　蛇蜕15g，微煅存性

共为细末，每次饭后服6g，白开水送下。

同月18日二诊：服药后颈部痒疹较轻，但下肢仍痒，以下肢内侧及腹部为显，背部及下肢外侧少见而痒亦轻，食欲、二便正常，脉如前，舌正无苔，原方加减，改散为汤。

处方：赤芍6g　独活6g　归尾4.5g　白芷4.5g　甘草6g　牡丹皮6g　红花4.5g　地龙6g　藁本6g　苦参9g　蒺藜9g　天麻6g　胡麻仁9g　僵蚕6g　全蝎3g　蛇蜕6g，焙脆研末研末另包冲服

服6剂。

26日三诊：药后疹痒俱减，食欲、睡眠、二便均正常，脉舌同上，原方化裁。

处方：当归尾6g　赤芍6g　细生地12g　川芎6g　苦参12g　胡麻仁15g　蒺藜12g　牡丹皮9g　黄柏6g　甘草6g　土茯苓30g　蒲公英30g　蝉蜕6g　蛇蜕3g，焙脆研末另包冲服

3剂。

30日四诊：症状又再减，脉舌无变化，原方再服2剂。另用地肤子30g，黄柏30g，苦参30g，荆芥30g，枯白矾30g，川花椒15g，共为粗末，分为4包，每次1包，熬水加葱2根温洗。

12月2日五诊：药后病势续减，脉舌无变化，再进汤药3剂后，改服丸药以善其后，原方5倍量共为细末，炼蜜为丸，每丸9g重，每日早晚各服1丸。

1961年1月10六诊：皮疹已基本消失，偶有微痒，食欲、睡眠、二便均正常，脉和缓，舌正无苔，前方加白附子30g，羌独活各30g，仍为丸剂，继续服用，以后疹消而愈，至今将近3年未发过。

[按] 患者素喜饮酒，并嗜厚味，多年来湿重而下肢常起湿疹，每年秋后发作，历时已久，由下肢渐向周身蔓延，浸淫作痒。乃脾弱生湿，血燥生热，皮肤搔破，风邪乘之，风湿热蕴蓄于皮肤，治以阳明、太阴为主者，因阳明、太阴同主肌肉，用清热祛风化湿之品，使邪有外出之路，由于病久毒

深，所以内服及外洗药并施，治疗2个月有余，而病始瘥。本症虽无生命之危，但迁延日久，溃烂过甚，可以成为浸淫疮，若内陷则更伤脏腑，或并发其他疾病，治之更难。

（以上录自《蒲辅周医案》）

顾筱岩

（重视脾胃，药食结合）

【医家简介】

参见第8页。

【主要学术思想和主张】

顾筱岩认为湿疹由风湿热蕴阻肌肤而成，每见红斑、丘疹、水疱、渗出、糜烂、剧烈瘙痒、反复发作。病虽形之于外，而实根于内，内湿蕴久化热，湿热互结是病之本。面部和手部是湿疹的好发部位，由于面部和手都是人体的外露部分，容易感受外界刺激，如香皂、洗发水、雪花膏等皆可刺激而引起发病。头面、上肢湿疹的治疗，以散风、清热、利湿为主，但又当细辨其风多、热多、湿多而分别施治。

【精选案例】

案1

奶奶，6月初3日。风热挟湿流入血分，遍体赤瘰，奇痒不堪，纳果无味，法当清热渗湿。

荆芥3g　白蔻壳1.8g　晚蚕砂9g，包　小川连0.9g　橘白3g　豨莶草9g　湖丹皮4.5g　生熟薏苡仁各6g　白鲜皮9g　带皮苓9g　川朴花3g

案2

朱大兄，9月初10日。肚角胀痛已退，湿热未清，流入营分，遍发赤瘰，奇痒不堪，再以清理化湿。

带皮苓9g　新会陈皮4.5g　炒蒺藜9g　生熟薏苡仁各6g　制半夏4.5g　白鲜皮9g　川朴花3g　蝉蜕2.4g　豨莶草9g　丝瓜络9g

［**按**］本组病案"赤瘰"与后案"湿瘰"，均指谓湿疹（一说湿瘰为瘰之生于项后者，与此义异）。

案1云：风热挟湿流入血分，遍体赤瘰，伴有纳呆无味。湿热之邪蕴于肌肤则发赤瘰；湿邪困阻脾胃，运化失司，则纳呆无味。《素问·至真要大论》云：

"诸痛痒疮，皆属于心。"《金匮要略》云："浸淫疮，黄连粉主之。"盖黄连苦寒，有泻心火、清热燥湿之功。先生在皮肤病案例中，时常选用黄连。如赤瘰发于下肢者，以黄柏代之；发于头面为主者则用黄芩；遍发赤瘰而伴腑失通降者，又以大黄相配伍。又方中牡丹皮功能凉血清热，晚蚕砂、荆芥、豨莶草、白鲜皮有祛风胜湿之妙；橘白、蔻壳、川朴花燥湿健脾；带皮苓、薏苡仁淡渗利湿。案2起于肚角胀痛之后，湿热之邪流入营分，致发赤瘰。方取炒蒺藜、蝉蜕、白鲜皮、豨莶草祛风胜湿，新会陈皮、川朴花、制半夏燥湿化湿，带皮苓、薏苡仁淡渗利湿，丝瓜络清热通络。湿化热清，赤瘰自退，瘙痒自止。

案3

小姐，6月初6日。面部两手湿瘰较减，滋水亦少，再以清利。

金银花9g　煅石决明9g，先煎　赤苓9g　大连翘9g　白鲜皮4.5g　车前子9g，包炒赤芍4.5g　湖丹皮4.5g　生甘草1.2g　鲜荷叶1方　白蒺藜9g

[**按**] 此案湿瘰发于面部、两手，滋水浸淫，是湿、热之邪偏重，面部湿瘰多发眉、睑，从清肝热论治，选用石决明、白蒺藜既可清热，又能熄风。湿热流入营血，则肤起赤瘰，故取赤芍、牡丹皮凉血和营；瘰赤属热，故用金银花、连翘清之；滋水浸淫，故用赤苓、车前利水渗湿。暑月用荷叶升清降浊，以其轻清芳香之气，清暑热而利湿。此先生法则天地之心悟。

案4

陈，6月初6。肝火湿热流入血分，项间两手遍发细瘰，奇痒不堪，法当清热化湿。

忍冬藤9g　生薏苡仁9g　白鲜皮9g　大连翘9g　带皮苓9g　白池菊4.5g　湖丹皮4.5g　炒蒺藜9g　稽豆衣4.5g　丝瓜络9g

[**按**] 此案即谓肝火湿热入于血分，项间、二手发细瘰，奇痒不堪。当重在清肝热，利水湿。取池菊、蒺藜、稽豆衣为清肝、熄风之治；用连翘、牡丹皮清血热；忍冬藤、丝瓜络能清热通络；生薏苡仁、带皮苓淡渗利湿。

赵 炳 南

（重湿热，调阴阳，学不泥古）

【医家简介】

参见第9页。

【主要学术思想和主张】

赵炳南认为本病虽形于外而实发于内，多因饮食伤脾，外受湿热之邪而致，内在湿热与湿热外邪相搏结是本病实质。若与风邪兼夹则游行善变、瘙痒明显，弥散泛发；若湿热从火化则皮损焮赤津水。又因湿为重浊有质之邪，湿性黏腻故缠绵不愈，经常复发。

对于湿疹的辨证施治，他将成人湿疹分为热盛型和湿盛型两大类。对于湿疹的中医治疗，赵炳南重视标本与内外兼治的整体与局部相结合的治则，既重视湿热表现，又重视脾失运健的根本原因。在治法上，先治其标，待湿热消退之后，则理脾助运以治其本。所以理脾化湿是治疗本病的根本。

（北京中医医院. 赵炳南临床经验集. 人民卫生出版社，2006）

【验方效方】

○ 方一 清热利湿法，佐以凉血

龙胆草6g 黄芩9g 黄连6g 泽泻9g 栀子6g 生地黄15g 车前草15g 木通3g 连翘9g 槐花9g 生甘草3g

○ 方二 健脾利湿法，佐以清热

厚朴9g 陈皮6g 泽泻9g 黄柏9g 茯苓9g 猪苓9g 枳壳9g 薏苡仁9g 白术9g 车前子9g

○ 方三 全虫方熄风止痒，除湿解毒

全蝎6g 猪牙皂角6g 皂刺12g 黄柏9g 枳壳9g 苦参6g 白鲜皮15g 威灵仙12g 生槐花15g

【精选案例】

案1

徐某某，男，30岁，1971年4月12日初诊。

主诉：身上起红疙瘩，瘙痒流水已半个多月。

现病史：半个月前腹部出现红色疙瘩，瘙痒，晚间尤甚，搔后皮疹增大，流黄水，局部皮肤大片发红，逐渐延及腰部、躯干等处，诊断为急性湿疹。曾服"苯海拉明"，静脉注射"溴化钙"，用醋洗，均未见效。大便干，小便黄，口渴思饮。

检查：胸、背部皮肤轻度潮红，有散在红色小丘疹，自米粒大至高粱米粒大，下腹部及腰部呈大片集簇性排列，并掺杂有小水疱，部分丘疹顶部抓破，有少量渗出液及结痂，臀部也有类似皮疹。脉沉细稍数。脉舌苔薄白，舌质正常。

西医诊断：急性湿疹。

中医辨证：湿热蕴久化热，发为急性湿疹，热重于湿。

立法：清热凉血利湿。

方药：龙胆草9g　黄芩9g　栀子9g　生地黄30g　赤芍15g　茵陈15g　紫草根12g　地肤子15g　茅根15g　生甘草6g

上方服21剂后，皮疹逐渐消退，疹色变淡，腹部、股内侧偶尔出现红色小丘疹，兼见有风团样损害。按前法以养血凉肝之剂。

龙胆草9g　黄芩9g　生地黄30g　赤芍15g　当归12g　茵陈15g　女贞子30g　墨旱莲12g　刺蒺藜15g　生甘草6g

上方继服15剂，皮损消失，临床治愈。

案2

郭某某，女，48岁，1972年1月18日初诊。

主诉：皮肤刺痒起疙瘩已2、3年，近2个多月加重。

现病史：自幼皮肤易起红丘疹，痒，搔抓后流水，每于冬季加重，近2个多月来加重。

检查：颜面前额、鼻尖鼻翼两侧皮肤潮红，表面粗糙落屑，有抓痕血痂，颊部皮肤有脓疱样损害，躯干、四肢均有散发红斑，鳞屑样损害。双腘窝有局限性皮肤肥厚。弦滑数。舌苔白腻。

西医诊断：慢性湿疹急性发作。

中医辨证：内蕴湿热，兼感外邪化热，热重于湿。

立法：清热除湿，解毒止痒。

方药：龙胆草6g　栀子4.5g　黄芩9g　金银花9g　川连4.5g　鲜茅根15g　生地黄15g　泽泻6g　车前草9g　白鲜皮12g

羚羊角粉0.6g，分4次冲服，每日2次。外用龙胆草擦剂。

1月24日，前药连用5剂以后，皮损色红渐退，脓疱变干，糜烂面平复，痒轻。脉弦滑，苔薄白。按前方加减。

龙胆草6g　栀子4.5g　黄芩6g　淡竹叶6g　焦麦芽9g　生地黄15g　泽泻6g　车前草9g　白鲜皮12g　苦参4.5g

羚羊角粉0.6g，分6次冲服，每日2次。

1月27日，服前方3剂后，大部分皮损潮红退，渗出止，糜烂面已平复，痒减轻已能安静睡眠。前方去羚羊角粉继服，外用普连软膏，外扑珍珠散、龟板散。2月4日，药后皮损大部分光滑，痒已不明显，内服除湿丸，每次3g，日1次；八珍丸每次半丸至1丸，每日1次。2月12日，皮损已光滑不痒，临床治愈。

案 3

付某某，男，28 岁，1965 年 9 月 2 日初诊。

主诉：全身起红疙瘩及水疱，流水瘙痒已 10 多天。

现病史：10 多天前，周身发生丘疹水疱，瘙痒流水，近几天加重，水疱抓破后出现糜烂面，流黄水较多，口渴，大便干，小便赤少，曾在门诊部诊断为急性湿疹，经治疗未效转来我院。

检查：颜面、颈部、四肢、躯干散在针尖至米粒大的红色丘疹及水疱，部分皮损融合成片，出现糜烂，表面渗出液较多。体温 37.7℃。右脉洪大，左脉弦滑。舌苔白，舌尖红。

西医诊断：泛发性急性湿疹。

中医辨证：蕴湿郁久化热，湿热并重。

立法：清热利湿。

方药：龙胆草 9g 黄芩 9g 黄柏 12g 泽泻 9g 茵陈 9g 车前子 12g 生栀子 9g 干生地 30g 紫花地丁 15g 淡竹叶 15g 大青叶 15g

外用鲜马齿苋煎水湿敷，后用祛湿散、甘草油调上。

服上方 6 剂后，皮损逐渐好转，在治疗过程合并疖肿，加重清热解毒之剂，共服 26 剂，临床治愈。

案 4

张某某，男，46 岁，1971 年 4 月 7 日初诊。

主诉：腿部瘙痒、糜烂流水已 2 周。

现病史：2 周来小腿湿疹又发作，日渐加剧，痒甚，搔破流水。近日来皮损泛发全身，纳食不香，喜冷饮，烦躁，大便干，小便黄，因痒甚夜间不能入睡。

检查：胸背及四肢皮肤潮红，在潮红的基底上有集簇或散发粟米大之红色丘疹，间有水疱，部分皮损呈现糜烂，渗出液较多，双下肢部分糜烂面有脓性分泌物。右小腿外侧皮损呈暗紫红色，肿胀，表面有轻度白色鳞屑。部分区域有搔痕皲裂。脉弦数。舌苔薄白中黄，舌质淡，舌尖红。

西医诊断：亚急性湿疹。

中医辨证：湿热内蕴兼感毒邪化热，热重于湿。

立法：清热解毒，利湿止痒。

方药：龙胆草 15g 黄芩 15g 大青叶 15g 干生地 15g 苦参 15g 防己 9g 车前草 30g

外用：马齿苋 90g，黄柏 60g，龙胆草 30g，煎水湿敷，每日 4 次，每次半小时。后用祛湿药油。

4月10日服前方3剂后，痒感已缓解，大部分皮损渗出已停止，糜烂平复，红斑及丘疹色转淡，未见新生之皮疹。纳食已增，大便已通畅，小便正常。再以前方去龙胆草加茵陈30g，泽泻15g，局部湿敷后，外敷普连膏。4月13日服前方3剂后，痒感已止，右下肢小腿外侧之皮损稍痒，仍有少许渗出液及结痂，红斑及皮疹大部分已退。投以除湿丸、连翘败毒丸内服。外用2.5%～5%黑豆油软膏。4月20日复查时，除右下肢小腿之原发皮损稍痒外，其他各部之皮损已恢复正常，临床基本治愈。

[按] 以上4例，按西医诊断是包括急性湿疹、亚急性湿疹及慢性湿疹急性发作三个典型。但根据其临床特点，则共同存在大便干、小便赤、口渴、皮肤潮红等症状。赵老医生根据这些特点，从整体出发，证属湿热，体内蕴湿为其本，郁久化热为其标。在治疗上则本着"急则治其标，缓则治其本"、"治病必求其本"的原则，以大剂清热凉血药龙胆草、黄芩、栀子、黄柏、川连、茅根、生地黄、大青叶等急治其标，同时又以车前子、车前草、泽泻、茵陈、苦参等清热利湿，以达釜底抽薪、标本兼治，因此取得了较满意的效果。通过临床体会，对于一般急性热性，热重于湿的皮肤疾病采用此法治疗，很有疗效。

在外用药方面，对于热重于湿，皮损渗出糜烂者，多用马齿苋、黄柏、龙胆草等药煎水冷湿敷，敷后再以甘草油调药粉外敷，以达收敛止痒促进上皮新生之效。这是治疗一般急性皮肤病的外用药规律。

案6

侯某某，女，21岁，1968年9月18日初诊。

主诉：四肢皮肤起红疙瘩，流水瘙痒已3年。

现病史：3年前四肢皮肤起红色皮疹，痒，搔抓后流水结痂，以后逐渐加重，经多次治疗未愈。近日来皮疹急性发作融合成片，糜烂渗水，瘙痒不已。大便不干，小便清长。

检查：四肢伸侧散发指盖至铜元大的斑块状浸润性皮肤损害，边界清楚，表面轻度糜烂，微量渗出液，部分皮损附着菲薄之灰白色鳞屑。脉沉缓，舌白舌质淡。

西医诊断：慢性湿疹急性发作。

中医辨证：内有蕴湿复感风邪，风湿相搏发为湿疹，湿重于热。

立法：利湿散风，清热止痒。

方药：茯苓10g　猪苓15g　泽泻10g　陈皮6g　生薏苡仁30g　生黄柏6g　生枳壳6g　全蝎10g　滑石块30g　车前草30g

外用用5%～10%黑豆油软膏。

前方连服 6 剂，糜烂面平复，渗出止，痒轻，残留肥厚皮损，又连续服药 21 剂，基本治愈。

案 6

王某某，女，33 岁。

主诉：全身起皮疹时轻时重已 10 余年。

现病史：患者于 10 年前开始皮肤作痒，搔后起红色粟状疹，并有渗出液。开始系妊娠期发病，约 6 年后，发病与妊娠无关，1966～1968 年期间冬发夏退，以后又与季节无关，时轻时重终年皮疹不退。虽经多方中西医药治疗，效果均不理想。有时可一时性好转，但停药后又复发，大便不干，小便清长。

检查：头部颜面前额两眉之间、鼻背、鼻翼、鼻唇沟等部皮肤呈红斑损害，轻度浸润，表面有少量糠秕状鳞屑，其中掺杂可见小的抓痕血痂。左腋下、双乳下均有红斑浸润性损害，表面稍湿润，大阴唇皮肤肥厚呈暗红色。双腘窝有局限性红斑，表面有搔痕血痂，大腿外侧亦有散在抓痕血痂。滑细。舌苔薄白，舌体胖。

西医诊断：脂溢性湿疹。

中医辨证：素有蕴湿，湿久化热，湿热发于肌肤。久病耗伤阴血，疾病缠绵不去。

立法：利湿清热，兼以凉血养血之剂。

方药：龙胆草 10g　黄芩 10g　茵陈 15g　柴胡 6g　地肤子 15g　泽泻 12g　生甘草 6g　生地黄 30g　当归 12g　赤白芍各 10g　何首乌 15g　紫草根 15g

外用 55% 糠焦油糊膏，强地松软膏，15% 氧化锌软膏，甘草油。

上方服 20 剂后，腋下、乳房下方、腘窝等处皮疹已退，但局部仍有痒感，前额发际皮疹亦退，毛发干燥，痒，搔破流水少许，面部中央皮肤稍粗，轻度落屑。再继以养血兼除湿热之剂。

生磁石 30g　生龙骨 15g　生牡蛎 15g　生地黄 30g　当归 15g　枣仁 15g　赤白芍各 18g　川芎 9g　柴胡 9g　茵陈 15g　胆草 9g　地肤子 15g　生甘草 6g

外用药同前。共服 30 剂治愈。

[**按**] 本例发病 10 余年，反复缠绵不断，皮损红斑浸润、湿润、落屑、瘙痒诸症掺杂存在，表明系蕴湿化热之象。但究其病史已久，而且脉细数而滑，舌体胖而苔白，说明系久病耗伤阴血而致阴虚血热，血虚肌肤不养之象。故前期清热利湿，后期凉血养血，收到较好的效果。治疗后期病邪已衰，正气亦虚，复以养血安神为主，兼除湿热之余邪而获痊愈。

案 7

刘某某，女，16 岁，学生，1970 年 4 月 29 日初诊。

主诉：口部肿痒，流水已1年多。

现病史：3年来口周围皮肤痒肿脱皮、流水，反复发作，近3天，口周围经常流水浸润，非常痛苦。严重时嘴活动受限，吃饭、说话均感不便，曾经多次治疗，效果不佳，并日渐发展，自觉口干舌燥，纳食不香，易急躁，便干，溲黄。

检查：口唇周围皮肤呈淡红色，表面有米粒大的丘疹群集，其间掺杂有大小不等的小水疱，部分已破溃，呈现大片糜烂面，有明显之浆液渗出。滑数。舌苔白中黄，舌质红，胖大有齿痕。

西医诊断：口围湿疹。

中医辨证：素有蕴湿，久而化热，湿热并重。

立法：清热除湿。

方药：生玳瑁6g　龙胆草9g　生白术15g　生薏苡仁15g　车前草10g　生枳壳10g　川连4.5g　杭菊花10g　滑石块30g

外用甘草油外擦。

10月22日服上方5剂后，糜烂平复，痂皮大部脱落，皮疹逐渐消退，未见新生皮疹，饮食渐增，二便正常，苔退舌质淡，舌体齿痕已不明显，脉现滑缓。上方去生玳瑁、龙胆草、川连加茵陈、白鲜皮。10月25日进3剂，诸症已除。停服汤药改服除湿丸，以巩固疗效。

[按] 此例患口周围湿疹已3年，反复发作不愈，结合初诊所见，口干舌燥，纳食不香，易急躁，便干、溲黄，苔黄质红，舌体胖兼具齿痕，脉滑数，系脾胃湿热郁久化热，湿热并重之症。急投生玳瑁、龙胆草、菊花以清热凉血；再以黄连清湿热除心烦，泻火解毒；兼用生薏苡仁既能除湿又能清热。生枳壳与生白术同用健脾除湿，治脾虚不能运化水湿；配用滑石性寒而滑，寒能清热，滑能利窍，除膀胱之热结而通利水道。故本方具有清湿热除烦，健脾除湿兼通二便之作用。进药5剂后，效果满意，局部之糜烂面已愈，渗出液止，疹退痒止，全身症状亦减。症已见效，后期热象渐消退，故减去生玳瑁、龙胆草、川连，加茵陈、白鲜皮以增强祛湿之力。又服3剂后，局部与全身诸症均除，临床痊愈。

案8

张某某，男，47岁，1971年3月23日初诊。

主诉：全身泛发暗红色丘疹，剧痒6年。

现病史：6年前开始全身泛发暗红色丘疹，瘙痒明显，有时有渗出液，经常反复发作，缠绵不愈。1969～1970年发作较为严重，曾在某医院住院治疗，使用激素类药物40多天，仍未能控制。出院后，皮疹仍未消退，采用多种疗法不效，瘙痒严重，昼夜不能安静，全身痛疲乏力，纳食不香，遂来我院门诊。

检查：全身泛发暗红色丘疹，除面部外，全身皮肤粗糙，角化皮纹理增粗，肥厚，有色素沉着，呈深褐色，散在明显的抓痕血痂。脉弦滑，舌苔白腻，舌质红。

西医诊断：慢性泛发性湿疹。

中医辨证：湿毒内蕴，发于肌肤。

立法：除湿润肤，解毒止痒。

方药：全蝎10g 白鲜皮45g 地肤子30g 川槿皮10g 干生地30g 威灵仙15g 槐花30g 苍耳子9g 苦参45g 陈皮6g

外用龙胆草90g，豨莶草30g，川椒9g，水煎外洗。

4月3日，用药3剂后痒稍有缓解，其余未见好转，改用清热除湿法，龙胆泻肝汤加减。

龙胆草15g 川大黄12g 黄柏12g 黄芩12g 川槿皮30g 生白术15g 赤苓皮15g 白鲜皮60g 干生地30g 生槐花30g 苍耳子9g

外用大枫子油2瓶，如意金黄散4袋，外扑。5月5日前药服10余剂，变化不大，改用秦艽丸方加减。

乌梢蛇9g 秦艽15g 防风9g 黄芪15g 苦参15g 漏芦9g 黄连6g 白鲜皮30g 威灵仙30g

连续服用20余剂，明显好转，皮损面变薄软化，瘙痒基本消失。以后改用秦艽丸服半月余，6月中旬复诊时，全身皮肤已恢复正常，痒止，近期临床治愈。

[按] 本例为顽固的慢性泛发性湿疹，曾3次改变治疗方案，最后用秦艽丸方加减而治愈。本病因风湿蕴毒入于血分，浸淫日久，正气见衰，所以用除湿润肤、解毒止痒，虽症状稍有缓解，但仍未中病。后据皮肤粗糙变厚，且有明显抓痕血痂，舌质红，脉象弦滑等，证属湿热久郁，蕴毒入于血分，改用散风止痒、清血解毒的秦艽丸方加减，收到较好效果。

（以上录自《赵炳南临床经验集》）

赵心波

（重视望诊，善用鲜药）

【医家简介】

赵心波（1902～1979），名宗德，北京市人。1918年考入京兆医学讲习所，受到张愚如等指导。毕业后师从清末名医王旭初、针灸名医刘睿瞻学。1925～1954 年，在北京西城区挂牌行医，精通各科，后专攻儿科。1958 年，调中医研究院西苑医院儿科工作。曾任中国中医研究院西苑医院儿科主任、中医研究院学术委员、中华医学会儿科分会理事、北京中医学会理事等。

相关著作：《中医儿科概论》、《赵心波儿科临床经验选编》、《赵心波医案》等。

【主要学术思想和主张】

赵心波潜心研究古今儿科治疗经验，在此基础上形成了自己的诊疗特色。对癫、狂、惊风、痿证等，有独到的见解。又擅治小儿麻疹合肺炎、病毒性脑炎、痢疾、猩红热、白喉诸病。赵氏身为中医，尊重西医，主张中西结合，取长补短。他赞同中医辨证与西医辨病相结合的形式。这样在辨病的基础上进行辨证论治，不仅着眼于消除症状，还要从根本上把病治好。他认为任何疾病的发生发展都有一个主要矛盾，都有其发生、发展、演变的规律。例如，小儿肺炎"热毒盛"和"气阴伤"是正邪斗争的两个方面。在热盛气阴不衰的情况下，可以重用清热解毒；在热盛气阴已伤的情况下，应清热解毒、益气养阴并用；在热盛气阴将竭的情况下，应首先补气回阳，待病情稳定后再清热解毒。有一分热邪就清解一分，使之不留后患；如果热退正虚，则主要以扶正养阴为主。这是肺炎辨治的基本原则。

他认为，在儿科疾病的治疗调护方面，要抓一个"准"字。张景岳曾言："小儿之病非外感风寒，则内伤饮食，以至惊风、吐泻及寒热疳痫之类，不过数种。且其脏气清灵，随拨随应，但能确得其本而撮取之，则一药可愈。"对此，赵心波极为赞许。他常言："儿科症难在辨因，只要病因明确，治易也。"他认为儿科疾病火热居多，一因外感温（瘟）毒机会多；二因内伤饮食机会多，导致积滞生热。在治法上他推崇丹溪的滋阴降火和东垣的升阳散火。对于温（瘟）毒，他按"卫气营血"和"三焦"辨证论治。但他不同意卫、气、营、血或上、中、下三焦僵化式的传变规律，认为儿科温病重在热毒，往往是表里俱热，上下同病，或神昏或惊厥或出血皆因热盛而致。他治疗小儿温病重清气分之热，首选白虎汤合清瘟败毒饮，即使症见神昏、抽搐，也不离清气法。

【精选案例】

案 1

赵某，男，2 个月。近日乳食欠佳，时多呕逆，颜面起有湿疹渗出作痒，大小便尚好，指纹淡紫至风关，舌苔白滑，为湿浊内潜，胃脘不清，乳滞内热，复感风邪，发为湿疹，治以疏风利湿清热。

防风3g 连翘6g 焦麦芽6g 菊花5g 黄芩3g 生甘草3g

至圣保元丹，每服半丸，日服2次。

服药2剂，湿痒好转，已无渗出。

[按] 初生小儿，头面湿疹，常可经年累月迁延难愈，乃肠胃不清，乳滞内蓄，湿热郁蒸，外受风邪所致。赵老用疏风利湿清热之剂治之，收效满意。若湿疹严重，加用外敷方剂，其效尤为明显。方用川连末、黄柏末、乳香末、龟板末各3g，研匀，香油调敷，收效更快。

案2

陈某，女，2个月。

初诊：1955年11月24日。皮肤起湿疹，时多作痒，剧则流水，关纹内隐。

内服方：金银花4.7g 滑石块6g 姜黄连6g 紫花地丁3g 连翘4.7g 芥穗1.6g 败酱草4.7g 苦参3g

外敷方：乳香末3g 龟板末3g 黄柏末2.6g 川连末2.6g 冰片0.7g

共研匀，花椒油调敷。

二诊：皮肤湿疹好转，时轻时重，最好其母少服荤发食品。

蒲公英4.7g 金银花3g 黄芩3g 姜黄连0.7g 牡丹皮2.6g 滑石块6g 败酱草6g 生甘草2.6g

引用万安散0.6g，分化。

案3

宋某某，女，64岁，1954年3月29日初诊。肝郁湿热内潜，皮肤起疹，湿毒作痒，有时畏寒增热，脉象数沉。

蒲公英10g 忍冬藤3g 龙胆草6g 薄荷3g 防风3g 杭菊10g 桃仁泥4.7g 天花粉10g 滑石块10g 木通4.7g 鲜石斛10g 姜连1.6g 连翘10g 焦楂榔各6g 另用淡竹叶3g为引子

服药后症未明显增减，肝郁湿热，皮肤起湿毒作痒，且多畏寒增热，睡眠不适，脉数有力。

青连翘13g 粉丹皮6g 荆芥穗3g 姜连2.6g 紫花地丁6g 忍冬花13g 天花粉10g 炒栀子4.7g 滑石块13g 防风、防己各3g 蒲公英10g 浙贝母10g 熟大黄4.7g 另用鲜茅根30g

[按] 赵老治病常常仅开1剂，本例湿疹绝非新起，药服一二剂，未见明显效果而并发寒热，只有急则治标。

(以上录自《中国百年百名中医临床家丛书·赵心波》)

程门雪

（重阴阳，擅用复方）

【医家简介】

程门雪（1902～1972），又名振辉，字九如，号壶公等。1902年出生于江西婺源的一个富裕人家。他的父亲是当地有名的宿儒。幼时，父亲延聘饱学之士来教他四书五经、诗词赋曲，使程门雪从小就打下了深厚的传统文化根底，为他日后在中医学术上的发展奠定了扎实的基础。毕生致力于中医临床和教学工作，对伤寒、温病学说有深邃的理论造诣，博采古今，熔经方、时方于一炉，善用复方多法治疗热病和疑难杂症，用药以简洁、轻巧、灵动见长。

相关著作：《伤寒论歌诀》、《未刻本叶氏医案校注》、《金匮篇解》、《西溪书屋夜话录歌诀》、《叶案存真评注》等。

【主要学术思想和主张】

程老治湿疹，常用的有下列数法：清化湿热，如萆薢、豨莶草等；燥脾湿，如苍术皮、白芷等；清肝胆，如黄连、龙胆草等；清胃热，如连翘、石膏之类；清泄风热，如桑、菊、僵蚕之类；风以胜湿，如李东垣羌活胜湿汤之类；以皮行皮，如五皮饮之类；解毒，如绿豆衣、贯众等；和营凉血，如牡丹皮、赤芍、茺蔚等；化湿止痒，如白鲜皮、浮萍之类；润肤止痒，如地肤子、何首乌等；杀虫止痒，如百部、苦参之类；润肠通腑，如火麻仁、瓜蒌皮等；渗利湿热，如薏苡仁、通草等。

【精选案例】

案1

朱某某，女，20岁，1969年2月19日初诊。两手掌作痒、作胀、脱皮，血虚湿热入营之故。治予祛风凉营而化湿热。

鲜生地黄12g　粉丹皮4.5g　京赤芍4.5g　西河柳4.5g　浮萍草10g　地肤子10g　白鲜皮10g　净蝉蜕2.5g

3剂。

二诊：左手作痒已减，右手掌如故。仍以原法出入治之。

鲜生地黄12g　全当归10g　粉丹皮6g　京赤芍6g　霜桑叶10g　浮萍草10g　地肤子10g　净蝉蜕3g

3剂。

三诊：手痒已趋愈，再守原方。3 剂。

[按] 程老治皮肤湿疹，常用桑叶、蝉蜕、百部、荆芥炭等作为引经药，这些药除具有祛风热作用外，程老认为如运用得当，每能使全方药力透达肌肤，收效更大。在选用时也有所区别，如脂水多者湿多，为在气，可用桑叶、蝉蜕、浮萍等；色红而痛者热多，为在血，可用荆芥炭，因荆芥入血分；痒多者用百部，兼能杀虫。

案2

丁某某，女，成年，1955 年 6 月 22 日初诊。大便不爽，湿疹瘙痒。以润腑化湿热法治之。

制首乌 12g　粉草薢 6g　冬桑叶 9g　粉丹皮 4.5g　净蝉蜕 2.4g　生薏苡仁 12g　炙僵蚕 4.5g　大贝母 9g　瓜蒌仁 12g　梗通草 2.4g　豨莶草 4.5g　白鲜皮 4.5g　炒赤芍 4.5g

二诊：凉营润腑而化湿热，湿疹已减。仍宗原法出入为治。

制首乌 12g　粉草薢 6g　粉丹皮 4.5g　冬桑叶 9g　连皮苓 12g　大贝母 9g　炙僵蚕 4.5g　生薏苡仁 12g　广陈皮 4.5g　瓜蒌皮 12g　净蝉蜕 2.4g　白鲜皮 6g　茺蔚子 6g　炒赤芍 4.5g

[按] 本例大便不爽，积热不去，则溢于皮肤，玄府不清。故用凉营、润肤、通腑法取效。

（以上录自《程门雪医案》）

邢子亨
（诊察入微，制方严密，用药贴切）

【医家简介】
参见第 41 页。

【主要学术思想和主张】
参见第 41 页。

【精选案例】

案1

刘某，男，72 岁，工人，1985 年 6 月 11 日初诊。患者于 10 年前无明显诱因出现双下肢肿胀、沉困，继之双下肢及足部出现密集的米粒大红色丘疹及小水疱，瘙痒异常，破则流水，经某职工医院诊为"静脉曲张性湿疹"，经多方治疗未见效。近来病情日渐加重，不能坚持工作，遂于1985年6月1日由其子扶持前来求治。诊时其两下肢及足部肿胀如柱，皮肤粗糙呈暗灰色，疼痛瘙痒，破处流水，结痂之处皮肤顽痹，麻木不仁，大便干结，小便黄赤。脉弦稍数，舌苔黄腻。

西医诊断：静脉曲张性湿疹。

中医辨证：素蕴湿热，复感外寒，以致营卫不通，湿热留结，肌肤失养，经络受阻。此属湿热下注，血脉瘀滞之证。治宜清热利湿，活血通络。

方药：归尾15g　赤芍15g　苍术10g　生薏苡仁24g　猪苓12g　泽泻10g　茯苓皮24g　土茯苓24g　茵陈12g　连翘15g　黄柏9g　赤小豆15g　金银花15g　木瓜15g　川牛膝15g

连服6剂。

二诊：皮肤已不流水，瘙痒减轻，能安睡。前方去金银花、连翘，加青木香12g，陈皮9g以健胃理气。

三诊：瘙痒感基本消除，皮肤结痂开始脱落，未出现新的丘疹及小水疱。再以前方去茵陈，加车前子10g以增加利湿之力，继服6剂痊愈。

随访1年未见复发，皮肤结痂全部脱净，肤色恢复正常。

案2

成某，女，38岁，演员，1974年8月22日初诊。面部起紫暗之斑点数处，斑连成片，额部较少，颐颏较多，高出皮肤，奇痒难忍，腹部亦有色紫如钱币大小之斑，脱白屑。舌红，脉细滑稍数。

西医诊断：脂溢性湿疹。

中医辨证：湿伤脾肾，血分瘀热，湿热结毒。拟活血清热，利湿止痒之剂。

方药：归尾20g　赤芍12g　连翘15g　金银花15g　紫草12g　地肤子12g　苍耳子12g　白鲜皮12g　蝉蜕9g　蛇床子12g　红花6g　苍术12g　生薏苡仁30g　炒白术12g　甘草6g

连服10余剂痒止斑消。

案3

李某，男，18岁，工人，1975年4月17日初诊。手背、肢背湿疹破溃流黄水，湿烂奇痒，干后结黑痂，痂落后，又流水湿烂，随落随起，缠绵数月，以致精神萎靡，影响睡眠、食欲，经多方治疗不效。诊脉弦滑，舌苔白稍腻。此症由脾不健运，湿邪久羁，留于四末，再加血分素有邪热，湿热结毒而致，故拟活血清热，理脾除湿之剂。

方药：归尾18g　赤芍12g　连翘20g　金银花18g　土茯苓30g　苍术12g　黄

柏6g　黄连6g　蒲公英12g　紫花地丁12g　地肤子20g　生薏苡仁30g　甘草6g

4月24日二诊：痒感减轻，湿烂处已结痂，仅有微液渗出，再无新起之斑，精神好转，食欲增进。嘱勿多触水湿，以防湿气浸淫。继续遵前方再服6剂。诸症消除，病遂痊愈。

[按] 临床证实，丹溪之二妙散加味可解湿热之毒。取苍术、黄柏苦燥以除湿热，加薏苡仁、土茯苓之甘淡以渗湿解毒，加活血药以引入血分，使血中之湿毒清除，则痒烂之湿疹自愈。案1为顽固性湿疹，因患者平素嗜酒，且长期作业于酿曲之地，经常受湿热之气熏蒸，至年老气衰之时，湿热之邪内发，下肢血液运行受阻，阻滞静脉血液之流行，而成静脉曲张性湿疹。在治疗上遵丹溪二妙散之义，加清热利湿之茯苓皮、泽泻、茵陈等以除其邪，辅以归尾、赤芍等活血消瘀之品以通脉络，佐以清热渗湿解毒之药以清除瘀毒，共奏清热利湿、活血通络之效，使营卫通和，血脉通畅，则湿热自无留结之地，随水液运化而外出，则湿热之毒祛除，血液运化无阻，病源清除，痼疾自愈。案2、案3由脾不健运，湿邪伤及脾肾，血分瘀热湿热蕴结而致病。故在前法中重用健脾除湿之药生薏苡仁，使脾土健运，湿邪无留聚之处，疾病自愈。

（以上录自《中国百年百名中医临床家丛书·邢子亨》）

朱仁康

（重温病，衷中参西）

【医家简介】

参见第43页。

【主要学术思想和主张】

朱仁康经多年的观察和经验总结，将湿疹分为以下几型进行治疗。

湿热型：由于血热脾湿，浸淫肌肤。多见于急性湿疹，脂溢性湿疹以及慢性湿疹急性发作期。症见：皮肤起红斑水疱，瘙痒极甚，黄水淋漓，味腥而黏，或结黄痂、糜烂、蜕皮。大便干，小便黄赤，舌红、苔黄或腻，脉濡滑。治宜利湿清热，以龙胆泻肝汤加减。如因搔抓起脓疱时，可加蒲公英、金银花、连翘等；如发于下肢的湿疹，亦可用萆薢渗湿汤。

脾湿型：由于脾运失健，湿从内生，浸淫成疮。多见于亚急性湿疹或泛发性湿疹，具有下述各症者。症见：皮肤起水疱，色暗淡不红，瘙痒出水。或有胃脘痛，饮食不多，面色萎黄，腿脚浮肿，大便溏，尿微黄等。舌淡、苔白或腻，脉缓。治宜健脾除湿，以除湿胃苓汤加减。

血热型：由于内蕴湿热，外受于风，热重于湿。相当于丘疹性湿疹，具有下述症状者。遍身起红丘疹，瘙痒极甚，搔破出血。中医称粟疮或血风疮。舌质红、苔薄白，脉弦滑。治宜凉血清热，祛风除湿，以凉血除湿汤加减。

阴伤型：由于渗水日久，伤阴耗血，血燥生风。多见于亚急性、泛发性湿疹具有下述症状者。皮肤浸润，干燥脱屑，瘙痒剧烈，略见出水。舌红、苔光，脉细弦滑。治宜滋阴养血，除癣止痒，以滋阴除湿汤加减。

（中国中医研究院广安门医院．朱仁康临床经验集．人民卫生出版社，2006）

【验方效方】

○ **方一 清热利湿**

生地黄30g 牡丹皮9g 赤芍9g 龙胆草9g 黄芩9g 黑山栀9g 茯苓皮9g 泽泻9g 木通6g 车前子9g 六一散9g

○ **方二 健脾祛湿**

苍术9g 陈皮9g 川朴9g 猪苓9g 茯苓9g 泽泻9g 白鲜皮9g 地肤子9g 六一散9g

○ **方三 凉血祛风**

生地黄30g 牡丹皮9g 赤芍9g 豨莶草9g 海桐皮9g 苦参9g 白鲜皮9g 地肤子9g 六一散9g

○ **方四 滋阴除湿**

生地黄30g 玄参9g 当归9g 丹参12g 茯苓9g 泽泻9g 白鲜皮6g 蛇床子9g

【精选案例】

案1

柴某某，男，38岁，1970年9月2日初诊。

主诉：全身泛发皮疹，反复不愈已3年。

现病史：3年前冬季开始在两小腿起两小片集簇之丘疱疹，发痒，搔破后渗水，久治不愈，范围越见扩大，1年前冬季渐散至胸、腹、背部。平时胃脘部疼痛，纳食不思，食后腹胀，不敢食生冷水果，大便日2~3次，完谷不化，便溏。

查体：胸、腹及后背、四肢可见成片红斑、丘疹及集簇之丘疱疹，渗水糜烂，搔痕结痂，部分呈暗褐色，瘙痒无度。舌质淡、苔薄白腻，脉缓滑。

西医诊断：泛发性湿疹。

中医辨证：脾阳不振，水湿内生，走窜肌肤，浸淫成疮。

治则：温阳健脾，芳香化湿。

方药：苍术9g　陈皮9g　藿香9g　淫羊藿9g　猪苓9g　桂枝9g　茯苓9g　泽泻9g　六一散9g　蛇床子9g

外用：生地榆30g，水煎后湿敷渗水处；皮湿一膏。

服上方12剂后，二诊皮损减轻，渗水减少，瘙痒不甚，便溏，胃纳仍差，脉苔同前。宗前法。

方用：苍术9g　白术9g　藿香9g　陈皮9g　猪苓9g　茯苓9g　炒薏苡仁9g　山药9g　淫羊藿9g　蛇床子9g　肉桂9g，研末冲服

服上方10剂后，三诊见躯干皮损明显减轻，四肢皮损亦趋好转，大便成形，胃纳见馨，舌苔白腻渐化，继从前法，上方去肉桂加泽泻9g，水煎服10剂，外用皮湿二膏。

服上方10剂后，四诊躯干、四肢皮损均已消退，原发小腿皮损尚未痊愈，仍宗健脾理湿，以期巩固。

方用：苍术9g　炒白术9g　陈皮9g　藿香9g　茯苓9g　泽泻9g　车前子9g　扁豆衣9g　炒薏苡仁9g

续服10剂后，皮疹消退而愈。5年后随访，几年来未复发。

[按] 本例泛发性湿疹，缠绵3年，其突出证候为脾阳不振之象，症见胃痛腹胀，纳呆便溏，食则完谷不化。主要原因即因脾阳不振，运化失健，水湿停滞，外串浸淫肌肤，发为浸淫疮，且每逢冬令，病即加重，亦说明冬令阳气衰微之故。治疗上抓住其主要环节，采用温阳健脾，芳香化湿之剂，苍术、陈皮健脾燥湿；藿香芳香化湿；猪苓、泽泻、六一散淡渗利湿；桂枝、肉桂通阳化气；淫羊藿、蛇床子补肾壮阳，温化除湿；佐用山药、扁豆、薏苡仁补脾止泻。病程3年，服药40剂而获愈，不仅脾胃症全消，泛发性皮损亦告消失。4年后随访，未复发。

案2

田某某，男，24岁，1967年3月13日初诊。

主诉：全身出现红色小疙瘩瘙痒已1个月。

现病史：近1个月来四肢、躯干初起红色小疙瘩，搔抓后出水，全身泛发，尤以上臂和两大腿部为重，曾服汤药和注射硫代硫酸钠等未见改善。

查体：遍身可见散在粟粒样稍有渗水之红色丘疱疹，以四肢为明显，呈对称性和弥漫性损害。舌淡红、苔净，脉缓。

西医诊断：泛发性湿疹。

中医辨证：内有脾湿，蕴久化热，湿热交蒸，又受外风，发为粟疮。

治则：利湿清热。

方药：龙胆泻肝汤加减。

服上方 4 剂后，二诊症情同前，未见改善，瘙痒仍甚，影响睡眠，舌红，苔薄白，脉弦细，改以凉血清热，消风止痒。

方用：生地黄 30g 丹参 9g 赤芍 9g 荆芥 9g 忍冬藤 12g 苦参 9g 地肤子 9g 白鲜皮 9g 二妙丸 9g 六一散 9g

服上方 4 剂后，三诊痒感减轻，皮损渐平。宗上方加茜草 9g，蝉蜕 6g，苍耳子 9g。

服上方 5 剂后，四诊皮损大部分平复，未见新起，晚上尚有瘙痒。前方中加赤苓 9g，再服 5 剂后治愈。

[按] 本例湿疹，身起粟粒状小红疙瘩（丘疱疹），瘙痒极甚，搔后才出水。初诊时以龙胆泻肝汤加减，着重利湿之剂，服之不应。二诊时脉象弦细，舌质红，苔薄白，考虑湿象并不明显，而为血热风重之证，后改以凉血清热，消风止痒之剂而获愈，说明中医治病首重辨证为要点。

案 3

周某某，女，43 岁，1963 年 2 月 28 日初诊。

主诉：两耳后脱屑发痒 1 年，3 周来加重。

现病史：1 年来曾于二耳后脱屑发痒，3 周前皮损逐渐扩展至耳廓、颈项侧面，皮肤浸润，潮红脱屑，部分渗水，瘙痒颇剧。下颌亦有小片流水皮损。

查体：两耳后及耳廓部皮肤浸润，稍见鳞屑，部分流水、糜烂、结痂，下颌部可见不整形小片红斑及丘疱疹。两颊及鼻部毛孔扩大，皮脂溢出，并见毛细血管扩张。舌质红、苔薄白，脉滑。

西医诊断：脂溢性湿疹。

中医辨证：脾胃湿热上蒸。

治则：凉血清热，除湿止痒。

方药：生地黄 15g 牡丹皮 9g 赤芍 9g 生薏苡仁 9g 黄芩 9g 白鲜皮 9g 地肤子 9g 苦参 9g 忍冬藤 9g 六一散 9g 二妙丸 9g

服上方 3 剂后，二诊湿热仍有浸淫之势，向下延及颈项皮肤焮红流水，刺痒难忍，小便赤，苔根薄腻，治拟导湿下行，用龙胆泻肝汤加减。

方药：生地黄 30g 牡丹皮 9g 赤芍 9g 龙胆草 9g 黑山栀 9g 赤苓 9g 泽泻 9g 木通 4.5g 黄芩 6g 知母 9g 忍冬藤 12g 生甘草 4.5g

外用青白散。

服上方 4 剂后，三诊焮红湿痒均见减轻，苔腻稍化，仍宗前方去知母、甘草加车前子 9g，六一散 9g，服 3 剂后，基本治愈即停药。

案4

郭某某，女，33岁，1970年9月14日初诊。

主诉：头面等处瘙痒、脱屑2年多。

现病史：2年来开始头皮瘙痒，抓后起小疙瘩，随后前额、脸面亦起鳞屑，半年后耳、项间亦潮红出现鳞屑。头发、眉毛易于脱落，逐渐稀疏。

查体：前发际亦沿前额周围可见大片潮红和细薄鳞屑、黄痂，眉间、两颊亦见类似之损害，眉毛部分脱落，明显稀疏。双耳廓、颈项亦见大片潮红浸润、脱屑。舌淡、苔薄白，脉细弦滑。

西医诊断：脂溢性湿疹。

中医辨证：脾胃积热上蒸，外受于风，日久风燥伤血。

治则：养血润燥，消风止痒。

方药：生熟地黄各15g　当归9g　丹参9g　荆芥6g　防风6g　蝉蜕4.5g　枳壳9g　地肤子9g　白鲜皮9g

水煎服。外用祛湿膏。

服上方7剂后，二诊痒感显轻，鳞屑减少，胃纳较差。仍宗前方加陈皮6g，茯苓皮6g。

服上方7剂后，三诊头皮、脸面已不瘙痒，耳、颈、前胸尚见轻度鳞屑，瘙痒亦轻，继服前方加苦参9g。

前后以原方加减，计服40余剂，基本治愈。

[按] 本病由于皮脂溢出而引起的慢性炎症，一般多见于皮脂分泌多的部位，如头、面、颈项、胸腋等处。中医依其发生部位，有白屑风、面游风、钮扣风之称。病程往往为慢性，可经年不愈，且有不同程度的痒感，严重者可因瘙痒而使皮损肥厚。其发病原因，由于剧烈运动后，头部汗出，肌热当风，或用冷水淋头，复受外风，风邪侵入毛孔，郁久化燥；或因过食辛辣油腻，脾胃积热上蒸，复受外风，日久化燥所致。一般初起病程不长，皮肤潮红微肿，发痒脱屑，脉弦滑，舌质红苔薄白或薄黄，证属血热风燥，治疗原则是凉血清热，消风润燥，选用生地黄、丹参、赤芍以凉血；知母、生石膏清肌热；荆芥、蝉蜕、白蒺藜以消风；当归、火麻仁、甘草以润燥；苦参、白鲜皮以止痒。如病程已历数年之久，皮肤干燥，色暗，肥厚，层层脱屑，发痒挠破，大便干秘，脉弦细，舌淡苔净等，证属血虚风燥。又当养血润燥，消风止痒，选用熟地黄、当归、丹参、白芍、何首乌、麦冬养血滋阴；枳壳、火麻仁、甘草以润燥；白蒺藜、白鲜皮以消风止痒。此为一般治疗原则。

案5

郭某某，男，一岁半，1972年5月11日初诊。

主诉：其父代诉患儿湿疹已1年多。

现病史：患儿出生后2个月脸面即起红斑、丘疹，经常消化不良，喂奶期间大便溏泻，长大后食量大，但食后不久即便出，完谷不化，常哭闹不安。

查体：身体消瘦，面色㿠白，头皮、脸面可见成片丘疱疹，正常皮色，不红，腹部及两腿亦起同样皮疹，呈淡褐色，渗出不多。舌淡红，苔薄白，脉沉缓。

西医诊断：婴儿湿疹。

中医辨证：胃强脾弱，运化不健，水湿内生，浸淫肌肤。

治则：健脾理气化湿。

方药：苍术4.5g　陈皮4.5g　炒麦芽9g　茯苓4.5g　泽泻4.5g　六一散6g

外用：收湿粉香油调敷。

服上方5剂后，二诊大便稍稀，皮疹渐消，痒轻，晚睡渐安。继服前方5剂后，三诊皮疹基本消退，未见新起之损害，大便成形。

[按] 婴儿湿疹中医学称胎敛疮，其成因为先天不足，胃强脾弱，胃强则食多量大，脾弱则运化失职，以致完谷不化，水湿内生，浸淫成疮。病根主要在脾，故治疗上着重治脾，补其脾虚，脾弱转强，水谷得运，湿亦无从产生。可用苍术、陈皮健脾理湿；茯苓、泽泻、六一散利湿；炒麦芽消食和中。脾运功能恢复，则外发湿疹亦消失。

（以上录自《朱仁康临床经验集》）

房芝萱
（中西结合，治病求本）

【医家简介】

房芝萱（1909～1983），直隶武清（今属天津）人。出身中医世家。祖父为清朝御医，父房少桥为北京外科名医。幼承家学，后开业行医。建国后，历任北京中医医院中医师、主治医师、主任医师，北京第二医学院教授，北京中医学校副校长，中医外科专家。善治血管病，对血管病中的麻、木、凉、痛、酸、肿、胀、热、痒等，有独特的用药方法。治疗疔、痈、瘰疬，以消、托、补、防四法施治。研制定型的方药甲字提毒粉、痈疽膏、吃疮粉、生肌止痛散，为中医外科常用药物。

相关著作:《房芝萱临床经验汇编》等。

【主要学术思想和主张】

房芝萱出身于中医世家,幼年熟读中医经典,有着深厚的中医根底。但他没有任何门户之见,重视西医的学习和应用。在临床诊疗过程中,首先从中西医两个角度给疾病进行定位。一方面根据中医的望、闻、问、切;另一方面根据各项现代检测指标。治疗时除了使用各种中医治疗手段,还根据需要应用西医的治疗措施。房芝萱对各种急性感染性疾病、慢性感染性疾病、损伤、杂病、皮肤病以及血管病的辨证论治深有体会,对疗、疖、痈等常见外科疾病以及顽固性慢性前列腺炎的辨治,有不同的见解。对补法、养阴法在外科临床上的灵活应用,从理论上加以阐述,他的宝贵经验对于指导今日中医外科临床非常有益。治病求本,是内科治疗时的普遍适用原则。房芝萱对此加以重新阐述,并把它应用到中医外科领域,扩展到某一具体病证的各个治疗阶段,且加以强化为治病必求其本。本,即本于脏腑。他认为治病时不能只看局部,不见整体。特别是肝郁气滞、肝肾阴虚,气血双亏等证型的治疗,"病在局部,根在脏腑"。

【医论医话】

湿疹虽然形于外,实际发于内。脾虚胃热是本病的内在因素。脾虚则运化功能失调,水湿内停,久而化热,湿热内蕴;或因平素过食膏粱厚味、辛辣之物,胃内蕴热;复感风湿热邪,郁于腠理,发为本病。风偏盛者,局部痒甚,弥漫泛发;湿偏盛者,津水淋漓,浸淫成片;热偏盛者,皮色焮红或津血水。

临床上又分急性湿疹与慢性湿疹两种。急性湿疹,皮肤焮红、作痒,起丘疹水疱,搔后糜烂、津水、浸淫成片,终至结痂脱屑而愈。慢性湿疹病程较长,皮肤粗糙、肥厚,皮损暗红,或兼灰色,皮纹加深,有明显瘙痒,表面有抓痕及结痂。治疗急性湿疹,宜清热利湿、散风止痒。

除用药物治疗外,尚须饮食有节,忌食辛、酸、油腻、腥发动火之品,并应避风、避水。

【验方效方】

○ **方一 急性湿疹方**

归尾9g 赤芍9g 车前子9g,包 连翘15g 龙胆草9g 生栀子9g 条芩9g 生地黄15g 六一散18g 猪苓9g 金银花15g 生薏苡仁18g 茵陈30g 防风9g

○ **方二 外用方**

龙胆草15g 木瓜15g 苦参15g 马齿苋30g 防风12g 条芩12g

水煎外洗或湿敷。

○ **方三** 皮损渗出较多，五倍子9g，枯矾9g，赤石脂9g，滑石9g，白芷9g，木瓜15g，黄柏15g，共为细末，香油调敷，1日1次。待渗出或炎症消失后，可改为撒布，1日2次。

○ **方四 慢性湿疹方**

炒苍术15g 苦参15g 黄柏15g 地肤子15g 猪苓9g 生芪18g 车前子9g，包煎 茯苓12g 防风9g 当归15g 赤芍12g 红花9g 甘草3g 茅根30g 茵陈30g

【精选案例】

案1

陈某某，女，21岁，1974年5月26日初诊。

主诉：颜面及双上肢起疙瘩作痒10天。

现病史：10天来颜面及双手起小疙瘩，明显瘙痒，抓后津水、糜烂，由于瘙痒影响睡眠。大便4日未解，尿黄赤，月经正常。诊为急性湿疹。

检查：体温38℃。颜面及耳部浮肿。两目不能睁视。皮色潮红，皮损津水及结痂，尤以两耳部为甚。双手及双前臂糜烂、结痂，部分脱落，化验检查：白细胞计数21.6×10^9/L。舌质红，苔黄厚，脉弦滑稍数。

西医诊断：急性湿疹。

中医辨证：湿热内蕴，外感风邪。

治法：清热利湿，散风止痒。

方药：白附子45g 赤芍9g 川大黄9g 生栀子9g 连翘12g 归尾9g 车前子9g 滑石18g 条芩9g 蒲公英18g 猪苓9g 防风9g 金银花12g 生地黄9g 甘草9g

外用：五倍子12g 川椒9g 枯矾6g 马齿苋30g 防风9g 连翘15g

水煎湿敷，每日2次。

6月1日二诊：颜面浮肿基本消失，双手皮损已平。瘙痒减轻，仍有渗出。大便已解。尿黄，苔黄，脉弦滑。

方药：归尾9g 生薏苡仁30g 赤芍9g 连翘15g 六一散18g 条芩9g 生地黄15g 炒苍术15g 黄柏15g 茵陈30g 猪苓9g 川大黄3g

外用药同前。

6月6日三诊：体温36.8℃。面部丘疹基本消退，津水已止。面部及双前臂仍有轻度痒感，皮色潮红，大便4日未行，尿黄，化验白细胞计数9.1×10^9/L。

方药：玄明粉12g，分冲 归尾9g 赤芍9g 生栀子9g 条芩9g 生地黄12g 车前子9g 猪苓9g 黄连4.5g 炒苍术15g 黄柏12g 六一散18g

外用药同前。

6月12日四诊：面部及双上肢皮损基本消失，二便正常。改服参苓白术丸、二妙丸，以巩固疗效。

[按] 患者素有肺胃蕴热，外受风湿之邪，湿热相搏，郁于腠理而发病。临诊时见有发热、皮色潮红、脉弦滑数、苔黄厚、尿黄赤，呈热象，治疗当以清热为主，利湿为辅。方中金银花、蒲公英、栀子、条芩、川大黄、连翘清热解毒泄火；以车前子、滑石、甘草、猪苓清热利湿；归尾、赤芍凉血活血；白附子、防风散风祛邪。二诊时热退湿显，改以利湿为主，清余热为辅，佐以活血通络之法。加用生薏苡仁、茵陈、苍术、黄柏、六一散等清热利湿之剂，改用健脾祛湿等丸药以巩固疗效。

案2

侯某某，女，20岁，1974年8月20日初诊。

主诉：四肢起疙瘩作痒3年余。

现病史：3年来，四肢起红色小疙瘩，每年冬轻夏重，6、7月份即复发。此次发病已月余，四肢泛发丘疹、水疱，津水作痒，糜烂处痛痒兼作，影响睡眠。大便时干，月经正常，平素白带量多。诊为慢性湿疹。

检查：皮肤粗糙。四肢泛发丘疹及水疱，双足内踝部最重，皮损结痂、渗血水，有抓痕。舌苔薄白，脉弦滑。

西医诊断：慢性湿疹。

中医辨证：脾虚湿热内蕴，复感风邪。

治法：健脾利湿，散风止痒。

方药：炒苍术15g　生芪18g　茯苓15g　地肤子12g　黄柏15g　条芩9g　六一散18g　生地黄15g　防风9g　生薏苡仁24g　苦参15g　猪苓9g　车前子9g,包煎　归尾9g　赤芍9g　黄连6g　防己12g

9月5日二诊：四肢瘙痒减轻，已能入睡。尿黄，大便稍干。上方去防己继服。

9月21日三诊：双上肢丘疹消退，结痂，脱皮，痒轻。双下肢踝部少许结痂，津血水。尿微黄，大便正常。

方药：牛膝9g　木瓜12g　地肤子15g　白芷9g　生地黄15g　炒苍术12g　猪苓9g　苦参18g　车前子9g,包煎　黄柏12g　防风12g　生栀子9g　茵陈30g　茯苓15g　生薏苡仁24g

11月2日四诊：按上方服药30剂，四肢皮损已全部消退，无其他不适。近期痊愈。

[按] 患者病程已 3 年。脾为湿困，湿热不化，郁于肌肤，外受风湿热邪，内外合邪，症情日重。故治当以健脾利湿为主，清热散风为辅。方中生薏苡仁、炒苍术、茯苓、生芪健脾益气，扶持中州；黄柏、黄芩、苦参、黄连清热燥湿；六一散、车前子、猪苓、防己清热利湿；赤芍、归尾、生地黄凉血活血；防风、地肤子散风止痒。曾加用过木瓜、牛膝祛湿行下，白芷辛散以助祛除风邪。法则不变，稍事加减，一贯到底。

（以上录自《房芝萱外科经验》）

许履和
（强调"外科实从内出"）

【医家简介】

参见第 27 页。

【主要学术思想和主张】

参见第 27 页。

【精选案例】

案 1

唐某某，女，37 岁。患手足癣已 15 年。最近手足、面部相继出现丘疹、水疱，瘙痒流津，在某某医院诊断为湿疹，治疗未见好转。又在本院外科门诊 2 次，病情继续发展，故收其入院。

症状：手足、面颈、胸、臀等处皮肤潮红，散布细小红疹及水疱，瘙痒流水以面部为甚，面目肿胀，目闭难开，小溲短赤，脉细弦数。血象：白细胞 7.5×10^9/L、中性粒细胞 0.58、淋巴细胞 0.14、酸性 0.25、大单核细胞 0.03。

此由湿热内蕴，外发肌肤，而成湿疹。治拟清热利湿，内外并治。

外用：三黄汤，患处作冷湿敷。

方药：川连 2g 川柏 6g 金银花 12g 赤芍苓各 9g 连翘 9g 白鲜皮 9g 蝉蜕 3g 黄芩 4.5g 六一散包，15g 牡丹皮 9g 地肤子 9g 杭菊 9g

经治后 1 天症状即控制，5 天湿疹基本消退。遂停三黄汤湿敷，单以内服药调理。经治 2 周，基本痊愈出院。

出院当夜，用肥皂擦洗周身，以致湿疹复发，翌日再入院。诊得面、颈、胸、臀及上肢满布红色丘疹及小水疱，尤以颈部为甚。仍用上法治疗 4 天，未见效果，红疹密布成片，灼热如焚，瘙痒无度，津水淋漓，口渴溲黄，大便干结，舌红苔黄，脉来滑数。此犹炉烟虽熄，灰中有火，故一经刺激皮肤，未尽之湿热从此复聚。再以清热渗湿汤治之。

鲜生地黄60g　淡竹叶12g　生山栀9g　净连翘9g　京赤芍9g　冬瓜皮12g　五加皮12g　茯苓皮12g　川柏皮12g　芦根去节，30g　灯芯2尺　野菊9g　板蓝根15g

外以三黄汤湿敷，青黛散麻油调敷，交替使用。治疗1天见轻，6天湿疹减退，后改投凉血消风散，尚有小发。仍以清热渗湿汤施治，湿疹渐退，瘙痒渐定。观察1个月，皮肤光滑如常，瘙痒消失，未见复发，痊愈出院。

[按] 清热渗湿汤为朱南山氏治疗湿疹之验方。此方清热利湿，用药轻灵，对急性湿疹，疗效卓著。如瘙痒奇甚者，可加苍耳子、地肤子以止痒；继发感染而化脓者，可加黄连、黄芩以解毒；小便不利者，可加车前、滑石以利尿。

案2

一患者，全身起红疹瘙痒已有旬日，抓破之后，则渗黏水，此湿火内盛，充斥肌表。治宜清化。

药用：赤芍9g　连翘9g　金银花12g　黄芩9g　黄柏6g　菊花6g　苍耳子9g　白鲜皮9g　浮萍4.5g

用水煎服。

另用刘济农氏湿疹洗方：土槿皮60g　蛇床子15g　苦参45g　黄柏30g　地肤子30g　白鲜皮30g　黄芩30g　浮萍30g

煎汤浸泡，1日1剂，洗后出汗避风。连用5天，湿疹已基本痊愈。

[按] 此证是湿热充斥于皮肤之间，化湿泄热，固为要着，但病在肌肤者，不用表散，邪无出路，《内经》所谓"其在皮者汗而发之"是也。方中浮萍一味，开肌表而使湿邪外达，更用洗方浴之，使药性直达病所，以奏其散湿之功，《疡科心得集》说："疮在皮肤，则当因其轻而扬之。"本病取效之速，关键即在于此。

案3

一患者两足背起湿疹已4个月，瘙痒流津，久治无效。

药用：黄连膏30g调入青黛散10g搽患处，1日1次；内服萆薢10g，二妙丸10g，薏苡仁15g，连翘10g，滑石15g，泽泻10g，地肤子10g，白鲜皮10g，赤芍、茯苓各10g，细生地10g。连治9天，即获痊愈。

案4

陈某某，男，38岁。

初诊：患湿疹已3年，过去都是生于足部，发于夏季。今年1月开始，先从右足小腿出现红疹瘙痒，用药3天之后引起过敏，皮肤红赤渗水，范围逐渐扩大，延及小腿肚及前胫，而后右足背、左腘窝、两耳后及两手部亦皆出现同样病变。经过治疗，症状逐渐好转，但两小腿还有红疹出现，皮肤暗红，痒已止而尚感刺痛，舌质红，口腔破碎。由湿热内蕴，外越皮肤。兹拟清热化湿之法调治。

川连2g　黄芩6g　炒山栀9g　黄柏6g　玉泉散包，15g　白鲜皮6g　地肤子9g　细生地黄12g　茯苓皮12g　苦参4.5g　连翘9g

5剂。

二诊：两耳后、手部及左腘窝之湿疹已渐消退，但右小腿及足背仍续有出现，皮肤潮红，擦破则渗水。口腔破碎虽好，而舌质尚红。还系湿热内蕴之局。再拟内外并治。

外用：大黄、黄芩、苦参各10g，煎汤做冷湿敷，1日2次。青黛散，麻油调成糊状，敷患处，1日2次。

方药：黄连3g　黄柏9g　黄芩9g　生地黄15g　玉泉散15g　连翘9g　牡丹皮9g　白鲜皮9g　地肤子12g　板蓝根30g　苦参6g　茯苓皮15g

5剂。

三诊：湿疹明显好转，淌水已止，瘙痒亦定，仍以原法调治。

四诊：湿疹大势已定，最近未再出现新的病变，瘙痒亦止，皮肤渐光滑，但舌尖尚有红点，下唇内黏膜又起溃疡。原方去茯苓皮，加木通2g，淡竹叶9g。

嘱服10剂巩固之。后遂痊愈。

[按] 病延虽久，但元气未伤，从全身症状来看，还系湿热熏蒸之局，故治疗仍从清化着手。前后三方均以黄连解毒汤合玉泉散为主，或加白鲜皮、地肤子、茯苓皮、苦参以祛湿，或加生地黄、连翘、板蓝根、牡丹皮以凉血，或加木通、淡竹叶以清心。湿热得化，病遂根治。

案5

束某某，女，59岁。患者两下肢起疹子，瘙痒流津已3年，自购各种成药及地方诊所打针，未能见效。

诊得两下肢静脉曲张，小腿胫前皮肤干燥增厚，边缘较清，上布丘疹，抓破处糜烂结痂，若树皮状，瘙痒不已，入夜更甚，背部亦有同样轻度损害。

先用黄灵丹麻油调敷患处，内服三妙丸。4天后复诊尚无动静，改用四乳散麻油调敷患处。治疗4天，皮肤已转薄转润，瘙痒亦止。继以原法调理而愈。

[按]"四乳散"为治疗慢性湿疹之验方。凡湿疹久不愈，皮肤增厚如树皮状，古称"皮肤如蛀"（皮蛀），今称"呈淀粉样变"者，一经涂搽，多能痊愈。

（以上录自《许履和外科医案医话集》

许玉山

（重"养正气，补脾胃"）

【医家简介】

参见第 29 页。

【主要学术思想和主张】

参见第 29 页。

【精选案例】

案

梁某，女，中年，教师。皮肤瘙痒 3 年余，泛发暗红色斑丘疹，始发于两小腿，渐至全身，痒甚，严重时渗水。病初起时用抗过敏药尚能控制，病随日进，以致服药亦不起作用。痒甚时，虽搔破皮肤犹不能解。近 1 年来，症情加重，反复发作，缠绵不愈，每每彻夜不眠，不能正常工作。曾入某医院治疗，效果不显。出院后，又经多方治疗不效，故就诊于余。

患者瘙痒难忍，昼夜不得安静，全身不适，疲乏无力，纳谷不香，视其全身泛发暗红色斑丘疹，四肢内侧较重，除面部外，全身皮肤粗糙而干，色红灼热，有抓痕血痂，舌质红，苔白腻，脉浮缓而数。证属风湿久羁，蕴成热毒。治以疏风清热，除湿止痒。

处方：苦参 9g　苍术 10g, 炒　黄柏 5g　白鲜皮 10g　炒牛蒡子 12g　白芷 8g　荆芥 9g　防风 10g　地肤子 10g　浮萍 8g　蛇床子 10g　羌活 5g　黄连 10g　甘草 5g

嘱患者忌食辛辣之物。

外感风邪与湿热相搏，内不得疏泄，外不得透达，郁于肌肤而成瘙痒之症。方以荆芥、防风、炒牛蒡子、白芷、羌活、浮萍开发腠理，解在表之风邪；苍术辛苦温，散风祛湿；黄连、黄柏、苦参苦寒泻热，解毒燥湿；地肤子、白鲜皮、蛇床子清热祛风止痒；生甘草泻火解毒。诸药共成疏风清热、除湿止痒之剂。

二诊：服上方 3 剂，瘙痒减轻，夜能入睡。再拟祛风除湿、解毒止痒之剂。上方去荆芥、羌活、浮萍，加金银花 20g，连翘 15g，蝉蜕 10g。

三诊：上方连服 10 余剂，瘙痒向愈，已不流水，余症皆可。再服上方。

四诊：服药近 1 个月，全身皮肤恢复正常，病愈。

[**按**] 本例系西医所谓顽固性泛发性慢性湿疹。病由素体不足，内蕴湿热，又感风邪，郁于肌肤腠理之间，风邪与湿热相搏，故瘙痒；湿者，阴邪也，故瘙

痒肢体内侧重；夜半属阴，故夜间痒甚；日久不愈，湿热久羁，酿成热毒，故抓破流水。此为风湿热搏击肌肤，蕴结不散，迁延日久而成，治疗颇为棘手，处方应风、湿、热、毒四者兼顾，视其何淫所胜，轻重缓急，酌情用药。初因风邪较甚，方内率多祛风解肌之品；风邪解半，毒热乃是首敌，故酌减风药而入金银花、连翘之属，增强清热解毒之力。患者亦能守禁忌，服药1个月病愈矣。

（以上录自《中国百年百名中医临床家丛书·许玉山》）

顾伯华
（勤求古训，勇于创新）

【医家简介】

参见第30页。

【主要学术思想和主张】

湿疹一病，中医文献中记载颇多，如浸淫遍体、津水很多的叫"浸淫疮"，发于耳部的叫"旋耳疮"，在腘窝等处的叫"四弯风"，在阴囊的叫"肾囊风"，统称为"湿疹"。外感受风，湿热阻于肌肤，内因脏腑失调和肝胆郁火，脾湿不化，冲任不调，血虚风燥，皆可导致本病发生。急性发作总宜清热利湿为主，以萆薢渗湿汤加减治疗。发于上部者，加祛风药桑叶、防风、苍耳子；发于中部者，加清肝泄热药茵陈、龙胆草；发于下肢者，加重利湿药土茯苓、车前子等。大便干结者，重用生大黄、土大黄；肝肾不足、冲任失调者，加淫羊藿、菟丝子、肉从蓉；病久反复发作、津液内耗者，加生地黄、玄参、天花粉等。

【验方效方】

○ **方一** 青黛散

青黛60g　石膏120g　滑石120g　黄柏60g

各研细末，和匀。

○ **方二**

大黄、黄柏、黄芩、苦参片各等份，共研细末。上药10～15g，加入蒸馏水100ml，医用石碳酸1ml。再加入薄荷脑1g，搅匀即成。

○ **方三** 黄柏冷霜

硬脂酸200g，单硬脂酸甘油脂72g，石蜡油160g，凡士林40g，尼泊金1g，苯甲酸钠4g，吐温-80 10g，三乙醇胺50g，二甲基亚砜20g，黄柏液（1:4）500g。取硬脂酸、单硬脂酸甘油脂、石蜡油、凡士林、苯甲酸钠及尼泊金，置容器内加热至60℃，使熔化（油相）。再取黄柏液、吐温-80、三乙醇胺，加入水溶液中，并加热至60℃（水相）。将水相一次性地加入油相中，并用力搅拌至呈乳状，继续搅拌至冷即成。

【精选案例】

案1

余某，女，20岁，职工。入院日期1974年12月30日。

患者自1973年7月，先两耳生中耳炎，以后两耳轮及四周起丘疹，水疱瘙痒、糜烂、流汁，日渐蔓延至整个头皮、面颊。曾用中药，因取效慢，要求转某医院皮肤科住院治疗，泼尼松10mg，日3次（口服），外用新霉素糠馏油糊剂，再用生地注射液静脉滴注20日，普鲁卡因、维生素C静脉封闭20日。后好转，泼尼松改为每日3次，每次5mg，维持量，出院。1974年4月又急性发作，播散到全身，以腋下、腹股沟最重，又住该院治疗。再加大激素量，ACTH静脉滴注，同时加用维生素B_6等治疗。2个月后好转，泼尼松用维持量5mg，每日2次。但到1个月又复发，再加大激素量仍不能控制，且日益加重，转中医治疗。

检查：一般情况好。整个头皮遍布丘疹、水疱、糜烂，结油腻黄色痂片，渗液较多。两腋、胸腔、腹股沟、腘窝也有同样皮损。枕后、颈、腋、腹股沟均有蚕豆到杏仁大淋巴结肿大，轻度压痛。实验室检查：血红蛋白110g/L，红细胞4.0×10^{12}/L，白细胞总数6.1×10^9/L，中性粒细胞0.62，淋巴细胞0.38，血小板计数142×10^9/L。脓液涂片培养：金黄色葡萄球菌生长。诊断：湿疹。

初诊：湿疹满布头皮，耳轮满布丘疹、水疱，糜烂，滋水淋漓，结油腻的黄色痂片，头皮白屑成堆、剧痒，全身也有同样皮损，大便干结，多4日一行。苔薄黄质红，脉弦细。证属湿热内蕴。拟清热利湿通便。

处方：生大黄6g，后下 黄芩9g 野菊花9g 蒲公英30g 白花蛇舌草30g 天花粉12g 生地黄30g 虎杖15g 侧柏叶12g 土茯苓30g 粉草薢15g

泼尼松5mg，每日1次。剃去头发，外用青黛散，麻油调敷患处。

二诊：1975年2月17日。上方加减服1个半月，大部分皮损消退，但头皮好转较慢，大便通畅。苔薄，脉细。拟祛风清热利湿。

处方：桑叶9g 野菊花9g 防风9g 焦白术9g 生大黄6g，后下 茵陈15g 土茯苓30g 苍耳子9g 车前草30g 苦参片12g 黄芩9g

三诊：2月24日。药后多数皮损痊愈，近日月经来临又复发。患者诉2年来一直如此。拟前方为主，佐调冲任之品。

处方：野菊花9g 苍耳子9g 黄芩9g 车前草30g 生甘草4.5g 生大黄6g，后下 大生地黄30g 淫羊藿12g 菟丝子12g 白花蛇舌草30g 寒水石18g。泼尼松减为 2.5mg，每日 1 次。

四诊：4 月 21 日。皮损全退，有时反复，四肢屈侧皮肤干燥脱屑肥厚，口干唇燥。苔根薄黄。拟养阴清热利湿为主。

处方：大生地黄30g　玄参9g　天花粉9g　南沙参12g　白花蛇舌草30g　生山楂15g　粉萆薢15g　苦参片12g　龙胆草9g，车前草30g　生大黄6g，后下

此方加减服 2 个月而痊愈。激素已全部停用。随访半年未复发。

案2

麦某，男，57 岁，已婚。入院日期：1963 年 10 月 7 日，出院日期：1963 年 11 月 2 日。

于 3 个月前，胸部先出现散发性丘疹，状似粟米，瘙痒无度，而两腋下、腹背、上肢遍发，并杂有脓疱，逐渐延及脐下、髂腰、阴囊、臀部、大腿、足踝，搔抓出津，有的糜烂结有脓痂。全身伴有寒热往来，胃纳不佳，大便干结，3 日未行，尿黄且短，口干不多饮。患者曾在某院诊治，未效。

检查：日前皮损情况，胸背及上肢有散发性丘疹，夹有脱屑，脐下到两足踝之上遍发丘疹，糜烂结痂，津水流溢，夹有抓痕、血痂及白色脱屑，尤以两大腿内侧为甚。湿热逗留脏腑，内不得疏泄，为病之本；蕴伏肌肤，外不得透达，为病之标。苔薄黄，脉弦细。故治当清热利湿，佐以通腑利尿，以冀湿热之邪从二便下达。

处方：苍术皮9g　川柏皮9g　茯苓皮9g　苦参片12g　小川连3g　连翘9g　生大黄9g，后下　炒车前12g　地肤子9g　生山栀9g　生甘草3g

外用：1% 薄荷三黄洗剂，搽丘疹处；黄连素油，搽糜烂处。

连服 17 剂，全身湿疹均减，仅留瘙痒脱屑。阴囊大腿两内侧，尚有渗液瘙痒。按皮损部位结合症状，乃肝经湿热，故改拟龙胆泻肝之意，以泻肝火、利湿热。

处方：龙胆草6g　川柏皮9g　茯苓皮9g　苦参片12g　地肤子12g　金银花9g　生大黄9g，后下　木通3g　炒车前12g　泽泻9g　川黄连3g　碧玉散9g，包煎

七药服 5 剂后，症情又减，乃改为下方。

龙胆草3g　川柏皮9g　炒车前9g　泽泻9g　生地12g　苦参片9g　地肤子12g　金银花9g　川黄连3g　生大黄6g，后下

又服 4 剂，痊愈出院。

[按] 本病例发病缠绵 3 个月，在某医院治疗无效，既往又有湿疹发作史，按辨证施治原则认为是湿热蕴蒸肌肤，结合发病部位给予清利湿热、通腑利尿、泻肝经实火等方法治疗，不到 1 个月时间而愈。

案3

赵某，女，26岁，工人。

初诊：1975年5月13日。两手素有湿疹，反复发作已数年。近日因接触化学药品，遍发红斑、丘疹、水疱，瘙痒，糜烂结痂，延及前臂。曾用癣药水，使病情加重。再到某医院皮肤科诊治，外涂可的松、地塞米松、氟轻松等药膏，注射葡萄糖酸钙、硫代硫酸钠等皆不效。日前正是急性发作，水疱满布，部分红肿糜烂，大便2日未行，口干渴。苔薄舌红，脉弦细。拟清热利湿。

处方：细生地黄12g　京赤芍9g　粉丹皮9g　茵陈12g　蒲公英30g　生大黄9g，后下　苦参12g　白茅根30g　生甘草3g

外用上药煎第3次湿敷患处，每日3次，5剂。

二诊：5月18日。皮损大部减轻，惟仍瘙痒。尚有小水疱。津水已少，有的已结痂。前方加白鲜皮12g。外用青黛散，麻油调后外搽患处。

三诊：5月5日。皮肤干燥脱屑，瘙痒减轻，基本痊愈。龙胆泻肝丸9g（分吞）。地龙片，每日3次，每次5片。外用黄柏冷霜搽患处。

[**按**] 湿疹一病，门诊病例颇多。内服中药，效果明显。除辨证施治外，尚需注意外用药的应用。红肿、糜烂、出水，可用中药第3次煎汤湿敷。约1个月炎症控制，即改用青黛散麻油调搽，可获收湿止痒、清热解毒之效。应用时，可日搽多次，不致使糜烂处结痂，渗出不畅。

（以上录自《顾伯华学术经验集》）

万 友 生
（倡寒温统一）

【医家简介】

万友生（1917～2003），别号松涛，江西省新建县西山乡人，国家级著名老中医、国务院特殊津帖专家。曾任省卫生厅中医科负责人，省中医药研究所所长，江西中医学院教授，中华中医学会第一、二届常务理事等职，倾毕生精力提出寒温统一的外感热病理论体系，在全国中医学术界独树一帜。

相关著作：《伤寒知要》、《寒温统一论》、《热病学》等。

【主要学术思想和主张】

万友生治学崇尚张仲景《伤寒论》和吴鞠通《温病条辨》，兼采上自《内经》、《难经》，下及历代寒温各家学说之长，极力倡导寒温统一。万氏对在《伤寒论》基础上发展起来的温病各家学说的研究中发现，几乎每一位有成就的温病学家，都是在对《伤寒论》作了精深的研究之后，发现其对温病论述之不足而予以补充完善的。温病各家著作中，处处显露出完善《伤寒论》的用心。作为《伤寒论》的继续发展，温病各家学说在外感热病热化证方面的成就是超越了《伤寒论》的。在深入研究了寒、温各自的理论之后，发现寒、温两说实为一个事物的两个方面，前人分别发现、发展了它的一面。时至今日，我们理应予以综合，使其完整。为此，万氏晚年致力于伤寒与温病的病因病机及其内在联系的探讨，试图从基本理论上使其归于统一。发现伤寒与温病在各自发病的外因（外五淫毒、外五疫毒）、内因（内五淫邪、内五体质）及其疾病的发生、发展规律等方面均有密切的内在联系。万氏在从事寒温统一的理论与临床研究过程中，深切地感到，外感热病常因复杂的内伤情况而影响着热病的发展过程和转归，而大多数的内伤热病又常常由外感热病诱发，或病程中兼夹着外感热病。并认为这正是仲景外感伤寒与内伤杂病汇合，著成《伤寒杂病论》的主旨所在。万氏在《论热病的寒温统一和内外统一》一文中，历述外感热病与内伤热病的内在联系，指出在外感热病中常可见到气郁、食滞、痰积、血瘀发热和气虚、血虚、阴虚、阳虚发热等内伤热病，从而明确地提出了热病内外统一的学术主张。

【精选案例】

案1

胡某某，男，50岁。

初诊：1991年6月20日。患湿疹20余年，近7、8年加剧。现仍疮疹遍全身，下半身尤密，呈对称性，如黄豆大，出水，化脓，痒甚，夏重冬轻，喜凉恶热，头顶灼热，面赤，大便时秘，秘则湿疹加重。纳佳，寐安，舌红苔白黄腻，脉象滑数。投以犀角地黄汤合五味消毒饮、二妙散加减。

水牛角粉50g，布包煎汤代水煎药　生地黄30g　赤白芍各30g　牡丹皮15g　金银花30g　连翘30g　紫草15g　菊花15g　紫花地丁30g　土茯苓50g　苦参30g　赤小豆30g　蛇床子15g　生甘草15g　生大黄5g

7剂。

二诊：7月6日。服上方后，自觉平稳，嘱守方坚持长服。

三诊：8月29日。连服上方35剂，手肘部疮疹稍见减退，守上方再进。另嘱常食三豆（绿豆、赤小豆、薏苡仁汤）。

四诊：9月14日。再进上方至今，旧疹显见减退，新疹较少发生、脉已不数，守上方去白芍，加重苍术为30g，更加蒲公英、丹参各30g，泽兰15g，桃仁、红花各10g，再进。

五诊：10月29日。服上方30剂，前10剂即明显见效，疱疹减退，疹色转黑，尤以两肘部为显著，背、腹及大小腿外亦见减退，头顶灼热基本消失，大便软烂成堆不成条，黑，每日2行，尿黄。前些日子有时右少腹微痛欲便（白天在吃三豆汤后），但近几日未痛，舌苔减退现仅根部黄腻，守四诊方加重泽兰为30g，更加青木香15g再进。

六诊：1992年1月4日。服上方80剂，头面手（肘前）足（膝下）疱疹明显减退，尤以两手为著。惟有时脘腹闷痛，大便微溏，不饥不欲食，时吐清水（服药后），守上方加减。

焦苍术15g　厚朴15g　陈皮15g　甘草10g　生薏苡仁30g　土茯苓30g　赤小豆30g　金银花30g　皂角刺30g　连翘30g　菊花15g　紫花地丁15g　蒲公英15g　生大黄5g　白鲜皮15g　刺蒺藜15g　广木香15g　青木香15g　山楂30g　六曲10g　谷麦芽各30g　鸡内金15g

七诊：1月24日。服上方9剂，脘腹闷痛已除，矢气多，食欲好转，但仍不饥，今日大便转硬成条，自觉有"火气"上冒，面部潮红较甚，小便有急胀灼热感，守六诊方去苍术、厚朴、广木香，加重大黄为10g，更加水牛角粉30g，赤芍30g，生地黄15g，牡丹皮15g，木通15g，车前草30g，白茅根30g。

八诊：2月16日。上方服至春节前暂停。现旧疹继续好转，尤以上半身为著，旧疹不再出水、化脓，亦基本不痒（仅有少部分微痒），新疹极少发生，近日仅见脓疱2个，其中1个已自消退，"火气"上冒已减退，头顶前部已不灼热，守七诊方加丹参30g，泽兰30g，桃仁10g，红花10g再进。

九诊：3月29日。旧疹色变黑，凸起疱渐平，新疹偶有个别发生，但不出水，不痒，早起及上午面色正常，下午仍潮红，头顶灼热程度减轻，范围缩小。大便日3行，软烂不成条（曾停药2天即便秘，便秘时即左腹微有胀痛，便通则无），近日不饥，纳少乏味，尤其晚餐不想吃（早、午餐正常），守上方加减。

水牛角粉30g　生地黄15g　赤芍15g　牡丹皮15g　丹参30g　泽兰30g　桃仁10g　红花10g　金银花30g　连翘30g　菊花15g　紫花地丁15g　蒲公英30g　土茯苓30g　生薏苡仁30g　赤小豆30g　白茅根30g　皂角刺30g　生大黄5g　太子参30g　焦白术15g　云茯苓30g　甘草10g　陈皮15g　山楂30g　六曲10g　谷麦芽各30g　鸡内金15g

十诊：5月17日。服上方至今，疱疹显著减退，新疹未再发生，面红已退，胃纳已转正常，大便日3行，软烂色黄黑，守九诊方加苦参15g再进。

十一诊：6月28日。服上方至今，胸背及左手凸起的旧疱疹已平复，新疹未再发生。近日血脂较高，两目发蒙，守上方加重山楂为50g，菊花为30g，更加密蒙花15g再进。

十二诊：9月8日。服上方至今，病情稳定好转，守上方加减。

金银花30g 连翘30g 菊花30g 蒲公英30g 紫花地丁30g 密蒙花15g 枸杞子30g 生地黄15g 赤芍15g 牡丹皮15g 苦参15g 黄柏10g 黄连10g 生大黄10g 生薏苡仁30g 赤小豆30g 土茯苓30g 焦苍术15g 黄芪30g 太子参30g 白术15g 生甘草15g 陈皮15g 山楂50g

服上方至1992年底，湿疹痊愈。虽然1993年春节后，曾因重感冒而轻度复发过，但仍守服上方治愈。

[按] 本例素体健壮，患顽固湿疹20余年，多方医治少效，因思此病极其顽固，非一般剂量简单方药所能胜任。幸其体素健壮，不妨以复方大剂一试以观察之。初诊据其湿中热毒炽盛，湿遏热伏，血热沸腾，上冲外溢的湿疹遍布全身，身热恶热，头顶灼热，面赤便秘，舌红苔黄，脉数等症，认为法当祛湿清热解毒，凉血散瘀并通利二便使邪有出路，而投以大剂二妙散、五味消毒饮、犀角地黄汤合方加通便利尿等药。此方由6月20日服至9月14日，旧疹显见减退，新疹较少发生；守方再加活血化瘀药，继续服至1992年1月14日，湿疹显著减退。但因久服寒凉药，致伤脾胃中气，出现脘腹闷痛，大便微溏，不饥不欲食，时吐清水等症，因于原方中去犀角地黄汤，改二妙散为平胃散，并加自制五消饮，以燥湿醒脾，健运中气。此方服至1月24日，脘腹闷痛解除，大便转硬成条，食欲好转，脾胃情况显见改善。但因平胃散药温燥助火，自觉又有火气上冲，面部潮红较甚（前此已见消退），乃即于上方中去平胃散，再加犀角地黄汤。此方服至2月16日，湿疹继续减退，尤以上半身为著，旧疹不再出水、化脓，基本不痒，新疹极少发生，火气上冲减退，头顶前部已不灼热，守上方继续服至3月29日，湿疹继续减退，但近日又不饥纳少乏味，大便软烂不成条，日3行，即于上方中加入异功散以健补中气。此方服至5月17日胃纳即转正常。此后仍守上方加减，调治到1992年底，湿疹始告痊愈。本例顽固湿疹之所以能取得痊愈的结果，虽然主要取决于理法方药对证，但如果患者不能长期坚持大剂量服用，也是难以根治的。

（以上录自《万友生医案选》）

何 任
（精研《金匮》，长于疑难）

【医家简介】

何任（1921～2012），字祈令，别署湛园，浙江杭州人。1940年毕业于上海新中国医学院。后随父学中医。曾开业行医。1955 年后，历任浙江省中医进修学校副校长、校长，浙江中医学院教授、副院长、院长，中华全国中医学会第二届常务理事、浙江分会会长。喜用"金匮方"，对湿温急症以及胃脘痛、崩漏等疑难杂病疗效显著。2009 年获得首届"国医大师"称号。

相关著作：《实用中医学》、《医摘便览》、《金匮要略通俗讲话》、《金匮要略归纳表》、《医宗金鉴四诊心法白话解》、《金匮要略新解》、《何任医案选》、《金匮要略提要便读》、《何任医论选》等。

【主要学术思想和主张】

何任潜心于《金匮要略》的研究，认为《金匮要略》为中医四大经典著作之一，是最早的内科杂病方书，具有很高的临床实用价值。但因年代久远，文辞晦涩，错讹颇多，亟待整理研究。有感于此，40 余年来，何任从理论到临床，孜孜不倦地对该著作进行研究，取得了丰硕成果，成为研究《金匮要略》的知名专家。在临床上，他以内科、妇科为主，对疑难重症多以经方取效。

【精选案例】

案

沈某某，女，成年，1975 年 8 月 14 日初诊。

周身湿疹瘙痒，黄水样分泌，兼有高血压。治以除湿清热。

防风 4.5g　生地黄 12g　土茯苓 12g　连翘 9g　金银花 9g　地肤子 9g　白鲜皮 9g　牡丹皮 6g　蝉蜕 3g　刺蒺藜 9g　黄柏 12g　红花 3g　甘草 3g　赤芍 6g

4 剂。

二诊：8 月 18 日。药后周身瘙痒渐瘥，稠水已无，失眠为时已久，胃纳较展。

生地黄 12g　土茯苓 12g　连翘 9g　金银花 9g　地肤子 9g　白鲜皮 9g　牡丹皮 9g　蝉蜕 3g　刺蒺藜 9g　黄柏 12g　红花 3g　甘草 3g　防风 4.5g　焦枣仁 12g

7 剂。

三诊：8 月 24 日。祛风湿，原方加减再进。

防风 4.5g　生地黄 12g　土茯苓 12g　连翘 6g　忍冬藤 9g　地肤子 9g　白鲜皮 9g　牡丹皮 9g　蝉蜕 3g　刺蒺藜 9g　黄柏 12g　红花 3g　甘草 3g　赤芍 6g

7 剂。

[按] 本例全身出现皮疹作痒，且分泌稠水，以痒属风，水属湿，湿热互结，外受风邪，发于皮肤，而成湿疹。方中防风祛风胜湿；蝉蜕、白蒺藜散风热而止痒；金银花、连翘清热解毒；牡丹皮、赤芍凉血泄火；白鲜皮、地肤子清热除湿止痒；黄柏清湿热而泻火邪；土茯苓除湿解毒而利小便；红花活血，促进皮

肤血行。全方具有清热利湿，祛风止痒之功，为治疗湿疹瘙痒的有效方剂。

（以上录自《何任医案选》）

张志礼
（中西合璧，融会贯通）

【医家简介】

参见第 34 页。

【主要学术思想和主张】

张志礼认为湿疹"本源于湿，再源于热，湿热互结，化燥伤阴"。在此认识的基础上，把湿疹分为以下三型辨证施治。

（1）湿热内蕴，热盛于湿（热盛型）。本型发病急，病程短，相当于急性湿疹或慢性湿疹急性发作。局部皮损潮红焮热肿胀，继而粟疹成片或水疱密集，渗液流津，瘙痒无休，抓破后痒痛相兼。患者常感身热心烦，口渴思饮，大便秘结，小便短赤。舌质红，苔黄腻，脉弦滑数。证属素有蕴湿，郁久化热，湿热互结，热盛于湿。治法清热利湿，解毒止痒。

（2）湿热内蕴，湿重于热（湿盛型）。本型多见于亚急性湿疹。发病较缓，皮疹以丘疹、丘疱疹及小水疱为主，潮红较轻，水肿明显，抓后糜烂渗出较多。常伴身倦乏力、胸腹胀满、纳食不香等症，大便不干或先干后溏，小便清长。舌质淡，苔白或白腻，脉滑或弦滑。证属湿热内蕴，脾虚运化失职，湿盛于热。治法清脾利湿，佐以清热。

（3）血虚风燥型。本型多见于慢性湿疹，病程日久、皮损粗糙肥厚，有明显瘙痒，表面可有抓痕、血痂、苔藓化及色素沉着。除瘙痒和局部不适外，患者全身症状不明显，可有身倦乏力、食纳不香、下肢沉重等症状。舌质淡，舌体胖，苔白，脉沉缓或滑。证属血虚风燥，肌肤失养。治法健脾养血，祛风润燥。

【验方效方】

⊙ 方一　清热利湿，解毒止痒法

生石膏 30g　板蓝根 30g　龙胆草 10g　黄芩 10g　车前草 30g　生地黄 30g　牡丹皮 15g　赤芍 15g　马齿苋 30g　六一散 30g

⊙ 方二　清脾利湿，佐以清热法

生白术 10g　生枳壳 10g　生薏苡仁 30g　生芡实 10g　生扁豆 10g　生黄柏 10g

生栀子 10g　　生地黄 30g　　黄芩 10g　　赤苓皮 15g　　车前子 15g　　车前草 30g　　泽泻 15g
茵陈 30g　　白鲜皮 30g　　苦参 15g

○ **方三　健脾除湿，养血润肤法**

白术 10g　　枳壳 10g　　薏苡仁 30g　　扁豆 10g　　厚朴 10g　　生地黄 15g　　赤苓皮 15g
冬瓜皮 15g　　马齿苋 30g　　车前子 15g　　泽泻 15g　　白鲜皮 30g　　苦参 15g　　赤芍 15g
当归 10g　　丹参 15g

○ **方四　健脾养血，祛风润燥法**

党参 10g　　茯苓 10g　　白术 10g　　陈皮 10g　　当归 10g　　丹参 15g　　鸡血藤 15g　　赤
白芍各 10g　　生地黄 15g　　白鲜皮 30g　　苦参 15g

【精选案例】

案 1

刘某，男，34 岁，1991 年 5 月 14 日初诊。

病史：2 周前饮酒后周身出丘疹水疱，瘙痒流水，日夜不安，伴口苦恶心、腹胀纳呆、饮食不香、身倦头晕、大便不干，近几天加重，皮损糜烂渗液加重。

查体：躯干四肢有多数大片红斑水肿性皮损，表面可见丘疹、水疱糜烂渗液，少数区域结痂脱屑，多处皮损黏附卫生纸纸屑及污垢。舌质淡，苔白腻，脉弦滑。

西医诊断：亚急性湿疹。

中医辨证：湿热内蕴，湿重于热。

治则：清脾除湿，佐以清热。

方药：白术 10g　　枳壳 10g　　薏苡仁 30g　　赤苓皮 15g　　冬瓜皮 15g　　白鲜皮 30g
苦参 15g　　车前子 15g　　泽泻 15g　　茵陈 30g　　黄芩 10g　　栀子 10g　　六一散 30g

外用：马齿苋、黄柏各 30g 煎汤放温湿敷。

服上方 3 剂后，二诊见皮损水肿减轻，渗液明显减少，痒减轻，可入睡数小时。又服 4 剂后痒止，糜烂逐渐平复，渗液止。再服 7 剂，诸症全消。皮损脱屑，临床治愈。

案 2

常某某，女，48 岁，1988 年 9 月 18 日初诊。

病史：患者双手、双下肢起疹已 10 余年，时轻时重，迁延不愈。近日双乳房下方又起类似皮疹，瘙痒，抓后流水结痂。自觉下肢沉重，并时有浮肿。口淡无味，不渴，腹胀便溏，白带多而清稀。

查体：双手腕、手背、手指及小腿、乳房下方等处皮肤散布指甲至核桃大小的肥厚浸润性斑块，色素沉着，表面轻度糜烂渗出，部分皮损结痂脱屑并可见抓痕血痂。舌质淡，舌体胖嫩有齿痕，苔白腻，脉沉缓。

西医诊断：慢性湿疹。

中医辨证：脾虚运化失职，水湿蕴阻肌肤。

治则：健脾除湿，润肤止痒。

方药：白术 10g　茯苓 15g　薏苡仁 30g　枳壳 10g　车前子 15g　泽泻 15g　厚朴 10g　陈皮 10g　白鲜皮 30g　苦参 15g　防己 10g　赤石脂 30g　首乌藤 30g　丹参 15g　片姜黄 10g　木瓜 10g

外用：局部用 5% 黑豆馏油膏与黄连膏混匀外擦于干燥肥厚皮损处，用甘草油调祛湿散外用于轻度糜烂性皮损处。

服上方 14 剂后，二诊瘙痒减轻，皮损变薄，已无糜烂渗出。于前方去车前子、白鲜皮，加当归 10g，鸡血藤 15g。

服上方 28 剂后，三诊皮损基本平复，已不甚痒。继以除湿丸调理月余而愈。

[按] 以上 2 例西医诊断分别为亚急性和慢性湿疹，其共同特点为皮损潮红不明显而肥厚浸润掺杂糜烂、渗出及瘙痒较突出，全身情况表现为时有腹胀、便溏、小便清长，脉弦滑或缓，舌淡苔白，证属脾虚湿盛，湿重于热，故治以健脾除湿为主，佐以清热。湿盛困脾者，应以清脾除湿为主，方用生白术、生枳壳、生薏苡仁、生芡实等，再以大剂量茵陈、车前子利湿清热，佐以黄芩、栀子清肺及三焦之热；而对脾虚湿盛者，则应以健脾利湿为主，多用炒白术、炒枳壳、炒薏苡仁、厚朴、陈皮、扁豆、山药等，佐以丹参、首乌藤等养血润肤之品，方能药到病除。

案 3

邵某某，男，11 个月，1983 年 5 月 27 日初诊。

病史：父母代诉患儿生后不久头部出红疹，痒，渐扩展到面、颈、胸、腹。近日皮损加重，湿润流水，遇热痒甚，烦躁哭闹。患儿系母乳加牛奶喂养，纳可，大便干结，小便短赤。

查体：面部潮红，颜面、头皮、颈、胸腹部多处粟粒状红斑丘疹水疱，部分融合成片，部分破溃呈鲜红色糜烂面，渗液较多，部分结有黄色痂皮。舌质红，花剥苔，地图舌，脉微数。

西医诊断：婴儿湿疹。

中医辨证：脾胃积滞，湿热蕴蒸。

治则：清脾消导，清热除湿。

方药：生白术 3g　生枳壳 3g　生薏苡仁 10g　炒莱菔子 3g　焦四仙各 3g　焦栀子 3g　黄芩 3g　马齿苋 15g　白鲜皮 10g

外用马齿苋每日 30g 煎汤湿敷后，用甘草油调祛湿散外擦。并每晚服苯海拉明 6.25mg。

服上方 7 剂后，二诊见颜面、头皮渗出减少，皮损逐渐干燥，大便正常，已能安静入睡。汤方继服，对面颈部皮损改用黄连膏外擦。再服 7 剂，皮损逐渐消退，痒缓解，大便通畅，又服 7 剂，基本痊愈。

[按] 湿盛型多见纤瘦弱营养不良婴儿，纳食不香，大便溏泄，皮疹为淡红或暗红色斑片，有时流稀水，结污秽厚痂皮。治法健脾利湿，佐以清热。处方为白术、薏苡仁、焦三仙、厚朴、陈皮、枳壳、车前子、槐花、白鲜皮、炙甘草。用量根据小儿体重加减。方中白术、炙甘草健脾燥湿；厚朴、枳壳、陈皮、焦三仙理气和中导滞；车前子、白鲜皮清热利湿；槐花清热凉血解毒。本型湿疹多因患儿饮食不当，胃肠积滞，湿热蕴蒸，给予理气导滞药物可使滞热得去，湿热得解。临症时应注意内服方中苦寒药物不宜多用，应以甘寒清热药物为主。又因婴儿湿疹多与"伤食"、消化不良有关，故常佐以消导之品。

（以上录自《张志礼皮肤病医案选萃》）

刘弼臣
（精于五脏证治，突出从肺论治）

【医家简介】

刘弼臣（1925～2008），江苏省扬州市人。著名中医儿科专家、儿科教育家。曾任北京中医药大学东直门医院儿科研究室主任、教授。北京中医药大学终身教授。国务院首批享受政府特殊津贴的专家、国家教委确定的全国 9 位中医终身教授之一。中医儿科学会名誉会长，全国中医药高等教育学会儿科分会理事长，全国中医儿科科研成果评审会主任。从事中医儿科医疗、教育、科研工作达 60 年之久，医德高尚医术高超，国内誉为"东方小儿王"。

相关著作：《中医儿科治疗大成》、《刘弼臣临床经验辑要》、《中医儿科经典选释》、《刘弼臣用药心得十讲》等。

【主要学术思想和主张】

刘弼臣在中医理论方面造诣颇深，对《内经》、《难经》、《伤寒论》、《神农本草经》、《温病条辨》等经典著作，以及各家学说均有深入研究和精深体会。他善于继承和融会历代医家之长，对钱乙、万密斋的学术思想尤为重视，在五脏证治方面进行了深入细致的钻研和探索，不但全面地继承，而且有所发扬和创新。他师古而不泥古，创新而不离经，因而逐渐形成了自己独特的"精于五脏证治，突出从肺论治"的学术思想体系。对于一些疑难杂症，经过多年的临床研究，形成了独到的治疗方法。他往往不循常规，独辟蹊径，独具匠心，化生新意，从常人意想不到处入手，每多巧发而奇中，收到意想不到的效果。

【精选案例】

案1

赵某，男，8个月，1993年8月18日初诊。患儿为人工喂养奶粉，自生后2个月起即出现耳后细小红丘疹，散在分布，继而形成水疱、渗液、糜烂，最后结成淡黄色薄痂。皮肤瘙痒难忍，患儿烦躁夜眠不安，大便干燥。经多方治疗，效果不明显，今慕名前来求治。

查体：舌质红，苔黄腻，指纹紫滞至风关。证属湿热内蕴，复感风热邪毒而发于肌肤。治疗宜以清热利湿，活血解毒，祛风止痒为法，方选自拟荆翘散加减。

处方：芥穗5g 连翘10g 露蜂房10g 刺猬皮10g 白蒺藜10g 防风10g 苦参10g 半枝莲15g 蝉蜕5g 当归10g 泽泻10g 制大黄10g

7剂，水煎服，每日1剂。

二诊：患儿皮肤瘙痒减轻，夜眠较前明显好转，大便已调。耳后皮损呈黄白色鳞屑，仍有痒感，局部有抓痕，舌质仍偏红，苔白，脉细数。湿热已清，病久血虚生风，治疗宜以养血祛风，佐以清泻余热，方选三黄四物汤加减。

处方：黄连1.5g 黄芩10g 黄柏5g 当归10g 生地黄10g 赤白芍各10g 川芎5g 芥穗5g 连翘10g 防风10g 蝉蜕5g 白蒺藜10g

7剂，水煎服，每日1剂。

服上药后，耳后皮损已愈，皮肤瘙痒已除，纳食可，二便调，睡眠好，家长电告痊愈。

（以上录自《中国百年百名中医临床家丛书·刘弼臣》）

案2

王某，女，8岁，1993年2月17日初诊。患儿自1991年2月起周身出现米粒状红色丘疹，剧烈瘙痒，遍用中西内服和外用之药，均未效。每于入冬则稍有缓解，尚可忍受。立春之后复又加剧，夏秋尤甚。纳可，小便黄，大便调。

查体：周身皮肤满布粟粒状红色丘疹，顶部见有白尖，皮疹融合成片，满布搔痕及血痂。舌质红，苔黄腻，脉滑数。

诊断：顽固性湿疹。证属风热内蕴、外发肌肤。治宜解表清里，祛风止痒。方用自拟"荆翘饮"加减。

荆芥、连翘、僵蚕、白蒺藜、葛根、刺猬皮、当归、淡竹叶、木通各10g 蝉蜕3g 露蜂房6g 赤芍15g 灯心草1g 黄连1.5g

3剂，水煎服。

二诊（2月24日）：3剂后，瘙痒已止，皮疹减轻，颜色转淡。舌质红，苔薄白，皮肤见有暗淡的粟粒状丘疹及痂疹，未见搔痕，脉滑。风热渐退，余邪未尽。上方去黄连、葛根、刺猬皮、露蜂房，加生地黄、生山楂各15g，钩藤10g。水煎服，每日1剂。

三诊（3月16日）：服上方半月，皮疹全部消退，皮肤正常，二便调，舌脉平和。为防止复发，原方加减继进半月以巩固疗效。追访2个月，未再复发。

[按] 本例湿疹2年未愈，实属顽症痼疾。刘老抓住风热内蕴，外发肌表的症结，内清外透，使邪无藏身之地，同时重用清热利尿之药，给邪以出路，然后佐用四物汤养血熄风，防其复发。

（徐荣谦．刘弼臣教授学术思想及临床经验简介（续六）．中国农村医学，1997）

第六章 荨麻疹

朱丹溪
（倡导滋阴，擅治杂病）

【医家简介】

参见第 1 页。

【主要学术思想和主张】

参见第 1 页。

【精选案例】

案

朱丹溪治朱院君，三十余，久患瘾疹，身痹而紫色，与防风通圣散加牛蒡子，为极细末，每一钱，水盏半，入姜汁，令辣，煎食热饮之。

（录自《古今医案按》）

汪 机
（喜校古籍，博采众长）

【医家简介】

汪机（1463～1539），字省之，别号石山居士，祁门城内朴墅人。其家世代行医，祖父汪轮、父亲汪渭均为名医。汪机少时勤攻经史，后因母长期患病，其父多方医治无效，遂抛弃科举功名之心，随父学医。他努力钻研诸家医学经典，取各家之长，融会贯通，医术日精，很快便青出于蓝而胜于蓝。不仅治愈了母亲头痛呕吐的疾病，且"行医数十年，活人数万计"，医学著述 10 余部，《明史李时珍传》说："吴县张颐、祁门汪机、杞县李可大、常熟缪希雍，皆精医术"，为当时名冠全国的 4 位医学大师，新安医学奠基人。

相关著作：《石山医案》、《伤寒选录》、《医学原理》、《运气易览》、《续素问钞》、《针灸问对》、《脉决刊误集》、《推求师意》、《外科理例》、《痘治理辨》、《本草会编》、《医读》、《内经补注》等。

【主要学术思想和主张】

汪机在学术上，既受金元各家影响，又不拘一格。其著作最显著的特点是善于汇集各家之说，在阐发中医基础理论方面有独到的见解，由此也奠定了汪机一代名医和新安医学奠基人的位置。

【精选案例】

案

汪石山治一人，年逾六十，形瘦苍紫，夜常身痒，搔之热蒸，皮肉磊如豆粒，痒止热散，肉磊亦消。医用乌药顺气、升麻和气等，不效。诊之，脉皆细濡近驶，曰：此血虚血热也。而为顺气和血，所谓诛罚无辜，治非所宜。遂以生地黄、玄参、白蒺藜、归、芎、芪、芍、黄芩、甘草、陈皮煎服，月余而愈。

（录自《古今医案按》）

叶 天 士

（倡温热，博采众长）

【医家简介】

叶天士（1667～1746），名桂，号香岩。清代苏州（今江苏省苏州。一说清·吴县）人，对温热病甚有研究，奠定了中医学"温病学"基础，创立了温热学派。四大温病学家之一。

相关著作：《临证指南医案》、《温热论》等。

【主要学术思想和主张】

叶天士从小熟读《内经》、《难经》等古籍，对历代名家之书也旁搜博采。不仅孜孜不倦，而且谦逊向贤；不仅博览群书，而且虚怀若谷、善学他人长处。叶天士信守"三人行必有我师"的古训，只要比自己高明的医生，他都愿意行弟子礼拜之为师；一听到某位医生有专长，就欣然而往，必待学成后始归。从12～18岁，他先后拜过师的名医就有17人，其中包括周扬俊、王子接等著名医家，无怪后人称其"师门深广"。叶氏临症"治方不出成见，其治病多奇中"效果很好，其特长：一是治疗时疫传染病；二是治疗痧痘。他根据自己的临床经验，在辨证施治方面，勇于打破前人常规，因而疗效很好。如他治疗痧痘的方法，就和当时一般医生常用的理法方药不同，小儿高烧物理降温（将患儿置于铺席子的泥土地上）的最早记载，就出自叶氏的著作。

【精选案例】

案1

某（19岁），风块瘙痒，咳嗽腹痛，邪着表里，当用双和。

牛蒡子　杏仁　连翘　桔梗　桑枝　象贝母

煎药送通圣丸。

案2

尹，环口燥裂而痛，头面身半以上，发出瘾疹赤纹，乃阳明血热，久蕴成毒。瘦人偏热，颇有是症。何谓医人不识，犀角地黄汤。

案3

江，温邪自利。瘾疹（温邪内陷）。

黄芩　连翘　牛蒡子　桔梗　香豉　薄荷　杏仁　橘红　通草

案4

陈，凉风外受，内郁热伏，身发瘾疹，便解血腻，烦渴，得汗，仅解外风，在里热滞未和，大便仍有积滞，清里极是，但半岁未啖谷食，胃弱易变惊症，少少与药（郁热内伏）。

藿香梗　川连　黄芩　生白芍　淡竹叶　广陈皮　滑石　炒楂肉

（以上录自《临证指南医案》）

案5

顾（48岁）。五六月间，气候温热，地泛潮湿，六气之邪，其时湿热为盛。凡湿伤气，热亦伤气，邪入气分，未及入血，瘾疹瘙痒，其色仍白，气分郁痹之湿邪也（气分血分辨析分明示后学看病良法）。病人说汗出，或进食后疹即旋发，邪留阳明，阳明主肌肉，医称曰风，愈以散药，不分气血，邪混入血分，疹色变赤，此邪较初感又深一层矣。

飞滑石　石膏　紫花地丁　寒水石　白鲜皮　三角胡麻　生干首乌　木防己

案6

陆（38岁）。血脉有热，外冷袭腠，气血不和，凝涩肌隧，遂见瘾疹。凡痛多属冷闭，痒由热熏，渺小之恙久发，欲除根不易。平时调理，忌食腥浊，发时用凉膈散，2日愈时，用和血熄风。

连翘　生甘草　炒黑山栀　赤芍　薄荷　桔梗　枯芩　生大黄

接用丸方，黑豆皮汤丸：何首乌　胡麻　当归　松节　茯苓　地肤子

（以上录自《徐批叶天士晚年方案真本》）

陈莲舫

（擅述医理，治法圆机，用药轻灵）

【医家简介】

参见第 5 页。

【主要学术思想和主张】

参见第 5 页。

【精选案例】

案

沈，左。真阴内亏，气火为炽，火本热，热生风，上扰清空，头蒙烘烘，耳鸣目涩，甚至风从外越，时起风块，风火走窜，肉瞤不宁，腹痛热炽。种种肝肾内虚，龙雷失潜，脉见细弦，治以镇养。

西洋参　抱木神　杭菊花　石决明　霜桑叶　苍龙齿　黑料豆　双钩藤　黑芝麻　元精石　生白芍　白蒺藜　荷叶边　洋青铅

（录自《陈莲舫医案》

蒲 辅 周

（精通医理，注重时令）

【医家简介】

参见第 75 页。

【主要学术思想和主张】

参见第 75 页。

【精选案例】

案 1

肖某某，女，24 岁，1963 年 2 月 8 日初诊。1 个多月前开始突然周身出现"风疹块"，现仍成片而痒，遇风痒甚，以头面、颈部为显，局部皮肤红肿、发热，无脓疱及痂皮，但搔破流水，皮肤干燥，饮食尚佳，大便常秘结，小便及月经正常，心烦尤以肤痒时显，无汗出，脉浮弦细数，舌红无苔，属血热兼风，治宜清血祛风。

处方：荆芥4.5g　僵蚕9g　蝉蜕6g　苍耳子9g　白蒺藜9g　地肤子9g　胡麻仁9g　菊花6g　玄参6g　细生地9g　炒栀子6g　羌活3g　白附子3g

服5剂。另用牙皂60g，煮水洗。

2月20日二诊：服药后症状略减，遇风或热时尚有成片皮疹出现而发痒，食纳及二便正常。脉浮数，舌正无苔，仍宜祛风兼清血热。

处方：荆芥3g　防风3g　柴胡3g　羌独活各3g　土茯苓9g　桔梗3g　川芎3g　连翘3g　炒枳壳3g　前胡3g　甘草3g　蝉蜕6g　蜂房6g　紫草3g　升麻3g

服7剂。另用益母草60g，地肤子60g煎水洗。

2月28日三诊：药后痒疹大减，食纳、二便正常，脉舌无变化，原方加赤芍6g，地肤子6g，知母4.5g，红花3g，服5剂。

3月5日四诊：痒疹已基本消失，但皮肤仍干燥，眠不佳，食纳、二便正常，脉弦缓，舌正无苔，风邪已解，宜养阴润燥，以清余焰，用豨莶丸180g，每日早晚各服9g，桑椹膏1瓶，每日晚上用9g。开水冲化送豨莶丸。药后疹消。

[按] 本例系荨麻疹，中医学中称"风丹"、"瘾疹"、"风疹块"等名。《医宗金鉴》称"由汗出受风，或露卧乘凉，风邪多中表虚之人，初起皮肤作痒，次发扁疙瘩，形如豆瓣，堆累成片……。"其病原来自外因风邪所致，而西医学认为是过敏体质的一种变态反应。据本例患者，系皮腠虚，受风而发疹，风蓄而化燥，影响营血，所以治疗以清血祛风，逐渐奏效，最后以养阴润燥而告愈。

（录自《蒲辅周医案》）

案2

周某，男，50岁，1965年4月24日初诊。周身发风疹块已3个月余，皮肤痒甚，用镇静剂及抗过敏药，效果不显著。脉弦缓，舌红后根黄苔腻。属血燥兼风，治宜养血、祛风、利湿。

处方：细生地12g　骨碎补6g　白蒺藜9g　羌活3g　蝉蜕3g　胡麻仁炒，9g　豨莶草9g　地骨皮6g　炒丹皮3g　蜂房6g　荷叶9g　地肤子6g

5剂。1剂2煎，共取200ml，蜂蜜60g（冲），分早晚2次温服。

4月29日二诊：服2剂后，风疹块发出较多，再服3剂，则渐好转，皮肤瘙痒减轻，但夜间较重，食纳较佳，大小便正常。脉如前，黄腻苔减退。

原方加玄参6g，5剂，煎服法同前。

外洗方：地肤子30g，苦参30g，蜂房15g，荆芥15g，水煎去渣，兑入浴盆洗，2剂。治疗而愈。

[按] 风疹块多从风治，可用荆防败毒散、消风散、胡麻散加减，外洗方可

用浮萍、豨莶草、蛇床子、苍耳子、防风。本例发病已3个月，化热化燥，故合用生地黄、牡丹皮、地骨皮、胡麻仁凉血润燥。

（录自《蒲辅周医疗经验集》）

赵 炳 南
（重湿热，调阴阳，学不泥古）

【医家简介】

参见第9页。

【主要学术思想和主张】

赵炳南认为，本病相当于中医学中所述之"痦瘟"或"瘾疹"，一般分为急性、慢性两大类。本病的发生多因七情内伤，机体阴阳失调，营卫失和，卫外不固复感风邪而诱发；或因食膏粱厚味、荤腥动风之物，脾胃滞热，再感风邪而发。若平素体弱，阴血不足，阴虚生内热，血虚生风；或反复发作，气血被耗，风邪侵袭而致。从而可知风邪是本病发病的主要条件，而"风为百病之长，善行而数变"，风与寒相合而为风寒之邪；与热相合而为风热之邪，风寒、风热在一定条件下又可以相互转化，风寒、风热之邪客于肌肤皮毛腠理之间，"则起风瘙瘾疹"。赵老根据长期的临床经验，将本病大致分为以下几个类型。

（1）风热型（多见于急性荨麻疹）：全身或暴露部位出现风团样扁平皮疹，稍高于皮面，呈红色或粉红色，剧痒，兼见头痛、发热、心烦口渴、大便干、小便赤等症。舌质红、苔薄白或白腻，脉滑数。治宜辛凉解表、疏风止痒，可用荆芥穗、防风、薄荷、浮萍疏风解表；牡丹皮、干生地凉血清热；金银花、牛蒡子、甘草清热解毒；黄芩清上焦之热；蝉蜕祛风止痒。或桑叶、菊花、薄荷散风热，清火；金银花、连翘清热解毒；牡丹皮清热凉血；甘草和中；杏仁、防风开腠理，散风热，止痒。

（2）风寒型（多见于慢性荨麻疹）：全身泛发粉白色、粉红色风团样扁平丘疹，作痒，遇风、遇冷加剧，或兼有发热畏寒、无汗身痛、口不渴等症，脉浮紧，苔白。法宜辛温透表，疏风止痒。可用麻黄、杏仁、荆芥开腠理，解肌发汗；牡丹皮和营血；干姜皮温中散风寒，且走肌肤；防风、浮萍散风；陈皮、甘草调胃和中；白鲜皮去内伏之蕴湿，配以蝉蜕更加强散风止痒之功。

（3）滞热受风型（多见于急性荨麻疹）：风团、风疹持续不已，反复发作，疹块或白或赤，奇痒不眠，并有中脘痞满、纳呆、胸闷、嗳腐吞酸、嘈杂恶心或腹痛等症。大便干燥秘结，小便红赤。脉沉涩。舌苔白厚或腻。法宜表里双解，可用防风、荆芥穗、金银花清热解表散风；赤芍活血和营；地肤子去中州之湿，止痒润肤；大黄苦寒泻热，荡涤肠胃；厚朴苦温行气，清肠胃之滞；甘草和中缓其力，而不过伤其气；茯苓健脾助气。表里、气血、三焦通治之剂，汗不伤表，下不伤里，表里双解。

（4）血虚受风型（多见于慢性荨麻疹、皮疹反复发作）：多见午后或入夜加重，而午前或后半夜则轻。兼见头晕、头重、腰酸、体倦、失眠、多梦等症。脉沉细而缓，舌质淡或红润，净无苔。法宜益气养血，疏散风邪。可用生芪、当归、生地黄、何首乌、赤白芍补气养血以扶正；麻黄、芥穗、防风、刺蒺藜疏表散风止痒以治标。

【验方效方】

方一　辛凉解表，疏风止痒

荆芥穗6g　防风6g　金银花12g　牛蒡子9g　牡丹皮6g　浮萍6g　干生地9g　薄荷4.5g　黄芩9g　蝉蜕3g　生甘草6g

方二　辛温透表，疏风止痒

麻黄3g　杏仁4.5g　干姜皮3g　防风6g　浮萍4.5g　白鲜皮15g　芥穗6g　蝉蜕4.5g　陈皮9g　牡丹皮9g　生甘草6g

方三　表里双解

防风9g　金银花15g　地肤子18g　芥穗9g　大黄4.5g　厚朴9g　茯苓9g　赤芍9g　甘草9g

方四　益气养血，疏散风邪

生地黄30g　当归15g　赤白芍各18g　何首乌15g　生芪15g　防风9g　芥穗9g　刺蒺藜15g　麻黄9g

【精选案例】

案1

张某某，39岁，男，1965年6月30日入院。

主诉：身上起疙瘩，时起时没1个月余，全身泛发。

现病史：1个月前因患胃疼，曾在某诊所服药（药名不详），当晚即开始在下肢发生大片红斑，剧痒，抓后更多。以后继续经某诊所治疗，服药打针多次，一直未愈。自诉发病开始曾有前臂、手部生大小"疱"历史，后在诊所服用"磺胺"药，全身即泛发红斑。今洗澡出汗后受风，皮疹弥蔓全身瘙痒难忍而入院治疗。全身自觉发热，口干，纳呆，小便短赤，大便3日未行。

检查：体温38.7℃。全身泛发大小不等扁平隆起的风团，颜面潮红，斑块之间布满索条状抓痕及血痂。

西医诊断：急性荨麻疹。

中医辨证：湿热内蕴，复感风热，风湿相搏，而为痦瘟。

立法：疏风，清热，止痒。

方药：荆芥6g　牛蒡子6g　连翘15g　赤芍9g　黄芩9g　当归12g　生石膏30g　白鲜皮30g　六一散包,15g　生大黄9g

7月1日服上方1剂后，部分皮疹已见消退，瘙痒减轻，体温恢复正常，大便仍秘结，舌红，脉弦滑数，原方加全瓜蒌30g，防风9g。7月2日皮疹基本消退，惟手掌部有少数皮疹，大便已畅，日解2次。脉弦滑，舌苔白。

处方：当归15g　生地15g　赤芍9g　防风6g　刺蒺藜30g　浮萍9g　蝉蜕4.5g　白鲜皮30g　地肤子30g

7月6日药后皮疹全部消退。继服浮萍丸90g，以巩固疗效。

[按]　本例开始疑为药疹，但从其皮损的形态以及诱发加重的因素来看（洗澡后汗出当风），最后诊断还是急性荨麻疹，治疗用风热型组方一加减。因其病程稍长，热盛已入里，所以加生石膏清气以除热；加生大黄通里以抽薪。待皮疹基本消退后，又佐以生地黄、当归养阴凉血和血。

案2

张某，男，40岁，1973年6月9日住院。

主诉：周身起红色风团伴有发烧4天。

现病史：4天前劳动后出汗较多，到室外乘凉受寒，下肢突然出现红色风团，臀部及腰部相继出现，昨天开始发冷、发烧，体温38℃左右，上肢及前胸、后背均起同样大片风团，4天来时起时落，但始终未能全部消退，头面部及上肢也感发胀、发红。风团初起时色淡，并高出皮肤表面，继而肿胀稍消，留有红斑，痒感特别明显，影响食欲及睡眠，大便干。1969年曾有类似发作，后来关节痛又引起化脓性关节炎，生病前未吃过其他药。

检查：体温38℃，内科检查未见明显异常。全身散在红色风团，新发皮疹高出皮面，陈旧性皮疹留有红斑，皮疹成大片不规则形，头面、躯干、四肢等处泛发，有明显瘙痒抓痕，头面部及上肢明显肿胀。化验检查均属正常。舌质正常，苔薄白，脉弦滑稍数。

西医诊断：急性荨麻疹。

中医辨证：内有蕴热，风寒束表，发为痦瘟。

立法：散风，清热，通里。

方药：荆芥9g　防风9g　黄芩9g　栀子9g　白鲜皮30g　地肤子30g　苦参15g

刺蒺藜 30g　车前子包，30g　泽泻 15g　川大黄 9g　全瓜蒌 30g

6月11日，服上方2剂后，体温恢复正常，全身皮疹大部分已消退，但仍有新起的小片风团，肿胀已消。再按前方去川大黄继服3剂。6月12日皮疹全部消退，夜间仅有散在新起小风团，其他均属正常，出院后继服3剂。经门诊随访，临床痊愈，未再复发。

[按]　本例为急性荨麻疹，偏于风寒，予荆防方加减。患者过去有荨麻疹病史，本次因感受风寒又复发作，寒邪部分化热入里，与内热搏结，故以散风凉血为主，佐以祛湿通里之剂，从法则上近乎表里双解，但仍以祛风邪为主。

案3

吴某某，女，19岁，1972年3月28日初诊。

主诉：发烧，身上起红斑瘙痒已3天。

现病史：3天前游泳以后回家受风，突然高烧怕冷，全身起风疹，颜色深红，痒感明显，遇风则加重。精神尚可，身倦，胃纳不佳，大便干而少，2、3日一行，尿色深黄。

检查：体温39.6℃，全身性红色斑疹，融合成大片，压之退色，痒感明显。舌苔薄白，脉象弦滑稍数。

西医诊断：急性荨麻疹。

中医辨证：里热外受风寒，发为㾦瘟。

立法：清热凉血，散风止痒。

方药：大青叶 30g　生石膏 30g　麻黄 3g　酒大黄 9g　紫草 15g　茜草 9g　大生地 30g　白茅根 30g　赤芍 9g　白鲜皮 30g　苦参 15g　薄荷后下，9g

3月3日：服上方1剂后，体温恢复正常，皮肤色红渐退，微痒，大便通畅，食纳好转。

处方：大青叶 30g　生石膏 30g　赤芍 9g　紫草 15g　茜草 9g　丹参 9g　生地 15g　白茅根 30g　薄荷 9g　川大黄 9g　玄参 9g

4月3日：上方服3剂，皮肤瘙痒已止，皮疹大部消退，躯干部只有散在红斑，形状不规则，上方佐以养阴凉血之剂。

大青叶 30g　赤芍 9g　紫草 15g　茜草 9g　丹参 9g　生地黄 9g　白茅根 15g　地肤子 9g　黄芩 9g　玄参 9g

4月6日：继服3剂后，又去游泳未再发病，随访3个月未再复发。

[按]　本例为急性荨麻疹，属内有滞热外受风寒。患者身倦、胃纳不佳，大便干而少，2、3日一行，尿黄赤，说明内有滞热。发病时值3月，天气尚凉，下河游泳出水后当风受寒，所以突然畏寒发热，全身起风团皮疹，色深紫，说明

热已灼伤阴血，所以用小剂辛温之麻黄开皮毛；薄荷辛凉散表祛邪；赤芍、紫草、茜草、生地黄、白茅根凉血活血；大青叶、生石膏清热化瘀；白鲜皮、苦参清热祛湿止痒；酒大黄通里导滞热，洁净腑，表里双解。体温虽高在39.5℃以上，药后1剂则体温恢复正常，大便已畅，表邪已解，里热已退。但血分之热未清，再以凉血活血、清热化瘀以收功。

案4

李某某，女，41岁，1971年2月10日初诊。

主诉：10余年来全身不断出现红疙瘩，痒甚。

现病史：患者10余年来，不断在四肢、躯干出现大片红色疙瘩，剧烈瘙痒，时起时落，每早晚发疹较重，无一定部位，特别是冬季晚上入寝后更重，夏日亦不间断，曾经多方面治疗不效。检查：四肢有散在指盖大或铜元大不整形之大片扁平隆起，淡红色。舌质淡，苔白，脉沉缓。

西医诊断：慢性荨麻疹。

中医辨证：先有蕴湿兼感风寒之邪化热，风寒湿热交杂，缠绵不去，发于皮肤。

立法：调和阴阳气血，兼以清热散寒，疏风祛湿。

方药：五加皮9g 桑白皮9g 地骨皮9g 牡丹皮9g 干姜皮9g 陈皮9g 扁豆皮9g 茯苓皮9g 白鲜皮9g 大腹皮9g 当归9g 浮萍9g

2月17日：进服上方7剂，皮疹明显减少，只是早上外出后仍有少数皮疹，晚上也基本不发。2月26日复诊，又继服4剂后，皮疹即完全不发；又服3剂，临床治愈。

[按] 本例是应用赵老医生的经验方多皮饮治疗的。此方对原因不明的慢性顽固性荨麻疹效果较好。方中五加皮辛能散风，温能除寒，苦能燥湿，配干姜皮、陈皮能除风湿散寒理气；桑白皮除肺热消肿利水；白鲜皮、牡丹皮、地骨皮可清热凉血；冬瓜皮、茯苓皮、大腹皮、扁豆皮能利水消肿除湿。复以浮萍散风解表于腠理；当归养血入血分，此二药沟通表里，调和阴阳气血。如属新感寒邪较重者，可重用干姜皮、陈皮；热邪较重者，可重用桑白皮、牡丹皮、地骨皮；湿邪较重者，可重用冬瓜皮、茯苓皮、大腹皮、扁豆皮；风邪重者，可重用五加皮或可加入防风3g。

（以上录自《赵炳南临床经验集》）

赵心波

（重视望诊，善用鲜药）

【医家简介】

参见第 99 页。

【主要学术思想和主张】

参见第 99 页。

【精选案例】

案

李某，男，14 岁。3 天来周身风团痒疹，头痛不食，精神倦怠，夜眠欠安，大便燥，小溲短，既往有风湿性关节炎史。舌苔黄，脉缓，为风热之邪，内郁营分，溢于肌表。发为痒疹。

立法：散风清热解毒。

方药：芥穗6g 薄荷3g 浮萍6g 连翘10g 生地黄10g 山栀子10g 生甘草5g 生石膏24g 麻黄1.5g 板蓝根10g 赤芍6g 蝉蜕5g 地肤子6g 防风5g

药服 3 剂，痒疹风团消失而病愈。

[**按**] 本病初期疗效易于明显，大便燥，小便赤，兼有苔黄，头痛，不食，考虑治疗以散风清热解毒，3 剂药后痒疹消失而病痊愈。设若荨麻疹时轻时重，已经用药过久，转致顽症，则疗效不会如此简单。凡属荨麻疹有便秘者皆可加用大黄；若因食物过敏而致者，则可考虑承气汤下之；若瘙痒激烈，烦躁不宁者，也可考虑加用白虎汤；若经常时发时愈者，也可考虑防风通圣汤加蝉蜕、僵蚕治之。

（录自《中国百年百名中医临床家丛书·赵心波》）

朱仁康

（重温病，衷中参西）

【医家简介】

参见第 21 页。

【主要学术思想和主张】

朱仁康在多年治疗本病积累经验中，初步探索到一些风疹规律，认为风疹的成因，不仅是外因引起，有不少是由于内因产生的，有的内因、外因相互影响，不能截然分开。一般急性期，多见风热、风湿两型，投以疏风清热或祛风胜湿之法，易于收效。至于慢性荨麻疹，多顽固难愈，必须仔细审证求因，方能得治。如风邪久郁未经发泄，可重用搜风药祛风外出。又如卫气失固，遇风着冷即起，则宜固卫御风。又有既有内因，复感外风触发者，如饮食失宜，脾虚失运，复感外风，而致胃疼、呕吐、腹痛、便泄，应予温中健脾，理气止痛。此外又有内因血热、血瘀致病者，血热生风，亦不少见，常见皮肤灼热刺痒，搔后立即掀起条痕，所谓外风引动内风，必须着重凉血清热，以熄内风。血瘀之证，由于瘀血阻于经络肌腠之间，营卫不和，发为风疹块，应着重活血祛风，所谓"治风先治血，血行风自灭"。更有寒热错杂之证，又当寒热兼治，总之病情比较复杂，应当详究，审证求因，庶能得治。

【验方效方】

◦ **方一 疏风清热，佐以凉血**

荆芥9g 防风9g 浮萍9g 蝉蜕6g 当归9g 赤芍9g 大青叶9g 黄芩9g

◦ **方二 固卫和营，御风散寒**

炙黄芪9g 防风9g 炒白术9g 桂枝9g 赤白芍各9g 生姜3片 大枣7枚 制附子9g

◦ **方三 祛风胜湿，佐以清热**

乌梢蛇9g 荆芥9g 防风9g 蝉蜕6g 羌活9g 白芷6g 黄芩9g 马尾连9g 金银花9g 连翘9g 生甘草6g

◦ **方四 健脾理气，祛风散寒**

苍术9g 陈皮6g 茯苓9g 泽泻9g 荆芥9g 防风9g 羌活9g 木香3g 乌药9g 生姜3片 大枣5枚

◦ **方五 凉血清热，祛风止痒**

生地黄30g 当归9g 荆芥9g 蝉蜕6g 苦参9g 白蒺藜9g 知母9g 生石膏30g 生甘草6g

◦ **方六 活血祛瘀，和营祛风**

归尾9g 赤芍9g 桃仁9g 红花9g 荆芥9g 蝉蜕6g 白蒺藜9g 生甘草6g

【精选案例】

案1

董某某，男，32岁，1970年9月10日初诊。

主诉：皮肤瘙痒，搔后起条痕，已半年有余。

现病史：半年来皮肤发热瘙痒，搔后立即呈条状隆起，尤以晚间为甚，稍有碰触，亦立刻发红隆起。

检查：背部作皮肤划痕试验（＋）。舌质红紫、苔净，脉弦滑带数。

西医诊断：人工荨麻疹。

中医辨证：瘀滞阻络，血瘀生风。

治则：活血祛风。

方药：归尾 9g　赤芍 9g　桃仁 9g　红花 9g　荆芥 9g　防风 9g　蝉蜕 6g　牡丹皮 9g　金银花 9g　五味子 9g　生甘草 6g

服上方 3 剂后，二诊皮肤瘙痒已轻，搔痕已不明显。嘱继服前方加茜草 9g，白蒺藜 9g，3 剂后治愈。

案 2

余某某，女，32 岁，1974 年 5 月 27 日初诊。

主诉：全身皮肤发痒，搔后随手起风团已半年。

现病史：半年来全身皮肤发痒，搔后随手起条索状风团，或散在小风团，曾服凉血清热方，诸症略减，但仍起。经血每月 2 行，量多，色红。

检查：皮肤划痕试验（＋），口舌糜烂。舌尖红起刺，苔净，脉细滑。

西医诊断：人工荨麻疹。

中医辨证：心经有火，血热生风。

治则：凉血消风。

方药：生地黄 30g　当归 9g　白蒺藜 9g　荆芥 9g　知母 9g　生石膏 30g　紫草 15g　赤芍 9g　玄参 9g　生甘草 6g

4 剂，水煎服。

二诊：（6 月 3 日）服上方 4 剂后瘙痒已轻，月经将临，宗前方佐以活血祛风。

方药：当归 9g　牡丹皮 9g　赤芍 9g　荆防风各 6g　白蒺藜 9g　蝉蜕 6g　甘草 6g　紫草 9g　桃仁 9g　红花 9g

三诊：（6 月 10 日）服上方 6 剂后，风瘾疹已少起，瘙痒亦减，经已来潮，未感腹疼，仍服前方 5 剂。1975 年 4 月底追踪复信：称前症已不起，近因服内科药，偶尔皮肤略痒，自服前方有效。

案 3

张某某，女，17 岁，1975 年 8 月 23 日初诊。

主诉：皮肤瘙痒，搔后条索状隆起已 1 年多。

现病史：1年多来，全身皮肤瘙痒，搔后即起成片风团或隆起呈条索状，尤以晚间受热时为甚，曾服抗过敏药及中药多剂，未见效果。

检查：遍体搔痕累累，皮肤划痕试验（＋）。舌质红，苔薄黄，脉沉细弦。

西医诊断：人工荨麻疹。

证属：风邪久郁，未经发泄。

治则：祛风清热。

方剂：乌蛇祛风汤。

方药：乌梢蛇9g　荆芥9g　防风9g　蝉蜕6g　羌活9g　白芷6g　黄芩9g　马尾连9g　金银花9g　连翘9g　生甘草6g

3剂，水煎服。

二诊：（8月30日）称服药后皮肤瘙痒已减轻，搔后风团亦少起，嘱继服原方6剂。

三诊：（9月9日）共服药9剂，皮肤已不痒，风团、划痕亦完全不起。

[按] 人工荨麻疹，又称划痕症，中医学称风瘾疹。上举3例，病程都在半年至1年以上，顽固难愈。根据中医辨证，其病因病机，各有不同。案1舌质紫红，有血瘀之症，故用活血祛风之法。案2根据其舌尖红起刺，口舌糜烂，有心火之名；月经1个月2行，亦为血热之证，两例均先以凉血消风，后佐用活血祛风之剂而获效。案3脉象沉弦细，舌红苔薄黄，证属风邪久郁，未经发泄，故以搜风清热而得治。说明同一病证，而治法不同，只要辨证明确，按证投药，就不难迎刃而解，短期获愈。

案4

何某某，男，40岁，1967年5月18日初诊。

主诉：全身出现风团1周，两小腿出现瘀斑5天。

现病史：1周来全身泛发风团，夜间尤甚，瘙痒无度，夜寐不安。近5日来两小腿伸侧出现紫红色瘀斑，无自觉症状，小腿部浮肿，伴有恶心呕吐。称1957年亦有类似之发作。曾注射维生素B$_{12}$、钙剂及内服酵母片、维生素C等，疗效不显。

检查：全身可见散在之风团，色红，两小腿伸侧可见密集之鲜红和暗红色瘀点，呈粟粒大小，高出于皮面。两踝部轻度浮肿。舌红，苔薄布，脉弦滑。

西医诊断：急性荨麻疹；过敏性紫癜。

中医辨证：风热伤营，血溢成斑。

治则：凉血、清热、消风。

方药：生地黄30g　丹参9g　赤芍9g　茜草9g　侧柏叶9g　黑山栀9g　大青叶9g　生石膏30g　荆芥9g　防风9g　忍冬藤15g

4 剂，水煎服。

二诊：（5 月 22 日）服上方 4 剂后，紫癜已趋消退，风团亦不再起，予以前方去石膏改生地黄 15g，服 3 剂后即愈。

[按] 本例急性荨麻疹，伴过敏性紫癜，由于风热伤营则血热，血热外溢则成斑，关键问题在于血热，治疗上应注重凉血清热，血热得清则斑自消，风块亦不起矣。

案 5

李某某，男，成人，1973 年 4 月 15 日初诊。

主诉：全身出现鲜红大片风团 10 个月。

现病史：从 1972 年 6 月开始全身起大片风团，呈鲜红色，一般下午出现，晨起才消，发无虚夕。先后间断服中药消风清热，固卫御风，健脾除湿等方均未见效。发作与饮食无关，大便干，隔日 1 行。

检查：全身可见散在大块风团，呈鲜红色。舌质红，苔薄黄，脉浮数。

西医诊断：慢性荨麻疹。

中医辨证：风邪外客，郁久化热，风热相搏，发为瘾疹。

治则：搜风清热。

方药：乌梢蛇 9g　蝉蜕 6g　马尾连 9g　黄芩 9g　金银花 9g　连翘 9g　生甘草 6g　羌活 6g　荆芥 9g　防风 9g　白芷 6g　大黄 6g，后下

5 剂，水煎服。

二诊：（4 月 20 日）服上方 5 剂后，开始加重，后即明显减轻。继服上方 5 剂。

三诊：（4 月 25 日）药后偶起风团，患者因工作忙，服汤药有困难，要求服成药。予以小败毒膏 5 瓶。日服半瓶以巩固疗效，药后 3 年，不复再起。

[按] 本例风瘾疹先后 10 个月，虽方药遍尝，犹发无虚夕，谆以风邪久羁，郁而化热，改进搜风清热之剂，乌梢蛇、蝉蜕、荆芥、羌活、白芷搜剔风邪从肌表而出，故初服时加重，佐以黄芩、黄连、金银花、连翘、大黄、甘草通腑泄热；亦是表里双解之法。5 剂后减轻，10 剂后即不再复发。

案 6

沈某某，女，25 岁，1963 年 7 月 12 日初诊。

主诉：全身泛发风团 3 年。

现病史：在 1957 年 4 月感全身发痒，搔后皮肤即呈条索状隆起，3 天后才消失，以后每年发作 1 次，发作前未服过任何药物或特殊饮食。1960 年初冬，骤然全身起风团，睡在被窝内即消退，起床即发，奇痒难忍。卧床 2 周逐渐痊愈。从

1961年10月2日起，即每日泛发风团，连眼结膜、口腔、阴道均发。曾先后服中药30剂、抗过敏药物、自血疗法、针灸、钙剂等，疗效均不著。平时怕热，喜冷饮，容易出汗，汗出后及用冷、热水洗后均易起。与饮食关系不大。

检查：全身散在大小不等之风团，色红，皮肤划痕试验阴性。舌尖红，苔净，脉弦滑。

西医诊断：慢性荨麻疹。

证属：血热内盛，肌热腠开，汗出当风，风邪外袭。

治则：凉血清热，消风固卫。

药用：牡丹皮9g　赤芍9g　蝉蜕6g　制僵蚕9g　白蒺藜9g　防风9g　白术9g　黄芪9g　忍冬藤12g　木通3g

4剂，水煎服。

二诊：（7月16日）服上方4剂后，已起不多，接服10剂后，风团即不再起。

1964年7月20日：事隔1年，因感冒咳嗽3个月未愈，继发风团小片，形如麻豆。谅以肺主皮毛，卫气失固，外风又袭，先以宣肺化痰，佐以固卫御风。

药用：荆芥9g　蝉蜕6g　牛蒡子9g　杏仁9g　桔梗3g　前胡9g　黄芪6g　炒白术9g　防风9g

复诊：（7月27日）服上方7剂后，咳嗽已轻，汗出多，仍起风团。舌淡，苔薄白，脉沉细。改以固卫御风。

防风9g　黄芪9g　炒白术9g　桂枝6g　蝉蜕6g　炙僵蚕9g　陈皮6g　茯苓9g　甘草6g

3剂后即未再起。

[按] 本例发病的规律是起床即起风块，睡在被窝内即退，又汗出后即起，表现有怕风现象。谅因卫外失固，汗出腠开，外风易袭所致。又以皮疹色红，舌尖红，渴喜热饮，里有血热之象，故以凉血清热，消风固卫，药后即不发。隔年又因感冒咳嗽后引起风块发作，则为肺失清肃，卫气失固。治则是先投肃肺化痰为主，后以固卫御风为主，10剂后即治愈。

案7

郝某某，男，23岁，1975年8月1日初诊。

主诉：全身出现风团反复发作已10余年。

现病史：于10年前出现风团，每年发作1次，服药不久即愈。即近年来发作频繁，每月1次，发时呕吐、腹痛、大便溏泄。自诉有十二指肠溃疡病，至今胃纳欠佳。

检查：全身可见散在风团，色较淡。舌淡，苔薄白，脉缓滑。

西医诊断：慢性荨麻疹（肠胃型）。

证属：脾胃湿胜，外受于风。

治则：健脾除湿，理气固表。

药用：苍术9g　陈皮6g　猪茯苓各9g　泽泻9g　木香3g　乌药9g　防风9g　羌活9g　黄芪9g　炒白术9g

5剂。

3个月后来称：药后迄今前症未起。

案8

郭某某，男，29岁，1967年5月15日初诊。

主诉：反复起风瘾疹4个月余。

现病史：去冬开始，每逢寒冷刺激，即于颜面、四肢裸露部位起风疹块，近4个月来几乎每日发作，伴有关节酸楚不适。曾服抗过敏药物，注射钙剂，内服中药浮萍丸、紫云风丸、防风通圣丸及凉血消风等中药，均未奏效。舌淡红，苔薄白，脉弦细。

西医诊断：冷激性荨麻疹。

证属：营卫不和，风寒外袭。

治则：调营固卫，祛风散寒。

方药：当归9g　丹参9g　赤芍9g　黄芪9g　防风9g　炒白术9g　麻黄9g　桂枝9g　蝉蜕6g　羌活9g　甘草6g

二诊：（5月19日）服前方4剂后，已少起，关节疼轻，脉舌同前，前方加生姜3片，水煎服。

三诊：（6月1日）服前方8剂，于手臂、头面露出部位，稍有冷热不调，仍起风团，前方赤芍改用白芍9g，服药4剂后，有明显好转，风团已基本不发。

四诊：（7月1日）于阴湿天气，两手腕处，尚起少数小片风团，原方去黄芪加荆芥9g，赤苓9g，服药5剂后痊愈。

[按]本例为冷激性荨麻疹，吹风着冷即起，中医学认为由于营卫不和，风寒易袭，属于风寒型。以前所服药物，如浮萍丸、紫云风丸、防风通圣丸之类，治一般风热型风瘾疹较有效，而对此例，药未对症，因此无效。必须着重调营固卫，庶能奏效。

案9

耿某某，女，42岁，1973年12月5日初诊。

主诉：全身出现大片风团2个月。

现病史：2个月来全身经常出现大片风团，如碗口大，瘙痒无度，服药未效。

检查：全身可见散在大片风团，大者如碗口，颜色不红，以头面、四肢为多。舌淡，苔白腻，脉弦滑。

西医诊断：慢性荨麻疹。

证属：风湿之气，蕴于皮腠。

治则：祛风除湿。

药用：荆芥9g　蝉蜕6g　浮萍9g　苍术9g　陈皮9g　茯苓皮9g　赤芍9g　白鲜皮9g　地肤子9g

服上方3剂后即不起风团。

1974年9月12日二诊：曾经吃了鱼腥发风动气之物，又起风块，焮红而痒，舌质红，苔薄黄腻，脉弦滑带数。

证属：风热袭于腠理，营卫不和（风热型）。

治则：疏风清热。

药用：荆芥、防风各9g　浮萍9g　蝉蜕6g　大青叶9g　当归9g　赤芍9g　黄芩9g　苍术9g

服药3剂后即减轻，继服3剂即痊愈。

［按］本例2年内发作瘾疹前后2次，前1次，症见大块风团，颜色不红，舌淡，苔白腻，脉弦滑，属于风湿型，故以祛风除湿，3剂即愈；后1次发作，风块焮红而痒，舌红，苔黄腻，脉弦滑带数，证属风热型，故以疏风清热，6剂后愈。中医着重辨证论治的特点，即在此。

（以上录自《朱仁康临床经验集》）

许履和
（强调"外科实从内出"）

【医家简介】
参见第27页。

【主要学术思想和主张】
参见第27页。

【精选案例】

案1

范某某，女，27岁。

初诊：风疹块起已4年，绵绵不绝。发时皮肤上起红色风团成片，瘙痒不止。

谅由风热留于血分所致。治风先治血，血行风自灭。用八味消风散主之。

桃仁10g　红花3g　细生地12g　牡丹皮10g　蝉蜕3g　炙全蝎10g　连翘10g　白鲜皮10g　苍耳子10g　地肤子10g　赤芍6g

5剂

二诊：服上药后，风疹未见，瘙痒亦止。嘱再服原方5剂，以后还有小反复。连治半月，病遂消匿。

[按] 风疹块相当于西医学的"荨麻疹"。八味消风散为班世民氏治疗荨麻疹、皮肤瘙痒症之验方，载于1963年3月号《江苏中医》，是由生地黄、连翘、红花、桃仁、白鲜皮、地肤子、僵蚕、蝉蜕所组成。其方祛风清热、凉血活血，治疗荨麻疹，确有一定疗效。方中妙在配用桃仁、红花活血化瘀，符合古人"治风先治血，血行风自灭"之意。

案2

一男孩，6岁。患风疹块已3年，每至冬季，一出户外，其病即发，头面手足等暴露部位，风疹成片，其色红赤，瘙痒无度，曾经多方治疗，不能根治。诊得患儿面色少华，唇舌皆红。

此卫气不足，血分有热，热则毛孔开张，更易招风，风与热合，淫溢皮肤，故风疹绵绵不已。治宜益气固表、疏风清热。

药用：党参10g　白术4.5g　防风4.5g　连翘10g　细生地12g　红花3g　桃仁4.5g　白鲜皮10g　地肤子10g　蝉蜕1.5g

用水煎服。服5剂，症状明显减轻。

服至29剂，风疹遂不复发。按此症血分有热，故用八味消风散以疏风清热，卫气不固，故合玉屏风散以益气固表，多表气得固，则邪无侵袭之机，是以病获痊愈。

案3

治一李姓病人，男，34岁。患风疹块已1个月，经用各种抗过敏药物注射、口服，未见动静。就诊时风疹满布周身，瘙痒不已，彻夜不寐，口干溲黄，观舌苔白而尖红，诊脉搏数而不静。

此由血分有热，风邪外侵，内外合邪，蕴于肌肤，故经久不愈。

药用：细生地12g　牡丹皮6g　赤芍9g　连翘9g　紫花地丁9g　茅根20g　稀莶草9g　海桐皮9g　苍耳子9g　浮萍5g　白鲜皮9g　角针5g

服3剂，症状明显好转。再服5剂，其病遂愈。

案4

治一章姓男孩，14岁。患风疹已2年，诸治无效。其症遍体起风疹，皮色正常，时隐时现。此属风邪袭于气分所致。乃用防风、豨莶草、海桐皮、浮萍、苍耳子、地肤子、荆芥、蝉蜕、白鲜皮、威灵仙、白蒺藜、角针、茅根等以表散风邪。服5剂，病即愈。若病久卫气不足者，可加黄芪、白术以固卫阳。

（以上录自《许履和外科医案医话集》）

顾伯华
（勤求古训，勇于创新）

【医家简介】

参见第30页。

【主要学术思想和主张】

《诸病源候论》中说："邪气客于皮肤，复逢风寒相折，则起风瘙瘾疹。"《疡医准绳》又云："夫风瘾疹者，由邪气客于皮肤，复遇风寒相搏，则为瘾疹。若赤疹者，由冷湿搏于肌中，风热结成赤疹，遇热则极，若冷则瘥也。白疹者，由于风气，搏于肌中，风冷结为白疹也，遇冷则极，或风中亦极，得晴明则瘥，着厚暖衣亦瘥也。"中医文献中的"瘾疹"即是荨麻疹，分为赤、白两种，和临床所见，颇相符合。《内经》有"少阳有余，病皮痹瘾疹"的记载。病因复杂，一般急性发作可分风热型，用消风散；风寒型，用桂枝汤加味；肠胃湿热型，宜祛风解表、通腑泄热，用防风通圣散合茵陈蒿汤加减。而慢性荨麻疹，反复发作，常年累月，不易根除，有的用调理冲任或大补气血可治好。

【验方效方】

◦ **乌梢蛇片**

乌梢蛇研粉，加适量赋型剂，轧片，每片含生药0.3g。

【精选案例】

案1

梁某，男，34岁。患者自1964年2月初遍体作痒发风疹块，并以头面部为甚大的皮损如手掌大，大部分皮损在24小时内隐退，小部分风团样损害要数日才能隐退，曾用西药片、驱虫药及中药散风清利、凉血清热之剂治疗，病情仍时作时止，且每遇暖或入晚必发。好发于颈、面、手及脚。舌苔黄腻尖红，脉滑数。

处方：绵茵陈60g，蒲公英30g，生甘草9g。

应用化湿清热之剂。1剂后，当晚即停发新疹。3剂后，皮疹全部隐退。为巩固效，又进3剂。随访14个月，未见再发。

案2

周某，女，30岁。

初诊：1974年3月14日。风疹块反复发作已3年多，曾用抗过敏、镇静剂及注射葡萄糖酸钙治疗均未效。来院服中药，先治以散风清热有效；后又发，再用凉血清热3剂，瘙痒减轻，仍有少发。因大便干结，用通里攻下法，也可取暂时之功，但不久病情如故。追问病史，患者生第2个小孩以后，月经不准，多先期，色紫红有黑块，经临小腹坠痛；有慢性肝炎病史。目前体瘦面黄暗，两颧淡红，口干欲饮，午后五心烦热，夜眠不安，时胁痛。苔薄黄舌质红，脉弦数。

肝胆湿热熏蒸肌肤，治仿当归龙荟丸之意。

处方：当归9g 龙胆草4.5g 黄芩12g 焦山栀9g 黄柏9g 胡黄连3g 生大黄9g，后下 煨木香4.5g 茵陈12g 平地木30g

二诊：3月20日。药后，口干、烦热、睡眠、胁痛、身痒皆有好转，但大便日行3次，风疹块仍有少发。惟药汁太苦，不愿续服，以丸药代之。建议月经前来复诊。

处方：龙胆泻肝丸9g（分吞），给10日量。

三诊：4月3日。将届经临，小腹胀满坠痛，两乳结块疼痛，情绪容易波动，心烦意乱，夜难成眠，口苦咽干，风疹块遍布，焮红、灼热，抓之即有划痕。苔薄黄舌尖满布红刺，脉弦滑数。肝胆湿热，心火偏旺。

拟芩连四物汤凉血清热、泻心火、调经脉。

处方：黄芩9g 胡黄连3g 生地黄15g 赤芍9g 当归9g 川芎4.5g 黄柏9g 川楝子9g 益母草30g 橘叶、橘核各9g

四诊：4月6日。自诉药后次日月经即来，量多紫红，胸胁、两乳、小腹胀痛明显减轻，风疹块已退，仍有口干唇燥、欲饮。苔薄舌红，脉弦细。火势渐退，阴津也伤。

拟养阴清热，活血化瘀。

处方：生地黄15g 麦冬12g 天花粉15g 栀子9g 黄芩9g 红花9g 桃仁泥9g 鸡血藤15g 王不留行12g 甘草3g

五诊：4月10日。经净，诸症皆减，风疹块不发，仍有口干、两乳结块疼痛。乳房两外上象限各有2cm×3cm索状块物，边界清楚，无结节。自诉月经前胀大，疼痛加重，经后缩小疼痛减轻。苔薄舌红，脉细数。

肝肾不足，内有虚火，冲任失调。拟调理清火兼顾。

处方：生熟地各12g 当归9g 赤白芍各9g 天花粉12g 女贞子9g 淫羊藿30g 肉苁蓉12g 柴胡4.5g 地骨皮12g 八月札12g 黄柏6g

以后均月经前重清火，经临兼活血，经后调理。治3个月，月经已调，风疹块不发，乳房结块消失。

[按] 本病例热象很重，确是表象，而冲任不调，肝肾不足，阴虚内热才是根本。根据不同情况，有时治标，有时治本，根据辨证施治确定治则，同时治愈荨麻疹、月经不调、乳腺小叶增生。

案3

李某，女，23岁。

初诊：1974年1月3日。风疹块反复发作已3个多月，初因秋后淋雨后而发，以后每遇到冷风一吹，暴露部位即起风团，瘙痒不堪，晚上更甚，被暖方止。曾静脉注射西药无效。近来发作时胃脘部疼痛，大便偏稀。检查：人体消瘦，面色㿠白，全身遍发蚕豆或核桃大小水肿性斑块，色白，压之无血色，部分融合成手掌大一片，以手、足、头面最多。苔薄白，脉濡细。实验室检查：血常规：轻度贫血。大便常规：未发现肠寄生虫卵。

证属营血不足，卫分不固，腠理开疏，风寒之邪，侵袭肌肤，营卫不和所致。拟养阴血，调营卫，祛风寒之邪。

处方：当归9g 鸡血藤15g 赤白芍各9g 小胡麻12g 川桂枝6g 生姜皮3g 炙甘草3g 白鲜皮9g 红枣5枚 饴糖1匙，冲服

二诊：1月10日。药后胃中舒服，疹发逐渐减少。惟大便仍溏薄，前方出入。上方去当归、白鲜皮，加党参12g，淮山药12g，焦白术9g。建议保暖，不要接触冷水，避免冷风吹。

三诊：1月20日。风团已停发。再拟固表祛风巩固之。

处方：玉屏风散9g（分吞）。乌梢蛇片，每次5片，每日2次。

后根治，没有发作。

[按] 本例即是典型的白㾦，用祛散风寒、调和营卫的桂枝汤加味，疗效显著。后用益气固表法巩固根治，说明"正气存内，邪不可干"是很有道理的。

（以上录自《顾伯华学术经验集》）

万友生

（倡寒温统一）

【医家简介】

参见第 121 页。

【主要学术思想和主张】

万友生认为，风团病因主要是"风"（既有外风，也有内风），病位主要在心肝血分，是由血分伏风所致。由于风性善行数变，去来无定，故风团时起时消而痒甚，并常因外感风邪或食鸡、虾、鱼、蟹等动风发病之物而引起。又因肝风内伏，常克脾土而致胃肠功能失常，故多伴有腹痛、泄泻或便闭、恶心呕吐、不思食等症。风为阳邪，久伏必致伤血而生热，故又多热象。风木克土，则脾虚而生湿，故又多兼湿象。这就是一般临床辨证论治风团着眼于血分风、湿、热的理由所在。也就是说，风团是血分伏风外发于皮肤之象，风胜故痒甚，热炽于表则风团色赤而皮肤灼热，热炽于里则心烦不寐大便秘结，湿感于表则风团色白而皮肤浮肿，湿感于里则腹痛胀满不思饮食。热偏胜的，多见舌苔黄脉滑数，久则耗伤阴血而致舌干红脉细数。湿偏胜的，多见舌苔白腻脉缓，久则损伤阳气而致舌滑润脉迟弱。西医认为本病一般是属于过敏反应，与个体易感有关，其诱发的因素较多，由于某些因素使皮肤组织内释放过多的组织胺，致使血管扩张，血浆渗出，造成皮肤暂时性局限性水肿（称为血管神经性水肿）。这和中医学所谓血分风湿热的理论基本是可以相通的。本病治疗原则，一般是从血分以祛风湿热邪。但因本病是由血分伏风而起，故又应以活血祛风为主，这就是前人所谓"治风先治血，血行风自灭"的意思。也就是说，风邪深伏血分，必须活血行血才能破其巢穴以除去之。若因外风引动的，则宜合用解表法以兼散外风。由于风为阳邪，深伏血分，久必伤血，血虚则生热而助风，故多热象，而应在活血祛风中凉血清热并养血平肝。至于治湿之法，湿泛于外的宜透宜利，湿盛于内的宜燥宜利，湿阻脾胃的宜运脾和胃，湿伤中气的宜补中益气（若由气虚发展到阳虚的，则应扶阳益气）。在活血祛风、凉血清热、养血平肝中，必须善于运用四物汤。

【验方效方】

⚬ 方一　鲜蒺四物汤

白鲜皮 30g　刺蒺藜 30g　当归 10g　赤白芍各 15g　川芎 5g　生地黄 15g

○ **方二** 防荆汤

防风 15g　荆芥 10g　薄荷 10g　葛根 30g　甘草 5g

【精选案例】

案1

范某某，男，32岁。

初诊：1977年7月27日。患荨麻疹已10年。风团发作有大、中、小之分，大发作每月必有一二次，风团大如鸡蛋，奇痒发躁，头面肿大；中发作每月必有四五次，风团大如蚕豆，亦奇痒发躁，但头面肿较微；小发作每隔二三日一次，风团大如绿豆，微痒不发躁，头面不肿。每次发作一般持续3天，因此，1个月之中，几无宁日，苦不堪言，每逢风团发作前夕，必有失眠，腹痛先兆。近年又患慢性阑尾炎，今夏急性发作，已于7月8日作手术治疗，术后发生肠粘连，现患处硬结疼痛不止，食欲不振，大便时结时溏，极易感冒而常嚏涕痰多，舌红根部苔黄腻，脉弦，投以自制鲜蒺四物汤加味。

白鲜皮 30g　刺蒺藜 30g　当归 10g　赤白芍各 15g　川芎 5g　生地黄 15g　丹参 30g　大血藤 15g　制乳没各 15g　山楂 30g　薄荷 15g

二诊：8月1日。服上方5剂，自云疗效显著，因在服药前，适逢风团中发作，随即服药，当天即被控制，不似过去一发即需持续3天，惟药后有呃逆反应。近日口味好转，胃纳增加，盲肠部硬结虽见软而疼痛较甚，守上方加延胡索、生蒲黄、五灵脂各 10g。

三诊：8月8日。服上方5剂，药下已无呃逆反应，盲肠部硬结基本消散，疼痛减轻，但有时腹痛欲便，前天腹泻4次，昨日减为2次，舌苔渐退。近日又感冒，鼻塞，咽喉干痛灼热，守上方加防风、桔梗、甘草各 10g，荆芥 5g，再进5剂。

四诊：8月12日。上方因配不齐而停药3天，风团又小发作，但不痒，服药即退去，近日药下又稍有呃逆反应。感冒渐除，咽喉不干痛，仍鼻塞。盲肠部硬结疼痛基本解除，纳佳。胃脘和左少腹部有时微痛，大便日行2次，粪软不稀。守上方出入。

防风 10g　荆芥 5g　薄荷 10g　甘草 5g　丹参 15g　大活血 15g　制乳没各 15g　广木香 10g　青木香 10g　山楂肉 15g　六曲 10g　谷麦芽各 15g

五诊：8月20日。服上方5剂，感冒尚未全除，仍鼻塞流涕，口淡纳差，脘腹微痛，便溏日2行。守上方加减。

生黄芪 30g　防风 15g　白术 15g　葛根 15g　薄荷 10g　当归 10g　川芎 10g　赤白芍各 10g　延胡索 10g　制乳没各 15g　广木香 10g　砂仁 10g　白蔻仁 10g　青木香 15g

六诊：8月29日。服上方5剂，脘腹痛减大半，盲肠部在安静时已无不适感，只是按之微痛而已。感冒基本解除，鼻塞见好。近时风团只小发2次，而且较前轻微，眠食均佳，舌苔已退，脉已不弦。守上方加减。

当归10g　川芎5g　赤白芍各10g　生地黄15g　薄荷10g　白鲜皮30g　刺蒺藜30g　丹参15g　大活血15g　山楂肉15g　制乳没各15g　延胡索10g　青木香15g　生黄芪24g　防风12g　白术10g

七诊：9月5日。服上方5剂，昨晚风团似欲大发作，但只出了五六个黄豆大的小风团，虽发躁但不痒。又从前日下午起腹中阵痛六七分钟后，不断隐痛到今日，天亮时矢气多，上午大便3次，先硬后溏，口淡，恶心，不思饮食，胃脘有梗阻感，下午大便1次而量少。守上方加减。

白鲜皮15g　刺蒺藜15g　山楂肉15g　麦芽15g　神曲10g　广木香10g　青木香15g　青皮10g　砂仁10g　白蔻仁10g　陈皮15g　生姜10g　枳壳10g

八诊：9月13日。服上方5剂，风团仅小发作2次，自云腹痛则发风团，风团发透则腹痛自止，现腹已不痛，纳佳，大便成条色黄，有时带黏液陈状物，日行一二次，夜间时时吐痰，影响睡眠。守上方加减。

白鲜皮30g　刺蒺藜30g　当归10g　赤白芍各10g　川芎5g　生地15g　防风10g　荆芥5g　薄荷15g　葛根15g　半夏10g　陈皮10g　茯苓15g　甘草5g

九诊：9月22日。服上方5剂，9天来风团小发作3次，每次持续2小时左右，夜间吐痰大减，右少腹硬痛全除，但近日左少腹时痛，胸闷寐差，纳佳。守上方加减。

白鲜皮30g　刺蒺藜30g　当归10g　川芎5g　赤白芍各10g　生地黄15g　桔梗10g　枳壳10g　法半夏10g　陈皮10g　茯苓15g　甘草5g

十诊：10月9日。服上方2剂即出差，在外10天，风团只小发作1次，自云病已向愈，国庆节时曾试吃公鸡几块，亦未发作，昨日试行冷水浴后亦无恙（这在过去必大发作），胸闷吐痰已减去十之八九，左少腹痛亦渐除，精神眠食均佳，守上方加减以善后。

[按] 此例患者的风团极其顽固，经治2个月才获痊愈。在处理本例风木克土的脾胃不和中，合用了加减保和丸和中助运、行气导滞；由于患者极易感冒，而用了自制防荆汤以祛外风和玉屏风散以固补卫气；又因多痰，而合用了二陈汤以化痰，这都起到了良好的辅助作用。还有一点值得指出的是，本例风团欲发时必先腹痛，而在风团发透时则腹痛即止。这是因为血分伏风内动，在风团欲发未发时，木郁土中，胃肠气机不利，故腹痛，而在风团发透时，风木之气疏达于外，胃肠气机亦随之而通利，故腹痛即止。这可以说是本案血分伏风由里出表的

生动体现。至于本例荨麻疹合并慢性阑尾炎术后的肠粘连，则属瘀血为患，故经加用蒲黄、五灵脂、延胡索、乳香、没药、丹参、红藤等活血化瘀药后，即迅速解除，而这些活血化瘀药对于风团也是颇为有利的。

案2

聂某某，女，54岁。

初诊：1990年11月7日。患风团多年，时起时伏。近又复发，遍及全身，瘙痒难忍。经常"上火"，面红，耳鸣，牙疼，双目干涩冒火，手足心热甚。又患背腰硬痛，难以转侧。平素大便稀溏日七八行，有不禁感，无里急后重，每次便量不多，面目虚浮，舌红苔少，脉弦。投以自制鲜蒺四物汤加味。

白鲜皮30g　刺蒺藜30g　当归10g　川芎5g　赤白芍各30g　生地黄30g　牡丹皮15g　葛根100g　山药50g　莲子50g

二诊：1991年2月28日。服上方后。风团即消失，背腰硬痛亦减轻，遂自停药后，风团未再发作。近日又有复发之势，时时"上火"，守上方加重白鲜皮、刺蒺藜各为50g，再进4剂。

三诊：1992年4月15日。患者面告自服上方后，风团至今未复发过。

[**按**] 本案的风团鲜蒺四物汤证之所以加入葛根、山药、莲子以升发中气，固补脾胃，是因兼有便溏日七八行且有不禁感的脾气下陷之证。之所以重用葛根至100g，则是因为伴有背腰硬痛难以转侧的筋脉失养的拘急之证，故重用以柔润筋脉而止痛。

案3

龚某某，男，38岁。

初诊：1973年12月27日。久患荨麻疹，上月病发持续至今未已，每天下午即作，傍晚渐甚，夜间遍及全身，直至天亮始渐消退，食欲不振，有时腹痛，舌红苔黄，稍细数。投以鲜蒺四物汤加减。

白鲜皮30g　刺蒺藜30g　生地15g　牡丹皮10g　赤芍10g　红花5g　金银花15g　连翘10g　防风15g　荆芥10g　青木香10g　山楂30g　神曲10g　谷麦芽各15g

二诊：1974年1月1日。服上方3剂，风团明显减退，守上方加菊花15g，生甘草10g。

三诊：1977年9月26日。再服上方15剂，风团痊愈。为了巩固疗效，又自继服15剂，至今未曾复发过。

[**按**] 本例患者的风团下午即作，傍晚渐甚，夜间遍及全身，直至天亮始渐消退，显示病在血分。从舌红苔黄，脉细数来看，可见血分风热较甚。从食欲不振有时腹痛来看，可见风木克土，胃肠湿遏气滞。因此，方用白鲜皮、刺蒺藜为

主，既合当归、生地黄、赤芍、牡丹皮、红花的凉血清热，活血化瘀，又合防风、荆芥、金银花、菊花、连翘以祛风湿热邪，还配合青木香的芳香以化湿浊而行气滞（李时珍《本草纲目》载青木香能治瘙痒），和山楂、神曲、谷麦芽以助运化（其中山楂还能和血化瘀，治身痒）。从患者坚持服用此方，1个月而病获痊愈未再复发来看，可见此方的组合是恰中病机的。

案4

李某某，男，37岁。

初诊：1991年3月18日。患荨麻疹近1年，时作时止，近时剧作，通身满布，瘙痒难忍，平素形寒易感，舌淡胖，苔白腻。投以自制鲜蒺桂麻各半汤。

桂枝15g　麻黄15g　赤白芍各15g　杏仁15g　甘草10g　生姜5片　红枣10枚
白鲜皮50g　刺蒺藜50g

5剂。

二诊：3月23日。风团大减，昨日饮酒后较甚，守上方再进5剂。

三诊：4月2日。风团减而复增，改投自制鲜蒺四物汤合玉屏风散加味。

白鲜皮30g　刺蒺藜30g　当归10g　川芎5g　赤白芍各15g　生地黄15g　黄芪30g　白术15g　防风15g　荆芥10g　路路通30g　蛇床子15g　地肤子30g　乌梅15g
五味子15g

5剂。

四诊：4月6日。风团基本消失（前昨2日全身只起了一二个风团），守上方再进5剂。

五诊：4月11日。风团全部消失，守上方再进5剂以巩固疗效。

[按] 本案的风团初因平素形寒易感，舌淡胖、苔白腻，而采用了自制鲜蒺桂麻各半汤方，但服后减而复增，乃改投鲜蒺四物汤合玉屏风散以固补卫气，连服10剂而愈。由此可见，风团表虚易感、荣卫不和而血分风湿热邪较甚的，非鲜蒺四物汤合玉屏风散难以奏效。鲜蒺桂麻各半汤和荣卫之力虽有余，但消除血分风湿热邪之力不足，所以本例服后风团减而复增。

案5

李某，女，5岁，1991年4月8日初诊。患风团三四年，时作时止，每于冬春季节发作。此次发作已月余，头面红疹密布，瘙痒不已。平素易感，近又感冒咳嗽，舌根苔微黄，脉缓。投以自制鲜蒺桂麻各半汤。

桂枝5g　赤白芍各5g　麻黄5g　杏仁5g　甘草5g　生姜3片　红枣5枚　白鲜皮15g　刺蒺藜15g

4月11日二诊：服上方3剂，风团消退大半，守上方再进4剂。

4月15三诊：风团续减，守上方加重白鲜皮、刺蒺藜各为30g，再进3剂。

4月18日四诊：风团基本痊愈，守上方再进7剂以收功。

案6

阎某，男，40岁。

初诊：1973年9月14日。久患荨麻疹，近时剧作，全身风团瘙痒难忍，胸闷腹胀，脘腹剧痛，尤以右胁和脐周围为甚，口苦或淡，不思饮食，时时恶心，食入即吐，四肢酸软无力，难以站立行走，大便溏软，小便短少，舌红苔白黄腻，脉细。投以自制鲜蒺保和汤。

白鲜皮30g　刺蒺藜30g　山楂肉30g　麦芽30g　青木香30g　车前草30g　白芍30g　青皮10g　六曲10g　枳壳10g　莱菔子15g　郁金15g　夏枯草15g

二诊：9月17日。服上方第1剂头煎，腹痛加剧一阵，渐缓解以至消失，接服2煎，胸闷见舒，右胁痛大减，能站立起来走几步去解小便，并能喝点稀粥，风团明显减退。再进第2剂后，风团续减，只是深夜2时许两腿酸痛躁热，发了一些风团，胃纳已开，每餐能进米饭2小碗，但仍稍有胸闷腹胀脐周围痛，并有肠鸣，口苦。再进第3剂后，风团续减，二便基本正常，但右胁及脐腹仍有微痛，右腰疼痛，自云口苦口臭恶心比较突出，守上方加黄芩10g。

三诊：9月20日。服上方3剂，风团全部消失，只是有时肢体躁热发痒，阴囊亦痒且有紧缩感，口苦渐除，但仍口淡乏味，进苦甜食物即呕吐，精神、睡眠、二便正常，腹中舒适，有时腹胀，矢气即消，稍有头晕眼花，四肢酸软微痛，左半身稍感麻痹。守上方加减。

太子参30g　焦白术10g　茯苓15g　甘草5g　法半夏10g　陈皮15g　山楂肉30g　神曲10g　谷麦芽各15g　鸡内金10g　白鲜皮30g　刺蒺藜30g　桑寄生30g　桑枝30g

四诊：10月4日。服上方5剂，肢体皮肤痒减，阴囊痒止，食增神旺，已上班工作。但右腰仍痛，小便短少灼热，尿如米汤，守上方加车前草30g，白茅根30g，海金沙15g，萆薢15g，再进5剂。

患者自服上方后，病即痊愈。随访2年，未见复发。1975年9月间，因感胸闷腹胀，服木香槟榔丸缓解，风团微发，仍用方治愈。

[按] 本案的风团主要是风木克土的胃肠症状非常突出。从其风团遍布全身瘙痒难忍而胸胁脘腹闷胀剧痛尤以右胁和脐周围为甚，不思饮食，食入即吐，大便溏软，小便短少口苦苔白黄腻来看，显属肝木乘脾土，木郁土中，中气失运，胃肠气机阻滞而湿热内蕴所致。初诊即采用自制鲜蒺保和汤方，除重用白鲜皮和刺蒺藜从血分以祛风湿热邪外，并用郁金、青皮、青木香、夏枯

草、白芍、枳壳、莱菔子、山楂、神曲、麦芽以疏木平肝、运脾开胃、行气导滞，和车前草以清利湿热（亦能止痒）。此方连服 3 剂，风团即明显减退，同时，风木克土的胃肠症状亦迅速得到缓解。继因口苦口臭较甚，而在二诊时加入黄芩以清肝胃之热，再服 3 剂，风团全部消失，胸胁脘腹胀痛全除。但因中气未复，口味仍差，故在三、四诊时，改用六君子汤以补益脾胃中气为主，随症加味，继进 10 剂。而病获痊愈。本案风木克土的病情较为严重，脾胃受伤已甚，故虽风团发遍全身，而胃肠症状并不为减。由此可知，风木克土之证，病情矛盾的主要方面在木，则木得疏而土自和；如其主要矛盾方面在土，则必以和土为主兼疏木才能奏效。

（以上录自《万友生医案选》）

颜 正 华

（勤于临证，医药兼通）

【医家简介】

参见第 33 页。

【主要学术思想和主张】

参见第 33 页。

【精选案例】

案 1

翟某，男，35 岁，干部，1992 年 1 月 27 日初诊。患者患慢性荨麻疹 6 年，经医院验证对大豆等过敏。时轻时重，多方求治乏效，7 天前因外感风寒而加重。刻下全身新起红色疹点，间有暗色或搔破表皮或已结痂之旧斑疹。瘙痒不已，日轻夜重。口干咽痛，尿微黄，便干。舌尖红，苔薄黄，脉浮数。

证属风热入血，血瘀夹湿，兼有便秘。治以散风清热，凉血化瘀，利湿通便。

方药：荆芥 10g　防风 10g　蝉蜕 10g　刺蒺藜 10g　金银花 10g　连翘 10g　牡丹皮 10g　地肤子 12g　白鲜皮 12g　赤芍药 12g　干地黄 12g　土茯苓 30g　熟大黄 6g

7 剂。每日 1 剂，水煎服。

忌食辛辣油腻、鱼虾及大豆制品，戒酒。

二诊：药后斑疹及瘙痒均减，大便通畅，尿已不黄，纳食欠佳。原方去熟大黄，加瓜蒌 30g，紫草 15g，金银花、赤芍各加至 15g。10 剂。日 1 剂，水煎服。

三诊：斑疹又减，新疹仅出几个，纳食转佳，原方去瓜蒌，加决明子（打碎）30g，干地黄增至15g。10剂。日1剂，水煎服。

药尽10剂，疹点未增，至晚仍痒甚。

四诊、五诊仍以三诊方加减为治，其中干地黄递增至24g，紫草递增至30g。连服20剂，疹点未消尽，至晚仍瘙痒。

六诊之后，原方去防风、荆芥等，加红花10g，三七粉5g（分冲），连进20余剂，终使红疹与瘙痒基本消失。后因劳动出汗又发痒疹，但症状甚轻，原方再进仍效。

随访半年疗效稳定，未再大发。

[**按**] 颜师认为本案瘾疹瘙痒日久不愈，且日轻夜重，除风热入血外，还有瘀血及夹湿等，治疗应从多方面考虑。首先把散血分风热放在第一位，选用荆芥、防风、刺蒺藜、蝉蜕、金银花、连翘、地肤子等大量散风清热之品，以凉散血分风热。其次，按"治风先治血，血行风自灭"的观点，选用凉血活血的干地黄、赤芍、牡丹皮、熟大黄及紫草等，以促进血分风热之邪的早日消退，六诊又加温散活血之红花、三七等以增强药力。其三，兼以除湿，投土茯苓并合白鲜皮、地肤子等以利湿。其四，患者兼大便干，仍热结肠燥之征，此对热邪的清除非常不利，故初诊选泻热攻下的熟大黄，合滋阴润肠的干地黄，以润燥通肠泻热；二诊易大黄为全瓜蒌，三诊又易为决明子，乃防熟大黄攻泻太甚而伤正气。此外，颜师又反复告诫病人饮食宜忌，对本病的治疗也有一定作用。如此，风散、瘀化、热清、血凉、湿除，致敏原得避，痒疹自可向愈。

案2

王某，女，27岁，职员，1993年5月13日初诊。3个月来面颊及口唇周围红疹痒痛，此起彼伏，月经来前加重。刻下口唇周围红疹点点，面颊不明显，瘙痒。伴口干、无汗、大便不畅，尿黄。月经错后，量多色黑有块，已过1周未至。时腰痛，已带环1年。纳佳，舌红、苔薄白，脉细滑。

证属风热入血，血虚肝郁，治以凉血散风，养血疏肝。

方药：刺蒺藜12g　荆芥穗6g　金银花12g　连翘10g　牡丹皮10g　赤芍药12g
炒山栀10g　干地黄12g　当归6g　香附10g　益母草15g　泽兰10g

7剂。日1剂，水煎服。

忌食辛辣油腻及鱼腥发物，停用一切化妆品。

药尽7剂，经至，带经3天，量不多，色转红无块，腰痛减，红疹基本消失，大便欠畅。原方去香附、泽兰，加炒枳壳10g，川断12g，当归增至10g以巩固疗效。7剂。每日1剂，水煎服。

嘱咐其平时应当忌口，少用化妆品。经前不适可服加味逍遥丸，每次6g，每日2次。

随访半年，其按医嘱而行，未再复发。

[按] 本案因风热入血，血虚肝郁所致，颜师首用刺蒺藜、荆芥穗、金银花、连翘清散血分风热邪毒，继以牡丹皮、赤芍、炒栀子、生地黄、益母草、泽兰凉血活血祛风，再投香附、当归，并合生地黄、刺蒺藜、益母草、泽兰等养血疏肝调经。如此风邪散，热毒解，血行畅，肝郁疏，痒疹自除。此外，颜师详嘱宜忌，对痒疹的治疗和疗效的巩固也起到了不可低估的作用。

（录自《颜正华临证验案精选》）

张志礼

（中西合璧，融会贯通）

【医家简介】

参见第34页。

【主要学术思想和主张】

张志礼十分重视发现诱发和加重荨麻疹的病因，有针对性地治疗。随着医药科学的迅速发展和药物配制的失控，中西药物复方制剂越来越多，药物诱发的荨麻疹型药疹已成为各年龄组的荨麻疹为主诉就诊的最常见原因。其特点是发病突然，皮疹量多常遍及全身，分布较均匀，持续时间较长而不易消散，色鲜红有时呈出血样疹，瘙痒较剧烈等。常伴高热烦躁，口渴喜冷饮，便干溲赤，舌红苔黄，脉洪数。证属毒热炽盛。治宜清热凉血解毒。张老常用石蓝草方配凉血五根汤化解之。在儿童病例，虫积伤脾型荨麻疹常为第二位病因，患儿多身体瘦弱，面黄有"虫斑"，时有牙龈肿痛、龋齿或脐周疼痛。治宜健脾消导，驱虫止痒。可用小儿健肤合剂方并配合驱虫治疗常获显效。成年病例，脾胃湿热，风热乘肺，气滞血瘀多为第二位病因。患者或因饮食不节，酒精过敏，脾胃湿热蕴蒸而被风邪侵袭发病，或有慢性胃肠疾患、肝胆疾患等潜在病灶。治宜通腑泄热，祛风解表，健脾疏肝。方取除湿胃苓汤、茵陈蒿汤等方加减，同时积极治疗慢性病灶。上呼吸道感染、扁桃体炎、日光过敏性疾患常诱发风热束肺型荨麻疹，治宜祛风清热。可用荆防方加减。患有慢性盆腔炎、月经失调的患者荨麻疹常在经前或经期加重，疹色暗红。经血暗红，舌质暗红可有瘀斑。根据"治风先治血，血行风自灭"和"风血同治"的观点，张老常选用桃红四物汤、逍遥散加减，尤其是在方药中加入丹参。现代药理研究发现，丹参可降低毛细血管通透性并有抗组胺作用，治疗此型荨麻疹常有良效。老年人荨麻疹则因年老体虚和久病致虚。多表现为气血两虚型和心脾两虚型，在益气固表、养血疏风治疗的同时，张老十分重视进行有关检查，以排除隐性糖尿病和隐匿性癌症。他经常提醒，久治不愈的顽固性荨麻疹常是老年人早期糖尿病和癌症的危险信号。

张老曾总结治疗顽固性荨麻疹的经验。他认为风热型发病急、外邪未深入、正气未虚者疗效较好；风寒型及血虚型疗效稍差；在荨麻疹治疗过程中加入养血活血药可提高疗效，而不主张多用蜈蚣、蛇蜕等表散性虫药以免病情加重；为减少复发，临床治愈后应继续巩固服药一段时间；治疗期间及恢复期均应注意饮食禁忌，不服用鱼虾、辣椒、烟酒等腥发动风、辛辣刺激性食物，避免诱发因素，以免引起该病复发。

（以上录自《张志礼皮肤病医案选萃》）

【验方效方】

○ **方一 辛凉解表，疏风清热**

荆芥　防风　金银花　牛蒡子　牡丹皮　浮萍　生地黄　薄荷　黄芩　蝉蜕　马齿苋　白鲜皮　桑白皮　地肤子　冬瓜皮等

○ **方二 辛温解表，宣肺散寒，疏风止痒**

麻黄　杏仁　干姜皮　浮萍　白鲜皮　牡丹皮　陈皮　僵蚕　丹参

○ **方三 滋阴养血，疏散风邪**

当归　川芎　熟地黄　白芍　何首乌　生芪　刺蒺藜　麻黄　防风　荆芥　甘草

○ **方四 养血安神，益气固表**

黄芪　白术　防风　首乌藤　熟地黄　白芍　当归　麦冬　白鲜皮　牡丹皮　地骨皮　赤苓皮　桑白皮　五加皮　浮萍　刺蒺藜

【精选案例】

案1

李某，女，25岁，1981年5月8日初诊。

病史：7天前因旅游外出，汗出当风，次日自觉皮肤瘙痒，起大片红斑，越抓越多，数小时后自然消退但迅即又起，时起时落，迁延不断已5天。影响睡眠及工作。自觉乏力，食纳欠佳。大便已数日未行。

诊查：躯干、四肢散布多数大小不等的不整型红色风团，部分皮损可见抓痕血痂，舌质淡红，苔薄白，脉浮滑。

西医诊断：荨麻疹。

中医诊断：瘾疹。

辨证：内有蕴热，汗出当风。风热相搏发于皮肤。

治法：清热祛风止痒。

处方：马齿苋 30g　白鲜皮 30g　桑白皮 15g　薄荷 3g，后下　浮萍 10g　蝉蜕 6g　防风 10g　荆芥 10g　地肤子 15g　冬瓜皮 15g　赤芍 10g　生大黄 6g，后下

二诊：服 3 剂大便已通，皮损明显减少，前方去生大黄，加生地黄 15g，继服 5 剂而愈。

[按] 本例患者中医辨证为风热型，此型多见于急性荨麻疹。表现为起病急，风团色红，焮热剧痒。可伴有发热，畏寒，咽喉肿痛，心烦口渴，胸闷腹痛，恶心欲吐，脉沉数，舌红苔薄白或薄黄。证属风热袭表，肺卫失宣。治当以辛凉解表，疏风清热之法。方中以荆芥、防风、地肤子去皮里膜外之风，并佐冬瓜皮清热利水消肿；马齿苋、白鲜皮清热除湿散风；桑皮、薄荷、蝉蜕清肌表之热；赤芍凉血清热，因患者大便不通，加生大黄 6g，通腑泄热，使邪有出路，诸药配合，共收清热祛风止痒之功，故 3 剂后皮损明显减少，因大便已通，去生大黄，改以生地黄 15g，继服 5 剂而愈。

案 2

常某，男，37 岁，1999 年 1 月 4 日初诊。

病史：患者 3 年前受风后觉周身瘙痒，皮疹时起时落，曾于外院诊为荨麻疹。服用多种抗组胺药无明显疗效。现患者反复起疹，自觉瘙痒，恶风多汗，纳差，睡眠欠佳。

诊查：患者皮肤干燥，四肢、躯干散在风团样淡红斑片。皮肤划痕征（＋）。舌质淡，边有齿痕，苔薄白，脉浮。

西医诊断：慢性荨麻疹。

中医诊断：瘾疹。

辨证：血虚肌肤失养，风寒外束。

治法：养血疏风散寒。

处方：五加皮 6g　桑白皮 15g　冬瓜皮 15g　大腹皮 15g　白鲜皮 30g　茯苓皮 15g　桂枝 10g　干姜 6g　浮萍 10g　僵蚕 10g　蝉蜕 10g　首乌藤 30g　当归 10g　陈皮 10g

二诊：服药 14 剂，皮肤瘙痒减轻，继服 14 剂，皮疹较前减少。再服药 28 剂痊愈。

[按] 患者病程 3 年，反复不愈，病久又伤阴血，舌淡边有齿痕，苔薄白，脉浮。证属阴血不足，肌肤失养，风寒外束，卫表不固则多汗。治疗上当以养血

疏风为法。在治疗本类疾患时以多皮饮加减，以五加皮、大腹皮、白鲜皮祛风散寒；冬瓜皮、茯苓皮利水消肿；桑白皮清热宣肺。再配合桂枝、干姜、首乌藤、当归养血散寒；浮萍、僵蚕、蝉蜕三药为祛风止痒的必用药。诸药配合，收得显效。

案3

刘某，33 岁，女，1999 年 6 月 11 日初诊。

病史：患者近 5 年来每于夜间皮肤瘙痒，抓后起疹，晨起皮疹稍退，多方求治，疗效不显。现患者疲乏无力，面色苍白，乏力纳差，二便尚可。

诊查：躯干、四肢散布抓痕，皮肤划痕征（＋）。舌质淡，苔白，脉弦细。

西医诊断：慢性荨麻疹。

中医诊断：瘾疹。

辨证：脾肺两虚，卫外不固。

治法：健脾益肺，益气固表。

处方：白术 10g　茯苓 10g　黄芪 10g　党参 15g　防风 10g　五加皮 6g　桂枝 10g　桑白皮 15g　地骨皮 15g　牡丹皮 15g　大腹皮 15g　浮萍 10g　蝉蜕 10g　僵蚕 10g　当归 10g

二诊：服药 14 剂，皮肤瘙痒减轻、睡眠好转。再服药 14 剂，皮疹基本不起，临床治愈。

[**按**] 本例患者身体虚弱，面色无华，乏力纳差，证属肺脾两虚。气血不足，肌肤失于荣养，故自觉瘙痒，气虚生风之故。治疗当以健脾益肺为法，治疗此型荨麻疹以玉屏风散合多皮饮加减，常使多年顽症得以恢复。

（以上录自《张志礼皮肤病临床经验辑要》、《张志礼皮肤病医案选萃》）

张 琪

（法宗仲景，专攻疑难）

【医家简介】

张琪（1922 ~ ），原名张锺麟，汉族，河北省乐亭县人，是当代著名中医学家，1944 年在哈尔滨市天育堂附设锺麟诊所行医，1952 年参加哈尔滨市第四联合诊所组建，1955 年在黑龙江中医进修学校任教，1956 年调入黑龙江省祖国医药研究所（现黑龙江省中医研究院）。兼黑龙江中医药大学教授、博士研究生导师。中华中医药学会终身理事，黑龙江省中医药学会名誉会长。全国继承老中医药专家学术经验指导教师。国家中医药管理局十五中医肾病重点学科学术带头人。2009 年获得全国首届"国医大师"称号。

相关著作：《脉学刍议》、《中医学基础》、《中草药学》、《临床经验集》、《张琪临证经验荟要》、《张琪临床经验辑要》、《中医临床家张琪》等。

【主要学术思想和主张】

张琪认为瘾疹多为营卫虚疏，风寒怫郁阳气，郁而化热，风热搏于血分，并发于表的证候。然瘾疹久发，顽固不愈致使病情复杂化，表卫益虚，风热与血相结，瘀血入络，使瘾疹顽固难除。故治疗非单用祛风之药所能奏效，"治风先治血"，养血祛风为先。

【精选案例】

案

于某，女，32 岁，干部，1957 年 12 月 5 日初诊。患荨麻疹 5 年，见寒凉即皮肤肿起，起疹块，瘙痒难忍，夜不成寐，中西药治疗俱不收效，痛苦异常，舌苔白腻，脉浮。

辨为风邪入于血络不得外解而致，以养血祛风法为主。

方药：当归 20g　生地黄 20g　川芎 15g　白芍 15g　蝉蜕 15g　荆芥 15g　防风 15g　蒺藜 20g　生何首乌 25g　乌梢蛇 5g　全蝎 5g　黄芪 25g　甘草 10g

8 剂。每日 1 剂，水煎服。

二诊（12 月 15 日）：服上方 8 剂，瘙痒大减，见凉仍痒，但已减轻，疹块明显少，嘱其续服上方 6 剂。

三诊（12 月 28 日）：病人服上方 6 剂后，瘙痒、疹块进一步大减，后又服 6 剂，已痊愈，时值冬季严寒来复诊，亦未复发。

[按] 本案为"慢性荨麻疹"，中医学称为"慢性瘾疹"，每遇寒凉即发，延久不愈。四物汤合生何首乌以养血；蝉蜕、荆芥、防风、蒺藜开腠理，散风热，消瘾疹，止瘙痒；另用乌梢蛇、全蝎以活血化瘀，祛风搜剔，并进一步疏泄郁于肌肤之风邪；重用黄芪，益气固表，旨在扶正，扶正祛邪大获奇功。

（以上录自《张琪临床经验辑要》）

方 和 谦

（倡教育，法宗伤寒，经方新用）

【医家简介】

方和谦（1923～2009），汉族，山东烟台人，出身于中医世家，父亲方伯屏、兄长方鸣谦皆名中医。13 岁随父学医，19 岁即考取中医师资格悬壶京城。20 世纪 50 年代初，他先后任职于北京市卫生局中医科及北京中医学校，担任《伤寒论》教研组组长。60 年代，任朝阳医院中医科主任。全国老中医药专家学术经验继承工作指导老师。2009 年获得全国首届"国医大师"称号。

相关著作：《北京市流行性乙脑炎治疗纪实》等。

【主要学术思想和主张】

临床擅治多种疑难杂症。对呼吸系统、心脑血管及肝胆系统疑难杂症的治疗有独到之处。通过辨证施治，灵活机动用药来医治急慢性气管炎、哮喘、肺心病患者；应用中西医结合方法医治急慢性肝病、肝硬化、胆石症，使多数患者得以治愈；对中医医治老年病，如心脑血管疾患、中风病半身不遂的中医调治也取得较好的疗效。此外，除内科外，还涉及了外、妇、儿、五官科各家之学。

【精选案例】

案

白某，女，29 岁，1998 年 5 月 24 日初诊。患者半年前到南方出差受潮湿后出现全身性荨麻疹，瘙痒难耐，在外院间断治疗半年，时发时止，未能治愈。自述疹起常伴胸闷胁胀，腹痛，心中烦闷懊恼，纳差，便溏；舌淡胖有齿痕，脉弦细。

诊断：荨麻疹（肝脾不调，气血失和）。投和肝汤加黄芪 12g，桂枝 6g，防风 6g。

方药：当归 12g 白芍 12g 黄芪 12g 白术 9g 柴胡 9g 茯苓 9g 防风 6g 生姜 3g 薄荷 3g，后下 炙甘草 6g 党参 9g 苏梗 9g 香附 9g 大枣 4 枚

6 剂。每日 1 剂，水煎服。

二诊（6 月 2 日）：服药后疹发稀少，腹部略有不适，继守前方 6 剂。

三诊（6 月 15 日）：患者腹胀便溏已愈，纳食增进，风疹未发，再服 6 剂，善后。

[**按**] 患者在外院所服方剂多为辛透表散、解肌清热、养血祛风之剂，未能获效。方老察其伴有胸闷胁胀，纳差，便溏等肝脾不调、气血失和之证，故用和肝汤合玉屏风散，理气与和血、固表与祛邪、健脾与调肝同用而获效。

[李文泉，权红，高剑虹，等. 方和谦创"和肝汤"的组方原则和临床应用. 上海中医药杂志，2008，42（2）：3]

刘弼臣

（精于五脏证治，突出从肺论治）

【医家简介】

参见第 129 页。

【主要学术思想和主张】

刘弼臣认为，荨麻疹系风热邪毒外袭，发于肌表所致，根据皮疹的形态，治疗初宜以疏风清热，凉血止痒为法。"治风先治血，血行风自灭"。故用赤芍、生地黄等凉血止痒；并加解毒活血之品，如刺猬皮、露蜂房、半枝莲等；后期乃血虚生风，故加当归配合生地黄、白芍以养血活血祛风；加生山楂以活血，消食健胃。

【精选案例】

案 1

梁某，女，8 岁，1990 年 4 月 28 日初诊。患儿皮肤反复出现红色斑丘疹 3 个月，瘙痒难耐，曾多方求治，效果不明显。

查体：全身散在红色斑片状丘疹，或呈风团样，或有抓痕，舌质红，苔薄黄，脉浮数。

西医诊断：荨麻疹。

中医诊断：瘾疹。

证属风热怫郁，外发肌表。治疗宜以疏风清热，凉血止痒为法，方选自拟荆翘散加减。

处方：荆芥穗 5g　连翘 10g　刺猬皮 10g　露蜂房 10g　蝉蜕 10g　生地黄 10g　赤白芍各 10g　半枝莲 10g　白蒺藜 10g　淡竹叶 10g

7 剂，水煎服，每日 1 剂。

二诊：服上药后，皮疹基本消失，惟仍感皮肤夜间瘙痒，纳食稍差，舌质红，苔薄白，脉细数。上方加当归 10g，生山楂 10g。5 剂，继服。1 周后，家人欣然电告患儿痊愈。

（以上录自《中国百年百名中医临床家丛书·刘弼臣》）

案 2

李某，男，5 岁，2007 年 5 月 18 日初诊。皮疹半年，加重 3 天。患儿皮肤反复出现红色斑丘疹半年余，皮疹时发时止，瘙痒难耐，曾多方求治，效果不佳，近 3 天来皮疹加重。

查体：全身散在红色斑片状丘疹，或呈风团样，或有抓痕，舌质红，苔薄黄，脉浮数。

西医诊断：荨麻疹。

中医诊断：瘾疹。

证属风热怫郁，外发肌表。治以疏风宣肺清热，凉血去湿止痒，方选麻杏石甘汤合四物汤加减。

处方：麻黄 6g 杏仁 10g 石膏 25g 荆芥穗 5g 连翘、生地黄、赤芍、当归、刺猬皮、露蜂房、蝉蜕、白蒺藜各 10g

7 剂，水煎服，每日 1 剂。

二诊。服上药后，皮疹基本消失，仍感皮肤夜间瘙痒，四肢皮疹偶发，舌质红，苔薄白，脉细数。效不更方，继服上方 15 剂后告愈。

[吴力群. 刘弼臣教授临床应用麻杏石甘汤的经验. 中国中西医结合儿科学，2010，2（1）：57]

案 3

刘某，男，6 岁。

初诊：1994 年 4 月 5 日。患儿皮肤反复出现斑片状丘疹 2 个月，瘙痒难耐，虽经多方求治，遍服中西药物而未效。

查体：全身布满斑片状丘疹及抓痕。舌质红，苔黄腻，咽稍红，心肺（-），脉滑数。

诊断：顽固性荨麻疹。证属风热怫郁，外发肌表。治宜疏风清热，凉血止痒。方用自拟荆芥饮加减。

荆芥、白蒺藜、当归、牛蒡子、生地黄、木通、僵蚕、钩藤各 10g 连翘、赤芍、生山楂各 15g 蝉蜕 3g

2 剂，水煎服。

二诊：2 剂后，皮疹完全消退，且无其他任何不适，舌脉平和。上方加减继进 7 剂以巩固疗效，追访 1 个月未再复发。

[徐荣谦. 刘弼臣教授学术思想及临床经验简介（续六）. 中国农村医学，1997，25（11）：22-23]

周仲瑛

（审证求机，知常达变）

【医家简介】

周仲瑛（1928~），江苏如东人，出身于中医世家，自幼随父著名中医专家周筱斋学习医术，出道后悬壶故里。后相继求学于上海中国医学院、江苏省中医进修学校（南京中医药大学前身），1956 年毕业后留南京中医学院附属医院工作，1983 年调任南京中医药大学至今，江苏省重点学科"中医内科（急难症）学"的学科带头人，中华中医药学会终身理事，是第一批国家级非物质文化遗产项目"中医诊法"代表性传承人。先后荣获全国高等学校先进科技工作者、全国优秀研究生教师称号。美国普士顿大学医学院客座教授、新加坡中医学院客座教授、《美国中医药研究》杂志编委会编委、《美国综合医学杂志》编委会编委。医德高尚，在国内外享有盛誉。2009 年获得全国首届"国医大师"称号。

相关著作：《常见病中医临床手册》、《从瘀热论治内科难治病》、《中医内科学》等。

【主要学术思想和主张】

周仲瑛认为荨麻疹属于中医学"瘾疹"范畴，《诸病源候论·风瘙身体瘾疹候》中指出："邪气客于皮肤，复逢风寒相折，则起风疹瘾疹。"因此，周老认为气虚卫外不固，风邪乘虚外袭，郁于皮肤之间，致使营卫不和是慢性荨麻疹的病变机制之一，治疗此类证候类型的荨麻疹当以补气固卫，调和营卫，祛风止痒，标本同治之法。

【精选案例】

案1

姜某，女，36 岁，2001 年 10 月 10 日初诊。因食海鲜致全身皮肤出现红色痒疹 4 天，服抗过敏西药稍有好转，但停用则复发，转求中医诊治。刻诊：全身皮肤有红色风团，大小不一，瘙痒，搔之更甚，易汗，怕冷，舌苔薄黄腻，舌质淡红，脉细。证属风邪遏表、营卫不和、湿热内蕴。

治予调和营卫、疏风、清热、祛湿。

方药：苍耳草15g　地肤子15g　白鲜皮15g　生黄芪15g　炙桂枝10g　赤芍10g　白芍10g　生白术10g　防风10g　连翘10g　炙甘草3g　生姜衣3g　红枣4枚

7 剂。日 1 剂，水煎服。

11 月底因他病来诊，诉昔日荨麻疹服药后即愈，迄今无复发。

[按] 荨麻疹，西医学多认为本病是由于对某些物质过敏所致，可由饮食不慎、药物、生物制品、慢性病灶感染、昆虫叮咬、寄生虫、情志所伤、外风侵袭等因素诱发。中医学称为"瘾疹"，多从风论治。周师在准确判断病机的基础上，径直选用苍耳草为君药且重用之，并针对本案病机特点，配合运用他药，共奏调和营卫、疏风、清热、祛湿之功，故收效甚捷。

[陶夏平.周仲瑛教授运用苍耳草经验举隅.基层中药杂志，2002，26（3）：

56]

案2

朱某，男，68岁，2000年5月22日初诊。患者于5个月前无明显诱因而两下肢皮肤出现红色和苍白色相间之风团，大小不一，时隐时现，发时瘙痒，服抗过敏西药无效，反复发作。近2日两下肢痒疹又作，转求中医诊治。诊见两下肢有红白相间之疹块，大如指甲，小如芝麻，腰背亦有少量痒疹，搔之痒甚，入暮尤剧，胃纳欠佳，大便日行2～3次，粪质如糊，小便时黄，舌质淡，边有齿痕，舌苔薄黄腻，脉细。

辨证为脾虚生风，气不化湿。予健脾理气化湿之剂。

方药：藿香10g　紫苏叶10g　炒苍术10g　炒白术10g　防风10g　白芷10g　赤芍10g　苦参10g　苍耳草15g　煨葛根15g　地肤子15g　白鲜皮15g　陈皮6g　厚朴6g　乌梅肉6g

10剂。每日1剂，水煎服。

二诊（6月2日）：瘾疹显著减轻，大便仍欠实，易汗。效不更方，原方加生黄芪10g。10剂。每日1剂，水煎服。

三诊（（6月13日）：瘾疹已完全控制，未见复作，仍有汗多、大便不实等症状，初诊方加生黄芪、炒神曲各10g。10剂。每日1剂，水煎服。

2001年9月因他病来就诊，诉瘾疹无反复。

[按] 瘾疹，俗称风疹块，即西医学之"荨麻疹"。本案患者无明显诱因且反复发作达5个月之久，实属临床罕见。周师诊治时，推本求源，抓住胃纳欠佳、大便日行2～3次、粪质如糊、舌淡而有齿痕等脾气虚弱症状，认为系脾虚湿浊内生，怫郁于皮毛腠理之间，化热生风发为痒疹，因湿性重浊向下，故以下肢为甚。组方时选用苍白术、陈皮、厚朴健脾燥湿；藿香、白芷、葛根健脾升清，以助气化湿；苏叶、防风、苍耳草疏散风热；苦参、地肤子、白鲜皮清热祛湿止痒；赤芍凉血退疹；乌梅酸能生津，可防疏散清利太过伤阴。二诊、三诊时更加黄芪、神曲增强健脾升清之功。由于辨证精确，选药精当，病虽疑难，尤收全功。

[陶夏平.周仲瑛教授诊治皮肤病经验拾零.江苏中医药，2002，23（4）：10]

案3

王某，女，36岁，1999年11月11日初诊。患者前年冬季外出受寒，引发肌肤发疹，之后时有发作；疹块基本如丘疹样隆起，瘙痒，遇寒加重，曾在外多方求治罔效，故慕名始来求诊。患者目前遇冷水则犯发荨麻疹，伴有怕冷，无汗，咽干，不欲饮水，后脑怕风，四肢清冷。舌苔薄黄，舌质暗红，脉细。

证属风寒伤表，久发气虚，卫阳不固。治当温阳散寒，益气固表，调和营卫。

方药：桂枝10g　白芍10g　炙甘草3g　生黄芪15g　生白术10g　防风10g　苍耳草15g　制附子6g　生姜3片　大枣4枚　鸡血藤12g　白芷10g

7剂。每日1剂，水煎服。

二诊（11月18日）：风疹瘙痒较前明显减轻，但仍不能接触冷水，遇寒则作。上方加生麻黄4g，细辛3g。每日1剂，水煎服。

三诊（12月9日）：风疹基本未犯，但皮肤仍有痒感，平时无汗，怕风，见风则头痛，手颤，舌苔黄，脉细。上方加减化裁。

方药：桂枝10g　白芍10g　炙甘草3g　生黄芪15g　生白术10g　防风10g　苍耳草15g　制附子6g　生姜3片　大枣4枚　鸡血藤12g　白芷10g　生麻黄4g　细辛3g　生龙骨20g，先煎　生牡蛎20g，先煎　僵蚕10g

每日1剂，水煎服。

四诊（2000年1月20日）：服药疹块未作，停药后手足发痒，但无明显皮疹，月经量少，颈部稍僵。舌苔薄黄，脉细。上方加当归10g，葛根12g，调理半月后而愈。

[按] 患者病起于冬季外出受寒，从皮疹隆起，瘙痒，遇寒加重，后脑怕风，无汗，不难知其风寒在表；从畏寒怕冷，遇冷水则犯，四肢清冷，脉细，知其阳气已虚，卫表不固。病人证属风寒遏表，久发正虚，肾阳亏虚无疑。治当温阳散寒，益气固表。然温阳散寒，理当以麻黄附子细辛汤为先驱，但患者苔黄质红，虽不欲饮水，里热不著，但有咽干存在，故先以桂枝加附子汤调和营卫，温阳解表，投石问路，以观动静；用玉屏风散，散中寓补，益气固表。因患者舌质偏暗，故用鸡血藤养血活血，化瘀通络，并寓有"治风先治血"之意。加白芷、苍耳草加强全方祛风散寒之力，药后风疹瘙痒显减，说明药证无误，故二诊加用生麻黄、细辛，由是乘胜追击，势如破竹，多年顽疾，终告痊愈。

案4

王某，女，40岁，2004年12月9日初诊。有荨麻疹病史7～8年，遇冷易发，发则周身皮肤起白色风团，瘙痒，服抗过敏西药量渐加大而效愈差。常感手足冰冷，冬季尤甚，咽喉干燥不舒，不欲饮水，二便正常。舌质偏红，苔薄黄腻，脉细。

证属表虚卫弱，风寒外客。治拟调和营卫，祛风散寒。

方药：炙桂枝10g　炒白芍10g　生黄芪15g　防风10g　生白术10g　炙甘草3g　紫苏叶10g　党参10g　苍耳草15g　制何首乌15g　当归10g　白芷10g　白残花5g

锦灯笼5g　生姜3片　大枣4枚

7剂。日1剂，水煎服。

二诊（12月16日）：虽然气温下降，但风疹未发。下颌部小片瘙痒，怕冷不恶风，咽部仍然干燥不舒，无痰，不咳，腰酸，胃中不和，嗳气时作。舌质红，苔薄，脉细。原方加法半夏10g，肿节风15g，南沙参12g，桔梗4g，去锦灯笼、生姜、大枣。7剂。每日1剂，水煎服。

三诊（12月27日）：近日天气寒冷，风疹又有反复，受凉吹风加剧，畏风。舌质红，苔薄黄腻，脉细。

方药：炙桂枝10g　炒白芍10g　白芷10g　生黄芪15g　生白术10g　防风10g　炒荆芥10g　苍耳草15g　紫苏叶10g　藿香10g　法半夏10g　当归10g　生姜3片　大枣4枚　炙甘草3g

7剂。每日1剂，水煎服。

四诊（2005年1月3日）：晨起有躁热感，临晚怕冷，风疹基本未发，咽干，口干，尿黄。舌质偏红，苔中部白厚腻，脉细滑。三诊方去当归，加制何首乌10g，南沙参10g，北沙参10g。21剂。每日1剂，水煎服。

五诊（2005年1月24日）：风疹未发，偶见皮肤痒感。月经先期1周，血量不多，头时晕，寐差。舌质暗红，苔黄薄腻，脉细。方加制何首乌10g，沙苑子10g，蒺藜10g，枸杞子10g，去紫苏叶、荆芥以善后。14剂。日1剂，水煎服。

[按] 本案王某，荨麻疹每因寒冷而诱发，平素手足冰冷，脉细，为禀赋薄弱，气虚卫外不固之证。咽喉干燥不舒、舌质红，则提示风寒之邪屡袭，郁于皮肤腠理之间，有郁而化热、耗损营血之象。因此，以调和营卫的桂枝汤为主方加减化裁施治，取得满意疗效。桂枝汤出自医圣张仲景，具有调和营卫，解肌发表功效。方中桂枝为君，助卫阳，通经络，解肌发表而祛在表之风邪。芍药为臣，可益阴敛营，敛固外泄之营阴。桂芍等量合用，一治卫强，一治营弱，散中有收，汗中寓补，使表邪得解，营卫调和。生姜辛温，既助桂枝辛散表邪，又兼和胃止呕；大枣甘平，意在益气补中，且可滋脾生津。姜枣相配，是为补脾和胃、调和营卫的常用组合，共为佐药。炙甘草调和药性，合桂枝辛甘化阳以实卫，合芍药酸甘化阴以和营，功兼佐使之用。全方药虽五味，但组合严谨，发中有补，散中有收，邪正兼顾，阴阳并调，故而柯琴在《伤寒附翼》中赞桂枝汤"为仲景群方之冠，乃滋阴和阳，调和营卫，解肌发汗之总方也"。桂枝汤不仅用于外感风寒表虚证，而且还运用病后、产后体弱及慢性荨麻疹等因营卫不和所致的病证。这是因为桂枝汤本身具有调和营卫、阴阳、气血的作用，而许多慢性疾病的

病变过程中，每可出现营卫、气血、阴阳失调的病理状态，正如徐彬所说："桂枝汤，外证得之，解肌和营卫；内证得之，化气调阴阳"（《金匮要略论注》），是对本方治病机制的高度概括。诚然，随着时代的变迁，现代人的体质与两千年前的汉代已有了天壤之别，而且现代药材亦多为人工种植产品，因此经方虽好，但为医者不能作茧自缚，不敢加减损益，正所谓"古方不能治今病也"。结合本案，周老加入了具有益气固表作用的玉屏风散（黄芪、白术、防风）以弥补桂枝汤卫外不足，加入炒荆芥、苍耳草、紫苏叶、藿香以弥补桂枝汤祛风解表之单薄，由于加减得当，故而效果明显。

（以上录自《周仲瑛医案赏析》）

第七章 药物性皮炎

赵 炳 南
（重湿热，调阴阳，学不泥古）

【医家简介】

参见第9页。

【主要学术思想和主张】

药物过敏性皮炎，是一种过敏性或变态反应性皮肤病。过敏体质和变应性是发病的内在因素，具有抗原性的药物是发病的外因条件。药物过敏性皮炎病理过程及临床表现，是由于机体的抗原抗体反应引起的。赵老医生认为，过敏性疾病的中医病机主要是由于脾湿不运，蕴湿化热，外受毒邪刺激，湿热毒邪发于皮肤所致。概括而言，就是内有湿，外有毒，湿毒化热所致。因而称之为湿毒疡。西医所谓之过敏性皮炎、药疹、接触性皮炎等过敏性皮肤病，也都包括在湿毒疡范畴之内。

基于上述看法，赵老临床治疗是根据湿、毒、热辨证施治的。

（1）早期：来势急，发展较快，多伴有高热，烦热不眠，口干口渴；又因毒热盛，若热扰神明则可以出现神昏谵语；皮损弥散潮红或深紫色，舌质红绛，脉数，均为热入营血的征象。糜烂、渗液、瘙痒为湿盛的表现。法宜清热解毒，凉血利湿。予大青叶、金银花、天花粉、生石膏、黄芩以解毒清热；鲜生地、牡丹皮、生槐花、车前草、六一散凉血利湿。热极盛时，加生玳瑁9g，或人工牛黄散0.9g，亦可用犀角粉（水牛角代）0.6g；皮损明显潮红，大便干燥时，加川大黄、生栀子、凌霄花；痒感明显时，加白鲜皮、苦参；渗出液较多时，加生薏苡仁、白蔹；心神不安时，用莲子心、淡竹叶、灯芯煎水代茶饮。

（2）后期：由于毒热盛，必然灼伤阴液，故可见口干、口渴、午后低热等症，所以应当护阴；又因脾湿不化为其内因，因之也应当注意调理脾胃的功能以治其本。在此阶段，皮疹往往红肿逐渐消退，出现大片状或糠秕样脱屑。法宜养阴健脾除湿。予南北沙参、玄参、石斛、丹参养阴凉血活血。南沙参粗而质松，长于祛痰宣肺；北沙参细而坚实，又称银条参，长于滋阴和胃，补五脏之阴。南北沙参共享养阴和气血，又能宣达肺气，肺主皮毛，所以赵老医生在治疗热伤阴分皮肤病的后期，常常使用南北沙参。石斛养胃阴、生津液；白术、扁豆、生枳壳、生薏苡仁健脾利湿；土茯苓、黄柏、生甘草除湿解毒。赵老医生认为，大剂量土茯苓有健脾胃，搜风去湿解毒之功效。有低热时，加银柴胡、地骨皮、石斛；食欲不振，胃纳不佳者，加厚朴、蔻仁、鸡内金、藿香；睡眠不安者，加柏子仁、夜交藤；脱屑较多时，加天冬、麦冬、生熟地黄、赤白芍、当归生津液调和气血，以养血润肤。

如病情危重伴有休克时，应当中西医结合进行抢救。可配合针刺人中、涌泉或十宣放血。并根据亡阴亡阳的症情投以参附汤或生脉散。如同时伴有高热，用犀角粉（水牛角代）0.6g 或羚羊粉 0.6g 分冲。

【验方效方】

○ **方一** 清热解毒，凉血利湿

大青叶 30g　生石膏 30g　金银花 15g　生槐花 30g　鲜生地 30g　牡丹皮 9g　黄芩 9g　天花粉 15g　车前草 30g　六一散包，30g

○ **方二** 养阴健脾除湿

南北沙参 30g　玄参 15g　石斛 15g　紫丹参 15g　白术 15g　扁豆 15g　生枳壳 9g　生薏苡仁 30g　黄柏 15g　生甘草 9g　土茯苓 30g

【精选案例】

案1

周某某，女，32 岁，1969 年 7 月 2 日入院。

主诉：颈项部生小疙瘩瘙痒已 1 周。

现病史：1 周前患者参加麦收劳动，因麦芒刺激后感觉颈项部肿起一小疱，刺痒。曾外用药水（药物不详）后出现高烧，颜面、胸部及颈项处皮肤潮红，瘙痒明显加重，颜面肿胀更甚，以致双眼封闭。伴有心烦急，不思食，喜冷饮，小便短赤，大便秘结。几个月来，月经量少。因病情逐渐加重住院治疗。

检查：体温 40.1℃，颜面、胸部及颈项部分布密集粟粒样丘疹，皮肤潮红肿胀，以颜面尤甚，双眼封闭，不能睁开。皮损面有大量渗出液。舌质微红，舌边有齿痕，苔薄黄，脉弦滑略数。

西医诊断：药物性皮炎。

中医辨证：血热蕴湿，湿热结毒，发为湿毒疡。

立法：清热凉血，解毒利湿。

方药：生玳瑁另包，9g　龙胆草 12g　金银花 30g　干生地 30g　生槐花 30g　生

栀子 9g　黄柏 15g　生薏苡仁 15g　生白术 15g　白鲜皮 30g　车前草 30g　六一散包，30g

另人工牛黄散 0.9g，分 2 次冲服。外用新三妙散 30g，黄柏末 30g，冰片 3g，混匀后用甘草油调如糊状搽敷。

7 月 4 日服药 2 剂后，体温恢复正常，皮损面仍有渗出液，大便已畅，心烦急消失。原方继服 3 剂，停人工牛黄散改用羚羊粉每次 0.3g，日冲服 2 次，六神丸每次 6 粒，日 3 次口含化。外用马齿苋 60g，黄柏 60g，龙胆草 60g，煎水湿敷。7 月 7 日，颜面、颈部皮疹已退，肿已消，皮色恢复正常，其他部位皮损渗出液减少，未见新皮疹出现。自述月经量已增多，小溲清。停羚羊粉，余药同前继服，外用药及湿敷不变。7 月 10 日，病情好转，患者外出受风以致颈部及双颊部又出现粟粒样丘疹，色红，瘙痒。内服药同前，外用药增加寒水石 30g，油调外敷患处。7 月 16 日，皮损已无渗出液，皮疹逐渐消退，停止湿敷，余药同前。7 月 19 日，颈项部、颜面、胸部皮疹全部消退，皮肤颜色恢复正常，按前法拟以清热解毒、凉血利湿之法。

金银花 30g　连翘 15g　蒲公英 15g　龙胆草 9g　茜草根 15g　赤芍 9g　干生地 30g　天花粉 15g　白术 15g　黄柏 30g　菊花 12g　白鲜皮 30g

7 月 21 日，病情稳定，临床治愈。带龙胆泻肝丸 3 袋，牛黄上清丸 5 丸，普连软膏、止痒药膏各 20g 出院，以巩固疗效。

[按] 根据其临床表现，湿、毒热象均较重，因而表现为高热，皮损潮红，肿胀，而且渗出液较多，大便秘结，小便短赤，脉滑数，舌苔黄，舌质红，边缘有齿痕，所以在治法上清热解毒与凉血利湿并用，但以清热解毒为主。方中生玳瑁、金银花、黄柏、龙胆草、栀子清热解毒，平肝镇心。其中玳瑁一药，在本病热重的情况下是常用的。因其价格较贵，也可用生石膏代替。因体温较高，又加人工牛黄散以加强解毒清热的作用。干生地、生槐花凉血清热养阴；生薏苡仁、白术、白鲜皮、车前草、六一散健脾清热利湿。处方严谨而且重点突出，所以服药 2 剂后体温恢复正常，以后随症加减，症状好转。在康复阶段，因外出受风，颈部及双颊部又出现粟粒样丘疹，继续服药后又消退。因而本病的护理，应强调避风，并忌食腥发之物。

案 2

王某某，女，59 岁，1971 年 10 月 25 日初诊。

主诉：面部及全身起红疹，发烧半天。

现病史：患者过去有关节炎病史。服西药保泰松 2 片，4 小时后全身及面部开始发痒，继而红肿，自觉皮肤灼热，有明显瘙痒，体温增高，不畏寒，烦躁不安，胸闷恶心欲吐，口苦臭，舌干，大便未解，小便黄赤，遂来我院门诊。

检查：体温39℃，面部及全身潮红、水肿、起红斑，部分融合成片，压之退色，两眼睑浮肿不能睁开，表面有少许抓痕。舌质红，苔薄白，脉弦滑稍数。

西医诊断：过敏性药疹。

中医辨证：血热蕴湿，湿热结毒，发为湿毒疡。

立法：清热凉血，解毒利湿。

方药：白茅根30g　大青叶30g　黄芩9g　天花粉15g　干生地30g　赤芍9g　生枳壳9g　金银花30g　凌霄花9g　生白术12g　绿雪18g

每次1.5～3g，冲服，日2次。外用龙胆草搽剂。

10月29日二诊：服前方1剂后体温渐退，3剂后体温正常，全身皮疹渐退，残留轻度脱屑，惟口唇部有单纯样疱疹，微有痛痒感。外用甘草油清洁后，涂化毒散软膏，疱疹消退而治愈。

[按] 本例系因服用保泰松后所引起的过敏性药疹。临床表现以毒热盛为特点，而且这种热象与外感风热有所不同，往往很快入于营分，故见高热，面部全身潮红水肿，舌质红。又因脾运失健，枢机不利，见胸闷，恶心欲吐，气郁不舒，毒热更易化热，故在治疗时必须抓住毒热盛的特点，重用金银花、大青叶、黄芩清热解毒；白茅根、赤芍、凌霄花清热凉血解毒，凌霄花又能载药上行；天花粉、生地黄清热生津护阴；枳壳开胸理气以解郁；佐以白术健脾、助胃气且能利湿，兼有扶正之意。另加绿雪清热解毒退高热。一方面要注意到毒热盛入于营血，在解毒凉血时若不养阴生津护阴，势必热成燎原之势。本例除了重视毒热以及由于毒热所引起的机体反应外，而且对于患者的内在因素也比较重视。因为患者有胸闷、恶心欲吐、心中烦躁不安等症，是由于脾湿不运，气机不畅，所以佐以健脾利湿疏通气机。药中白术、枳壳两味，对于疏通气机，调整其机体状况，起到了很重要的作用。

案3

吕某，女，4岁，1972年1月14日初诊。

主诉：面部潮红，痒，出皮疹已2天。

现病史：昨日下午因咳嗽曾服婴儿胺后即发现面部起红点，自觉痒感明显，今日加剧，皮肤肿胀，眼睛不能睁开，红点增多，中心有小疱，瘙痒明显，抓后不出黄水，食纳不香，二便如常。因为瘙痒，夜间不能入睡。

检查：颜面部及躯干、四肢皮肤发红轻度肿胀，散发集聚状粟粒大之粉红色皮疹，其间可见绿豆大之水疱，尤以面部为多，上下眼睑因高度肿胀睑裂变小，不能睁开，躯干、四肢皮疹较少，部分水疱搔破可见鲜红色的糜烂面、渗出液及痂皮。舌质稍红，苔薄白，脉滑数。

西医诊断：过敏性药疹。

中医辨证：血热蕴湿，湿热结毒，发为湿毒疡。

立法：清热凉血，解毒利湿。

方药：龙胆草3g 大青叶9g 黄芩6g 黄连3g 天花粉9g 牡丹皮4.5g 野菊花6g 干生地9g 六一散15g 金银花15g

外用大青叶9g，龙胆草9g，黄柏9g，水煎后湿敷。再以祛湿散30g，甘草油调敷。

1月16日进上方3剂后，皮肤红肿已明显消退，皮疹大部消失，未见新疹出现，糜烂面大部结痂，局部肿胀已消，上下眼睑肿胀明显消退，眼已能睁开，继服上方3剂。1月18日又服3剂后，颜面部、躯干、四肢肿胀全消，皮肤恢复正常，有少许轻度脱屑，痒已解，临床治愈。

［按］本例患儿因服婴儿胺而引起过敏性药疹，局限于面部，基本法则与前2例相似。局部渗出液较多，外用中草药煎水湿敷收到良好效果。

案4

邓某某，男，43岁，1972年5月6日初诊。

主诉：全身出红疙瘩作痒2天。

现病史：2天前在工地服预防用药"柳叶汤"，第2天发现颈部有少数红色皮疹作痒，今晨开始泛发全身，因为瘙痒剧烈，彻夜不能入睡，双眼上下眼睑肿胀，口干，纳食尚可，小便如常，大便2日未解。近期来未服用或外用任何中西药。既往无有关之病史及过敏病史。

检查：颜面部及躯干、四肢皮肤潮红，散发粟粒大粉红色皮疹，大部集聚成群，部分已抓破，可见少许渗出液与痂皮，双眼上下眼睑因肿胀睑裂变小，不能睁眼。舌质红，苔薄白，脉弦略数。

西医诊断：过敏性皮炎。

中医辨证：湿热结毒，兼感风邪，发为湿毒疡。

立法：清热凉血解毒，疏风解表。

方药：大青叶30g 紫草9g 赤芍9g 黄芩9g 酒大黄9g 生石膏30g 薄荷3g 防风9g

5月10日服上方3剂后，颜面部及躯干、四肢之皮肤潮红明显消退，各部之皮疹大部已变淡，口已不干，痒感减轻，眼睑肿胀已消，睑裂恢复正常。按上方再进1剂后，颜面部及躯干、四肢之皮疹全部消退，未见新生之皮疹，仅有少许脱屑，临床治愈。

[按] 本例系因服"柳叶汤"而引起的过敏性皮炎，发病快，病程短，表热重，里也有热，所以用防风、薄荷散风解表热；大青叶、紫草、赤芍、生石膏清热凉血，解毒化斑；黄芩、酒大黄上清肺热，下涤胃肠蓄热，上、下、表、里之毒热得清，迅速奏效。按柳叶性苦寒无毒，功能解毒清热，一般很少引起过敏反应。柳枝煎水还有治疗风肿瘙痒的作用，柳叶目前有用于治疗和预防肝炎，而本例反引起过敏性皮炎，这是值得注意的一个问题。分析本例发病过程，可能与内湿蕴热有关。

案 5

申某某，男，34 岁，1971 年 12 月 1 日初诊。

主诉：面部红肿作痒 3 天。

现病史：前天晚上因患痢疾服"四环素"6 片，第 2 天发现面部瘙痒，手部也发痒，灼热，随后开始肿胀，眼肿不能睁开，大便干燥而且有脓液，尿黄，饮食不香。

既往史：无过敏史，以前曾服过"四环素"无反应。

检查：颜面部及双手高度肿胀、发红，皮肤可见散在粉红色之丘疹，双眼上下眼睑因高度肿胀而不能睁眼。舌质红，苔薄黄，脉弦细稍数。

西医诊断：过敏性药疹。

中医辨证：湿热结毒，外感风邪，发为湿毒疡。

立法：清热凉血解毒，疏风解表。

方药：黄芩 9g　生石膏 30g　赤芍 9g　泽泻 9g　芥穗 9g　防风 9g　薄荷 9g　酒大黄 9g

12 月 3 日：服上方 2 剂后，面部肿胀渐消，红斑渐退，未见新生丘疹，食已香，大便通畅，小便黄赤，表证已解，湿热未清。前方减去芥穗、薄荷、赤芍，加车前草 30g，白术 9g，再进 3 剂。

12 月 6 日：面部及双手红肿大部已消退，皮肤稍红，痒感减轻，皮肤有轻度脱屑，口稍干，脉稍数，舌苔白稍黄。因热过盛乃因热灼阴液，前方去泽泻、车前草、防风、白术，佐以养阴生津的麦冬、石斛、知母，再加藿香、佩兰以升清降浊，芳香化湿，再服 5 剂后，症状全解，临床治愈。

[按] 本例表现为表里俱热，所用的法则为表里双解。方中薄荷、芥穗、防风解表热散风；黄芩、生石膏、赤芍清气分热，凉血解毒；酒大黄清胃肠积热。面部肿消，大便已通，为热象见解，进而利湿，最后佐以养阴和芳香醒脾之剂以治本。

案6

马某某，女，24岁，1971年10月25日初诊。

主诉：颜面部红肿、瘙痒2天余。

现病史：颜面部原有一块皮损，自己以外用药膏治疗，第2天面部即发现起红疹，皮肤发红，肿胀，双眼封闭不能睁开，以涂药部位肿胀最为明显。自觉瘙痒，有灼热感，口渴不思饮，二便如常。

检查：颜面皮肤潮红，分布密集粟粒样丘疹，有少量渗出液，双目上下眼睑肿胀，以致眼睛不能睁开，颜面表面有少量抓痕、血痂。舌质微红，苔白腻，脉弦滑稍数。

西医诊断：药物性皮炎。

中医辨证：血热蕴湿，湿热结毒，发为湿毒疡。

立法：清热凉血，解毒利湿。

方药：龙胆草9g 连翘15g 干生地15g 黄芩9g 牡丹皮9g 栀子9g 木通9g 泽泻9g 薏苡仁30g 菊花9g 生甘草9g

绿雪18g，每次3g，日服2次，冲服。外用龙胆草30g，豨莶草30g，川椒15g，煎水湿敷。以祛湿散60g，化毒散1瓶，混匀草油调敷。

10月28日二诊：服药3剂后，颜面部肿已消，灼热感已消失。11月1日继服3剂后，皮色发红转淡色，皮疹全部消退，仅后遗皮肤粗糙干燥。外用药改冰片鸡蛋油、甘草油混用。前方稍加减，以除湿止痒之法以收功。

[**按**] 患者因外用药膏而引起的药物性皮炎，系内有蕴湿而感毒邪，毒热内盛，故以龙胆草、生地黄、牡丹皮、栀子、黄芩、生甘草清热凉血；薏苡仁、菊花、连翘、泽泻、木通解毒利湿；更以绿雪加重清热凉血解毒之功，故收效较快。

案7

刘某某，女，33岁，1965年7月17日初诊。

主诉：颜面灼热潮红、肿胀起疱4天。

现病史：5天前中午面部擦清凉油后，该部即发红作痒。第2天面部肿胀，潮红，有小水疱，奇痒难忍。当天赴某医院就诊，经内服药及外用药后疗效不明显，面部症状不解，夜不能眠，胃纳不香，大便干燥，小便色赤。

检查：颜面部潮红肿胀，分布有大小不等密集小水疱，双眼睑肿胀明显，二目难睁，精神不振，触及面部有灼热感。舌质绛，苔白，脉弦滑而数。

西医诊断：药物性皮炎。

中医辨证：湿热结毒，发为湿毒疡。

立法：清热凉血，解毒利湿。

方药：金银花15g 连翘12g 菊花9g 大青叶12g 炒栀子6g 黄芩6g 板蓝根12g 赤芍9g 淡竹叶6g 六一散12g 桑叶6g 蒲公英9g

外用马齿苋120g，黄柏60g，分4次煎水湿敷。另用甘草油调新三妙散3g，冰片1.5g，外涂患处。

7月19日：服药2剂后，颜面红肿显著消退，水疱缩小，胀感减轻，胃纳已复，大便已正常。舌苔白，舌质红，脉弦滑略数，故继以前法，内外药均同前。7月22日，面部肿胀全消，仅有轻度发红，成小片脱屑，微痒，舌苔白，舌质红，脉弦滑。

处方：金银花12g 连翘9g 菊花6g 白鲜皮9g 地肤子9g 黄芩6g 大生地12g 鲜茅根15g 淡竹叶6g 炒稻芽9g 赤芍9g 橘皮6g

7月27日：服药3剂后，面部肿消红退，轻微作痒，饮食、二便如常，舌苔白，质淡红，脉弦滑。拟方调理善后：蒲公英60g，茵陈15g，均分7次煎水代茶饮。

[按] 案6、7均系因皮肤接触了外用药物而引起的过敏性皮肤病，其特点是接触后发痒较快，接触的部位发病，不接触的部位不发病。赵老医生认为是属于湿毒疡的范畴，因内有蕴湿，外受毒邪，化热而致。在临证时要辨别湿、热、毒、邪的轻、重、缓、急进行治疗。案6除基本症状外，突出的一点为口渴不思饮，二便如常，舌苔腻，表现为湿热并重，但湿热之中湿象偏重，所以方中重用木通、泽泻、薏苡仁以健脾清热利湿；龙胆草、黄芩、连翘等清热解毒；又用绿雪以加强清热之功效。而案7热偏盛，所以重用清热佐以利湿。因其为接触药物而引起的过敏症状，所以局部处理很重要。如局部用药不当，也可引起过敏，反而使病情加重。

案8

李某某，男，49岁，1963年6月21日初诊。

主诉：面部及胸背部发现红斑，自觉痒感已6、7天。

现病史：1周前曾因感冒头痛服止痛片（药名不详）后，皮肤即开始发痒，随即在面部及胸背部发现紫红色斑，紫斑的中央出水疱，饮食不佳，大便燥结，溲黄，夜寐不安。半年前曾因服"止痛片"出现过红斑，经治疗后红斑虽已消退，但色素斑仍不退。2个月后，服同类药后又在原来的发病部位出现红斑，比前次稍大，而胸及腹部又见新的红斑，并出现水疱。

检查：口周围、颈、胸、腹及背部散发榆钱大或银元大圆形红斑，中心呈紫暗色，外周有红晕，其间有水疱，破溃后有大量黄色浆性渗出，基底呈鲜红色之糜烂面。舌质红，苔白中黄，脉滑数。

西医诊断：固定性药疹。

中医辨证：湿热之毒邪内蕴，发为湿毒疡。

立法：清热凉血，解毒利湿。

方药：金银花12g　连翘9g　蒲公英12g　大青叶12g　干生地15g　野菊花9g　紫草6g　茵陈12g

外用甘草油、黄柏末调敷糜烂面。

6月24日：服上方3剂后，饮食增加，大便已通但不畅，溲稍黄，脉见缓，黄腻苔已退，面部红斑周围的红晕明显消退，糜烂面大部已为新生上皮所覆盖，未见新生之红斑。上方去野菊花、干生地，加白鲜皮、泽泻；外用药同前。6月27日服3剂后，食欲好转，大便已畅，溲清，红斑周围红晕大部已退，遗有色素沉着斑，糜烂面愈合，临床痊愈。再服除湿丸以利湿清余热，巩固疗效。

[按]　固定性药疹也是常见的药物过敏性皮炎的一种。此类患者有的人俱有头痛、面红、目赤、身热、溲黄、便秘以及脉滑数，舌苔黄腻，舌质红绛等热象，表现了湿热蕴毒，热毒入营，凝聚于肌肤而发斑的证候。本例患者发病开始皮肤散发红斑，有水疱，并有黄色渗出液，部分糜烂呈鲜红色，饮食不香，大便燥结，溲黄，夜不能眠，苔白黄，舌质红，脉滑数，均为明显之湿热结毒，灼伤营血之征。方中金银花、连翘、蒲公英、野菊花、大青叶清热解毒；赤芍凉血活血；生地黄、紫草清热解毒，凉血消肿；茵陈清热利湿，利小便。所以服上方3剂后，纳食已香，便通，全身之红斑均见明显消退，脉缓，苔化，毒热渐退，故去野菊花、干生地黄，加白鲜皮、泽泻加强清利湿热而不伤其阴，得以奏效。

案9

郭某某，男，50岁，1973年2月7日住院。

主诉：周身皮肤发红、肿胀，大片脱皮5天。

现病史：近4个月来，颈部、左上肢、后背、小腿陆续出现小疙瘩，瘙痒，抓后流水。5天前口服红霉素，每次3片，每日3次，外用黄色药水湿敷。服药后第2天即感两眼睑肿胀不能睁开，全身皮肤潮红。同时发现凡涂过药水的部位皮肤明显肿胀，呈紫红色，瘙痒并有灼热感，未涂药水的皮肤正常。另外伴有发烧，怕冷。近几天来，皮肤鳞屑较多，并有大片剥脱。食欲不振，大便干燥，小便短赤，口渴思饮，头晕，眼花。追溯其病史，在2年前的冬季，曾受潮湿，臀部起小米粒大的皮疹，瘙痒明显，抓后流水。于半年前臀部皮疹复发，情况与第1次相同，曾诊断为神经性皮炎，给予地塞米松、苯海拉明、非那根、普列多宁及外用药水治疗，病情时好时坏，停用激素后又复发。在服激素期间，有脸肿及血压偏高的现象。

检查：除小腿外，全身皮肤明显潮红，肿胀，压之褪色，未见渗出。面部及前胸、腹部、双侧大腿均布有细薄鳞屑，双肘及背部、腹部皮肤粗糙，鳞屑较厚并有大片剥脱现象。头部鳞屑与皮脂结成厚痂，颈部、下颌部可见暗红色皮疹，面积约6cm×7cm与4cm×5cm大小，表面有少量渗出液，双侧小腿皮肤接近正常。自感剧烈瘙痒，未见明显搔痕及血痂。舌苔黑，脉沉缓。

西医诊断：过敏性药疹继发剥脱性皮炎。

中医辨证：内热炽盛，外受毒邪，毒热灼伤阴液。

立法：清热凉血，养阴解毒。

方药：南北沙参各30g　丹参30g　黑玄参15g　天冬、麦冬各15g　干生地30g　莲子心9g　槐花30g　生扁豆15g　生芡实15g　蒲公英30g　金银花30g　天花粉15g

2月10日：上方服5剂后，皮肤潮红大部消退，背部皮肤已大部剥脱，鳞屑较多，前胸双乳间已有部分正常皮肤，双下肢皮肤已接近正常。黑苔已退，舌质淡，脉沉缓。法宜养血润肤，健脾除湿。

鸡血藤15g　全当归9g　赤白芍15g　天冬、麦冬各15g　炒薏苡仁15g　炒扁豆15g　炒芡实12g　炒白术15g　炒黄柏15g　山药30g　泽泻12g　牡丹皮9g　炙甘草9g

2月16日：上方服5剂后，症状继续好转，皮肤脱屑逐渐减少，痒感已轻。拟以除湿止痒，养血润肤法。

鸡血藤30g　当归9g　干生地30g　白鲜皮30g　刺蒺藜30g　防风9g　防己15g　苦参15g　首乌藤30g　薏苡仁30g

2月19日：曾因用糠地糊膏面部皮肤较前有些发红，停用。按2月7日方及中药湿敷后，面部红肿渐退，瘙痒减轻，双臂、前胸皮损面均有表皮新生，颜色接近正常。

2月23日：拟以养血散风，除湿止痒之剂。

生地30g　牡丹皮9g　白鲜皮30g　苦参15g　黄芩9g　车前子包,15g　刺蒺藜30g　泽泻12g　猪苓12g　地肤子30g

3月5日：上方继服5剂后，稍事加减，临床治愈出院。

[按] 本例发病可能与口服红霉素外用黄色药水（可能是雷佛奴尔溶液）有关。同时，本例治疗过程中，在皮损基本痊愈阶段曾使用糠地糊膏，又出现面部红肿等过敏现象，说明患者系过敏体质，而且对多种药物过敏。患者2年来因外受潮湿，内蕴湿热而致"顽湿"，缠绵不愈，经多种治疗，时好时犯；又因长期

使用激素，致使阴液耗伤，这次发病是因为"触犯禁忌"，感受毒邪，以致毒热炽盛，更加燔灼阴津，所以出现高烧，皮肤潮红，肿胀，失于营养而剥脱，口渴思饮，大便干，小便短赤。来院时病已5天，热入阴血，津枯液燥，故见黑苔，脉沉缓，软而无力，头晕，眼花。所以方中重用南北沙参、玄参、天花粉、天冬、麦冬、生地黄、丹参以养阴生津，滋阴润燥，凉血解毒；金银花、蒲公英、槐花清热解毒凉血；丹参、莲子心清热养血以护心阴；芡实能补脾固肾，补脾则能利湿，固肾则能涩阴。原方服5剂后症势大减，说明药证相符，继而在滋阴的基础上养血，阴血足则肌肤得养，又用以健脾除湿之剂以治本，所以在第2方中有鸡血藤、全当归、白芍、天冬、麦冬补血养阴，活血通络；炒薏苡仁、炒扁豆、炒芡实、山药、泽泻、炒白术、炙甘草以健脾除湿；赤芍、牡丹皮、黄柏凉血解血分之余热。其他曾加减使用防风、防己、苦参、刺蒺藜、白鲜皮、地肤子等，均属除湿祛风止痒之剂。值得引起注意的是，在治疗过程中，距离这次发生剥脱性皮炎仅有17天的时间，面部外用糠地糊膏又发现局部潮红肿胀、急性过敏性皮炎的征象，又回头使用2月7日方（第一方）得以奏效。不但说明了本例患者为过敏体质，对多种药物过敏；从辨证上看属于阴虚血热，同时更说明了这组清热凉血、养阴解毒方药的实际疗效。

案10

朱某某，男，43岁，1972年1月9日初诊。

主诉：头面皮肤潮红，发烧1天。

现病史：前天因颈部粉瘤手术后感染，局部外用甲字提毒药捻后，发现头面部肿胀、发烧，服中药后好转，局部改用祛湿药油，数小时后突然引起高烧，面部肿胀更加严重，1月9日上午11时立即入院。

检查：患者神清，合作，自动体位，体温39.3℃，血压10.7/6.7kPa，脉搏108次/分，呼吸急促，全身皮肤潮红，轻度浮肿，全身性反应性浅层脓疱，渗出液较多，心脏有吹风样杂音，双肺呼吸音粗糙，腹部检查无异常，白细胞计数31.2×10^9/L，中性粒细胞0.91，嗜酸粒细胞0.01，淋巴细胞0.08（复查白细胞计数41.2×10^9/L，中性粒细胞0.92，嗜酸粒细胞0.02，淋巴细胞0.06），其他化验未见异常。舌质红，苔黄厚腻，脉滑数。

西医诊断：过敏性皮炎并发过敏性休克。

中医辨证：血热蕴湿，湿热结毒，毒邪炽盛，气阴两伤。

立法：清热凉血解毒，养阴扶正。

方药：金银花60g　连翘24g　生地黄30g　玄参30g　石斛30g　麦冬15g　天花粉15g　牡丹皮15g　白茅根30g　川连6g

急煎 2 剂，每日 4 次，分服。

患者入院后，因处于休克状态，立即输入 5% 葡萄糖液 1000ml，加维生素 C 1g，氢化考的松 100mg。赵老医生看过患者后，除服上方外嘱另加犀角粉（水牛角代）1.8g，每煎冲服 0.6g，饮食进绿豆水饭。因体温高，头部湿温敷，血压仍偏低，曾配合使用升压药阿拉明，血压回升至 16/8kPa。第 2 剂去川连加车前子 9g，以助利湿，犀角粉 0.6g 冲服同前。1 月 10 日，体温下降到 36.5℃，患者精神尚好，血压 21.3/8kPa，按前法稍事加减。

金银花 30g　生地黄 30g　连翘 15g　玄参 15g　丹参 15g　牡丹皮 15g　天花粉 15g　白茅根 30g　白鲜皮 30g　凌霄花 12g　黄芩 12g

外用龙胆搽剂。

1 月 11 日服药 2 剂，病情明显好转，体温正常，血压维持在 14.7/9.3kPa，精神好，饮食好转，大便日解 2 次，不稀，便色黑。舌质红，舌苔薄白，头部及全身脓疱渗出液消退，仅遗留四肢及末端仍有小脓疱有渗出液，自述有奇痒。复查白细胞 30×10^9/L，中性粒细胞 0.84，嗜酸粒细胞 0.05，淋巴细胞 0.1，单核细胞 0.01，西药仍配合支持疗法、脱敏疗法，使用激素。1 月 12 日，患者体温维持正常，复查白细胞已有下降趋势，为 21.2×10^9/L，中性粒细胞 0.84，淋巴细胞 0.16，嗜酸粒细胞 0.04。血压偏低，全身皮肤红色减退，仅遗有少许小脓疱，四肢末梢仍有红肿，皮肤有轻微脱屑，脉象沉缓，舌质稍红，法宜除湿清余热。

茵陈 12g　生薏苡仁 30g　生扁豆 15g　生白术 15g　生芡实 15g　车前子 12g　车前草 12g　地肤子 30g　干生地 30g　厚朴 9g　砂仁 3g

1 月 13 日：服药 3 剂，病情尚稳定，血压有时有波动，偏低，全身皮肤潮红基本消退，仍有皮肤脱屑现象，白细胞 14.2×10^9/L，中性粒细胞 0.6，嗜酸粒细胞 0.01，淋巴细胞 0.34，单核细胞 0.05，以后继续治疗原发病证，后期感冒发烧 1 次，经用药后治愈。共计住院 35 日，治愈出院。

［按］本例系因外用中药内含有汞制剂而引起的过敏性皮炎合并休克，病情十分危重，所以采取中西医结合抢救。由于高热毒热盛，阴液大伤，所以必须解毒养阴、扶正与祛邪同时并用。赵老医生看过患者后又虑其清热不足，加入犀角粉冲服以加强清心肝经之热以凉血，以防毒热入里内传心包。毒热渐清，正气渐复，相应地血压也会趋于回升，休克状态得以扭转。危急征象过后，继续前法以清热解毒、养阴凉血之剂。待其感染性小脓疱逐渐消退，白细胞逐渐恢复正常后，又以除湿清热之剂以收功。本例是根据湿、毒、热、邪作用于机体后的不同反应辨证施治，有机地把中西医结合起来，对于治疗危重药物过敏性休克的病

例，取得了一定的治疗经验。

（以上录自《赵炳南临床经验集》）

朱仁康

（重温病，衷中参西）

【医家简介】

参见第 21 页。

【主要学术思想和主张】

朱老医生认为：药物性皮炎可按血热型、毒热型、阴伤型进行辨证论治。

（1）血热型：多见于药物性皮炎轻症，如麻疹样、猩红热样皮疹或荨麻疹等。症见：舌红，苔薄黄，脉细滑带数。治宜凉血清热解毒。方用皮炎汤（经验方）加减。

（2）毒热型：多见于药物性皮炎重症，如剥脱性皮炎、大疱性表皮坏死性松解症等。症见：高热、头痛，恶心、烦躁、舌红，苔黄燥，脉数。治宜清营败毒，以清瘟败毒饮加减。

（3）阴伤型：多见于剥脱性皮炎。由于起大疱，大量渗液，层层脱皮，热伤阴液。症见：口干，舌绛光剥，脉细数，治宜滋阴增液，清热解毒，方用增液解毒汤（经验方）加减。

（4）外治法：发生水疱，疱破后糜烂渗液，每日用生地榆 30~60g，煎水 300~500ml 待凉，用纱布叠成 5、6 层，沾上液湿敷患处，一次敷 20~30 分钟，日敷 4、5 次，连续敷 2、3 天，可使渗液减少，糜烂平复，红肿消退。

如皮损呈弥漫潮红之麻疹样或猩红热样损害，或见荨麻疹样皮疹，瘙痒剧，可外用三石水或九华粉洗剂，如见渗液不多之皮损亦可外用生石膏。

【验方效方】

○ 方一 凉血清热解毒

生地萸 30g　牡丹皮 9g　赤芍 9g　知母 9g　生石膏 30g　淡竹叶 9g　金银花 9g　连翘 9g　生甘草 6g

○ 方二 清营败毒

犀角末（水牛角代）3g，冲　鲜生地黄 30g　牡丹皮 9g　赤芍 9g　川连 9g　黄芩 9g　知母 9g　生石膏 30g　淡竹叶 9g　金银花 30g　连翘 9g　生甘草 6g

○ 方三 滋阴增液，清热解毒

生地黄 30g　丹参 15g　赤芍 15g　玄参 12g　麦冬 9g　沙参 12g　石斛 12g，先煎

天花粉 9g　金银花 15g　连翘 9g　生甘草 6g

【精选案例】

案 1

王某某，女，22 岁，1970 年 3 月 2 日初诊。

主诉：因注射青霉素，头面、手臂突然红肿 3 天。

现病史：3 天前因患急性扁桃体炎，在当地卫生院肌内注射青霉素 40 万 U，2 小时后脸面、双手背、前臂及阴部突然红肿，出现水疱。称以前曾注射过青霉素未有反应，因此未作皮试。发现后经用苯海拉明和静脉滴注葡萄糖酸钙，未能控制。

检查：体温 38℃。脸面部灼热红肿，双目合缝，双手背及前臂下三分之一焮红起浮肿，可见集簇之丘疱疹，阴部亦红肿，起小水疱，部分渗出。舌质红，苔薄白，脉弦滑带数。

西医诊断：药物性皮炎。

中医辨证：中药毒之气，发为风毒肿。

立法：凉营，清热，化毒。

方药：生地黄 30g　牡丹皮 9g　赤芍 9g　金银花 15g　连翘 9g　淡竹叶 9g　木通 6g　知母 9g　生石膏 30g　生甘草 9g

3 剂，水煎服。

外用：生地榆 90g，分成 3 份，每日用 1 份，水煎成 400ml，待凉后用干净小毛巾沾液，分别湿敷面部、手臂、阴部等处，每日做 4、5 次，每次湿敷 20 ~ 30 分钟。

二诊：（1970 年 3 月 5 日）脸面、手背红肿基本消退，阴部尚未完全消肿，略见渗水。嘱继服前方 3 剂，阴部继续湿敷，3 日后全部消退。

案 2

李某某，男，67 岁，1974 年 6 月 26 日初诊。

主诉：全身出现皮疹 2 天。

现病史：因患腹泻，于 5 天前口服呋喃唑酮和复方穿心莲片，服药后 3 天，周身出现大片风团和红色粟粒样皮疹，瘙痒甚剧，烦躁不安。

检查：全身可见大小不等之风团，并见大片潮红麻疹样皮疹。舌尖红，苔薄黄，脉滑数。

西医诊断：药物性皮炎。

证属：内中药毒之气，热盛生风。

治则：凉血清热，解毒消肿。

方药：生地黄30g　牡丹皮9g　赤芍9g　知母9g　生石膏30g　金银花9g　连翘9g　淡竹叶9g　茯苓皮9g　冬瓜皮9g

2剂。

二诊：（6月28日）药后上半身皮疹减轻，风团较前为少，皮疹颜色较前为淡，下半身皮疹未见变化，仍觉剧痒。脉细弦滑，苔薄黄腻。上方去茯苓皮、冬瓜皮加白鲜皮9g，地肤子9g，3剂，水煎服。

三诊：（7月1日）皮疹已基本消退，稍痒，前方继续服2剂。

四诊：（7月3日）皮疹已全部消退。停药观察。

案3

袁某某，女，60岁，1963年9月3日初诊。

主诉：全身出现大片潮红皮疹3天。

现病史：3天来全身出现大片潮红水肿之皮疹，刺痒甚剧。谓以往左前臂疼痛时，服用安眠药苯巴比妥，即能止痛，于3天前又服前药，次日即发全身潮红发热瘙痒，口渴思饮，不思饮食，夜寐不安，二便如常，形寒微热，有时干呕头晕。

检查：全身可见散在弥漫性潮红如猩红热样皮疹，大部融合成片，有明显灼热感。舌红，苔薄白，脉细带数。

西医诊断：药物性皮炎。

中医辨证：内中药毒，热入营血。

立法：凉血，清热，解毒。

方药：生地黄30g　牡丹皮9g　赤芍9g　玄参9g　知母9g　生石膏30g　菊花9g　金银花9g　连翘9g　淡竹叶9g　生甘草9g

3剂。

二诊：（9月7日）药后复诊，红斑完全消退，尚觉轻度瘙痒。脉弦细，舌苔薄布，继予前方去知母、生石膏，2剂后治愈。

案4

袁某某，女，65岁，1975年9月13日初诊。

主诉：患者于9月7日患痢疾，即服呋喃唑酮2片，2日后又服1片，于前日下午曾肌内注射盐酸小檗碱1支，昨日起背部及四肢出现大片潮红针尖大皮疹，并发气喘，晚间在某某医院静脉滴注5%葡萄糖溶液加氢化可的松100mg，输液5分钟后即感气喘加甚及憋气，停止输液，立刻输氧后，才逐渐缓解。

检查：自动体位，体温39℃（腋下），脉搏126次/分，呼吸28次/分，全身可见潮红麻疹样皮疹，尤以胸背，四肢为多。舌苔黄厚，脉滑数。

西医诊断：药物性皮炎。

中医辨证：内中药毒之气，风毒发肿。

立法：凉血清热，败毒消肿。

方药：生地黄30g 牡丹皮9g 赤芍9g 知母9g 生石膏30g 麻黄3g 杏仁9g 马尾连9g 黄芩9g 金银花9g 连翘9g 生甘草6g

2剂，水煎服。

二诊：（9月15日）患者年老，未来复诊。家属代诉：药后全身皮疹大部已消，气喘较缓，咯痰不爽，难于着枕，体温38℃左右。治拟：清解余毒，化痰平喘。

麻黄6g 杏仁9g 生石膏60g 马尾连9g 黄芩9g 金银花9g 连翘9g 郁金9g 桔梗6g 远志9g 茯苓9g

3剂。

三诊：（9月18日）皮疹已完全消退，气喘缓解，但咳嗽尚频（原有慢性气管炎），着重止咳化痰。

麻黄3g 杏仁9g 黄芩9g 马尾连9g 薄荷6g 桑白皮9g 贝母粉6g，冲 生石膏30g 炒远志9g 百部9g 天花粉9g 枇杷叶9g

3剂。

药后家属诉：皮疹已消。后转内科治气管炎。

［按］本例因服呋喃唑酮引起的药物性皮炎。系中药毒之气所致，来势较猛，治疗着重大剂凉血清热解毒，急解药毒，师清瘟败毒饮之意，方中犀角地黄汤（摒除用贵重药犀角）凉营清热；白虎汤中知母、生石膏以解肌热；舌苔黄厚用黄芩、马尾连除湿清热；用金银花、连翘以化药毒；参用麻杏石甘汤以清宣肺热，平喘止咳，服药2剂后，周身皮疹即见消退，药物性皮炎很快得以控制。一般用呋喃唑酮引起的药物性皮炎（麻疹样型），持续时间较长。本例因开始用氢化可的松静脉滴注有反应，单用中药治疗，2天后大部皮疹即见消退。

案5

冯某，男，12岁，1975年11月22日初诊。

主诉：服去痛片后，口周和手臂出现红斑、水疱3天。

现病史：5天前因腿痛，服去痛片后2天，口唇周围及前臂出现红斑、水疱，以前也发生同样情况2次，逐次加重，但未考虑到与服药有关。

检查：口唇周围、下颏、前臂远端、两手背，可见钱币大红斑皮疹，中心见有水疱，边界清晰，呈对称性。口腔黏膜糜烂。舌质红，苔剥，脉细滑。

西医诊断：固定性药疹。

中医辨证：药热入于营血，化为风毒。

立法：凉营，清热，解毒。

方药：生地黄 30g　牡丹皮 9g　赤芍 9g　金银花叶 9g　连翘 9g　淡竹叶 9g　知母 9g　生石膏 30g　生甘草 6g

水煎服。

二诊：（11 月 24 日）服药 2 剂后皮损显轻，红斑渐退，水疱干涸结痂。嘱继服前方 3 剂。

三诊：（11 月 27 日）手背、前臂皮损已消，口唇周围皮损趋轻，留有色素沉着，仍服前方 3 剂后治愈。

案 6

孟某某，男，40 岁，1974 年 11 月 7 日初诊。

主诉：口服阿司匹林后，阴囊红肿，流水 3 天。

现病史：患者因感冒服阿司匹林 1 片，1 天后阴囊突然红肿起水疱，瘙痒甚剧，破后结黑痂。即往服阿司匹林后无此反应。

检查：整个阴囊轻度红肿，有散在丘疱疹，稍有渗出，可见指甲大小黑痂一个，有红晕。舌质紫暗，苔薄黄，脉滑数。

西医诊断：固定性药疹。

证属：火毒下注，热胜肉腐。

方药：生地黄 30g　牡丹皮 9g　赤芍 9g　金银花 9g　连翘 9g　淡竹叶 9g　知母 9g　生石膏 30g　生甘草 6g

3 剂，水煎服。

外用：生地榆 15g，马齿苋 15g，每次煎水 300ml，凉湿敷，每日敷 4～5 次，每次敷半小时。

二诊：（11 月 11 日）阴囊红肿已轻，黑痂脱落，见有银币大之溃疡面，无脓性分泌物，苔脉同前，继服前方及湿敷 3 天。

三诊：（11 月 14 日）阴囊红肿全消，只留小片溃疡，较前缩小。仍服前方去知母、生石膏，加当归 9g，玄参 9g，桃仁 9g，6 剂，水煎服。

四诊：（11 月 25 日）溃疡面又缩小，外用桃花丹，外盖玉红膏纱条，内服八珍丸日服 1 丸，10 天后痊愈。

案 7

宁某某，男，61 岁，1970 年 10 月 5 日初诊。

主诉：打针后全身皮肤潮红，脱屑已半月。

现病史：半月前因全身皮肤瘙痒而到某公社医院治疗，肌内注射卡古地钠注射液 2 针。2 天后全身皮肤弥漫性潮红，起红色粟粒疹，随之皮肤如麸皮样脱落，手足部皮肤成片脱落如脱掉手套、袜子一样，经服激素后，病情有所控制。

检查：面部、躯干、四肢皮肤弥漫性潮红轻度脱屑，手足部仍可见未完全脱落之厚皮，口干思饮。舌质红，苔光剥，脉细滑带数。

西医诊断：剥脱性皮炎。

中医辨证：毒热入营，伤阴耗液，肤失所养，致使肌肤甲错，层层剥落。

立法：大剂滋阴增液，清营解毒。

方药：生地黄30g 玄参15g 金石斛12g，先煎 炙龟板12g 炙鳖甲12g 牡丹皮9g 地骨皮9g 茯苓皮9g 金银花15g 生甘草6g

二诊：（10月11日）服前方5剂后，皮肤潮红明显减轻，脱屑亦少，瘙痒程度见缓，饮水渐少，脉细弦，舌苔渐润，宗前法增减，佐以养血熄风止痒之剂。

生地黄30g 玄参12g 麦冬9g 炙鳖甲12g 丹参15g 牡丹皮9g 茯苓皮9g 白鲜皮9g 煅牡蛎15g 珍珠母15g 生甘草6g

三诊：（10月16日）服前方5剂后，皮肤潮红脱屑已不显，略有瘙痒，舌苔薄润，脉细弦滑。法拟滋阴熄风，养血润肤。

生熟地各15g 白芍9g 丹参12g 炙鳖甲12g 茯苓皮9g 煅牡蛎15g 麻仁9g 生甘草6g

水煎服5剂后，皮损全消而愈。

[按] 本例因肌内注射卡古地钠后引起剥脱性皮炎，中医学认为内中药毒，毒热入于营血。症见皮肤潮红，又因阴液大伤，肤失所养，而见大片皮肤层层剥落，口干引饮，舌红光剥，故进大剂滋阴增液如：生地黄、玄参、麦冬、石斛、龟板、鳖甲之品以润其肤；牡丹皮、地骨皮、茯苓皮以皮行皮；金银花、甘草解其药毒。药后潮红，脱屑减轻，尚感瘙痒，加以生牡蛎、珍珠母熄风止痒，最后皮肤已趋正常，仍有干燥发痒之感，加以熟地黄、白芍、丹参、火麻仁等养血润燥之剂而获愈。

（以上录自《朱仁康临床经验集》）

许履和
（强调"外科实从内出"）

【医家简介】

参见第27页。

【主要学术思想和主张】

参见第27页。

【精选案例】

案1

阚某某，女，27岁。患者于10天前因左手食指生疔，在厂内医务室注射青霉素。4天后感染好转，但右小腿出现风疹，伴有身热。以后疹块向上蔓延，经过3天遍及全身。注射葡萄糖酸钙未能见效，面部亦形红肿，并出现腹泻，遂来我院，收其入院治疗。既往身体健康，无类似病史。

诊得遍体散发风疹，发时成片扁平隆起，退时留有红斑，与皮肤相平。皮肤红赤，灼热如燎，瘙痒剧烈，日夜不休。全身伴发寒热，口中干苦而黏，不思饮食，小便黄少，腹不痛而大便泄泻，如黄浆水（1日2~3次），舌苔白，边尖红赤，脉象滑数。嗜酸性白细胞绝对计数0.726×10^{9}个/L。

谅由疔毒未尽，复感风邪，搏于营分而发。治拟凉血祛风，佐以外治。

净连翘9g　牡丹皮9g　茅根去心，15g　细生地12g　赤芍、茯苓各9g　荆芥、防风各4.5g　薄荷4.5g　白鲜皮9g　蝉蜕4.5g　黄连3g　牛蒡子9g

炉甘石洗剂，搽患处，1日5次。

内外并治1天，周身红斑大部消退，仅于胸腹隐约可见，瘙痒既减，腹泻亦止，惟发热未退（体温38.2℃），时感恶风。仍按原方服2剂，发热退，红斑消，瘙痒止，已无不适，嗜酸性白细胞绝对计数0.176×10^{9}个/L。病已基本痊愈，乃嘱其出院。

[按] 药物性皮炎又称药疹，是药物反应中的一种，见于少数具有特异过敏体质的人，中医学称为"素禀不耐"。荨麻疹型药疹，皮疹时间较长，形态不一，大小不等。此案由手部感染，注射青霉素引起皮疹红赤，灼热瘙痒，全身伴发寒热，是属余毒未尽，风热郁于血分所致，故用生地黄、牡丹皮、赤芍、连翘、茅根凉血清热；荆芥、防风、薄荷、白鲜皮、蝉蜕、牛蒡子祛风散邪；大便泄泻、小便黄少，又夹湿热下注，故加茯苓、川连以利湿泄热，配合炉甘石洗剂外搽，保肤止痒。内外并治，其效彰显。

案2

王某某，男，43岁。患者原有精神分裂症。此次因"渗出性胸膜炎"而入院。入院后经中西药物治疗，胸膜炎已好转。但至2个月后，全身出现红疹，瘙痒不休，请皮肤科会诊，诊断为"药疹"，恐系"盐酸苯海索"引起，乃停用盐酸苯海索及青霉素、对氨基水杨酸，加服马来酸氯苯那敏、异丙嗪、苯海拉明、氢考及内服中药凉血清热剂，病情仍未控制，全身药疹有增无减，瘙痒无度，伴有高热（体温39.8℃），有汗热不解。乃邀余会诊。

会诊：患者于10天前咽喉疼痛，全身红疹瘙痒，同时出现低烧，经治之后，病情未能控制。现在全身斑疹密布，色赤如丹成片，仍感瘙痒，壮热汗出，渴喜凉饮，咽喉两颊红肿疼痛，小便黄，脉来洪数，舌上苔少质红，体温39.3℃。此热毒充斥，气血两燔，病情甚重，恐有内陷心肝，发痉神昏之变。兹拟清气凉血解毒之法，用清瘟败毒散主之，并配吹口药吹之。

（1）养阴生肌散，吹口腔咽喉，1日5次。

（2）乌犀角（水牛角代）研末或水磨1g，1次服。

（3）生地黄30g　牡丹皮9g　赤芍9g　生石膏30g　炙知母9g　甘中黄4.5g　黄连3g　黄芩9g　黑山栀9g　淡竹叶9g　玄参9g　连翘10g　桔梗3g

前方服2剂，发热渐退（体温37.8℃），出汗较多，斑疹渐消，咽喉溃疡以咽弓为主，疼痛得减，口腔内分泌物尚多。仍以原法继进，犀角粉每剂改为0.6g。3天后斑疹已退，体温正常（体温36.8℃）。以后精神分裂症有复发之势，乃转住某某神经精神病院。

[按] 清瘟败毒散为余师愚氏治疗"热疫"之主方。原书谓："凡一切火热，表里俱盛，狂躁烦心，口干咽痛，大热干呕，错语不眠，吐血衄血，热甚发斑。"此案虽系药疹，但热毒充斥，气血两燔，病虽异而病机相近，故以此方治之。

案3

朱某某，男，36岁。患者平素嗜食辣椒。5天前鼻部生疖，切开排脓后外贴膏药，并以胶布固定，继即面颊部出现红疹，经中药治疗未见好转。

症状：面颈部满布针头大之红疹及小水疱，皮肤焮红灼热，痛痒交作，破碎处滋水淋漓，气腥殊甚，并已延及胸部。伴有发热口渴，脉滑数，舌尖红，苔薄白等症。血象：白细胞10.7×10^9/L，中性粒细胞0.87。

此热毒未清，素禀不耐，是以外贴膏药，便起红疹。治宜清热解毒，用黄连解毒汤合银花甘草汤主之。

川连3g　黄柏9g　黄芩6g　生栀子9g　金银花15g　紫花地丁24g　甘草3g　牡丹皮9g　绿豆衣15g　苍耳子9g　赤芍9g　野菊15g

黄柏粉，麻油调敷，1日1次。

连治4天，面颊之脓疱破溃者减少，胸膺之红热痛痒者亦得大减，腥臭不显，口不干渴，脉数亦静，舌红转淡。再按原法连治11天，药疹大半消退，流滋已止，焮红瘙痒渐定，皮屑脱落处有紫红色色素沉着。乃以凉血消风散加减，血象恢复正常，治疗36天基本痊愈出院。

[按] 鼻疖溃脓以后，理应肿消热退，相安无事，今又出现红疹水疱，瘙痒流滋，迅速延开，此盖素禀不耐，热毒未清，外贴膏药，皮肤过敏，而起药疹，中医学习称"膏药风"。此际已经重复感染，如不及时控制，则恐变症蜂起。外

用黄柏粉麻油调敷，控制感染，保护皮肤；内服黄连解毒汤为主，益以金银花、紫花地丁、甘草、绿豆、牡丹皮、野菊、赤芍等味，清其热，解其毒；且绿豆、甘草能解百药毒，用于此症，更为美备。

案4

李某某，女，24岁。患者于1天前因腹痛而自己配服氨基比林，后即左手指、右足背出现红斑、水疱，不痒不痛，只感灼热，继则迅速扩展到右手指、右足背及两腘之间，两腘与足背之水疱，大如鸡卵。全身无寒热，纳食尚可，但口中干苦，渴喜饮，舌苔白腻，脉细不数。据述以往有腹痛腹泻史，每至夏季发作，此次发又旬日，1日腹泻3~4次，其色深黄，但无黏液。谅由平素肝强脾弱、湿热内蕴，是以一交夏令，湿热用事之时，腹痛泄泻即发。因其素禀不耐，容易过敏，以故服氨基比林后又发红斑，今斑发正盛，治宜先挫其锋。

大青叶15g　板蓝根15g　川连3g　牡丹皮9g　赤芍9g　黑山栀10g　连翘10g　甘中黄8g　滑石12g

香连丸，每服4.5g，1日2次。

用空针筒抽出水疱中液体，再以三黄汤做冷湿敷。

经治2天，红斑渐退，腹痛便泄未已，遂改投调理肝脾、清理湿热之法，用痛泻要方、香连丸加味。

黄连2g　黄芩4.5g　白芍9g　陈皮4.5g　木香4.5g　泽泻9g　车前子9g　白术6g　防风4.5g　川朴8g

连治1周，痛泻告定，红斑全退，水疱破碎处已复盖新鲜上皮。共治8天，痊愈出院。

[**按**] 大疱性红斑型药疹，是一种较严重的药物性皮炎。此病先患痛泻，因药物过敏而引起红斑，来势正盛，若不控制，易成大患。故先用清热解毒之剂以治其斑，后用调理肝脾之药以治其泻。轻重缓急，次序分明。

（以上录自《许履和外科医案医话集》）

许玉山
（重"养正气，补脾胃"）

【医家简介】

参见第29页。

【主要学术思想和主张】

参见第29页。

【精选案例】

案 1

患者陆某，男，中年，农民。因患腿痛住院，诊前 3 天肌内注射硫酸软骨素 A，现周身皮肤起红色粟粒样皮疹，瘙痒甚剧，烦躁不安，经用抗过敏药效果不佳，改服中药。

证属内有蕴热，与药毒搏击于肌表。治以清热解毒，疏表止痒。

处方：金银花 20g　连翘 12g　炒牛蒡子 12g　苦参 10g　白鲜皮 10g　黄连 5g　白芷 8g　地肤子 10g　蛇床子 10g　苍术 10g　防风 10g　生甘草 5g

方用金银花、连翘、黄连、生甘草清热解药毒；炒牛蒡子宣肺透疹；白鲜皮、防风、地肤子、蛇床子、白芷散风祛湿，解毒止痒；苦参、黄连清热燥湿；苍术除湿止痒。

二诊：服上方 2 剂，上半身皮疹有所消减，颜色较前为淡，下半身剧痒不减，舌苔稍黄，脉弦滑。继服上方 2 剂。

三诊：皮疹已脱皮消退，尚觉有轻度瘙痒。停药观察，3 天后痊愈。

（以上录自《中国百年百名中医临床家丛书·许玉山》）

顾 伯 华

（勤求古训，勇于创新）

【医家简介】

参见第 30 页。

【主要学术思想和主张】

顾伯华认为药物性皮炎是由于药物进入体内而引起的皮肤炎性反应，这是西医学病名，中医学对因服药引起的内脏或皮肤反应，统称为"中药毒"。"中药毒"而发皮疹，包含两种情况：一是由于误服毒性药物而发生中毒性皮疹，除有皮肤损害外，尚伴有内脏中毒性病变，如砒中毒；另一种系素体不耐，过敏而引起，并非中毒所致，如"食生葱，面生游风"，与西医学认为药疹发生原因系变态反应或药物毒性反应相吻合。

【精选案例】

案 1

吴某某，女，9 岁，1963 年 6 月 7 日入院。

病史：患儿于 1963 年 5 月 23 日发现左下颌部结块、肿痛，伴有畏寒、发热、咽喉疼痛，于5月26日来本院外科门诊。当时体温37.3℃，左颌下结块肿大如鸡卵，皮色不红，按之疼痛，咽喉充血，扁桃体轻度肿大。

给以中药疏风清热化痰之剂内服。药后咽喉疼痛消失，左颌下肿胀反甚，体温增至39.3℃，故于6月1日又来复诊。除继服中药外，另加服金霉素125mg，每日4次口服2天量。药后局部疼痛更剧，皮色转红。6月7日下午8时许，两下肢突然发出成批鲜红斑片及瘀斑，自感轻度灼热，瘙痒，并伴有两膝关节酸楚。于当晚9时30分急诊入院。

入院时体温37.4℃，脉搏84次/分，呼吸20次/分，血压12.5/6.9kPa。颈项转侧不利，甲状腺不肿大，肺部（－），心前区有Ⅰ～Ⅱ级柔和吹风样杂音，腹部柔软，肝脾未触及，四肢关节正常，膝腱反射正常，无病理反射。局部：左下颌部有一肿块约4cm×5cm，皮色微红，按之灼热，中软有波动感，触痛明显。两大腿下1/3、小腿及足背等处有大小不等的100余个鲜红色斑片，上有水疱渗出，疱内含有清亮液体，用手压之，斑疹褪色，皮损边界清楚。在两足背部并有约3cm×4cm大小之瘀斑。压之不褪色，有压痛。

诊断：多形红斑样药疹（金霉素引起）；左下颌部急性淋巴结炎。入院后当晚，给予凉血清热、解毒利尿之剂内服。

处方：鲜生地黄45g　京赤芍9g　粉丹皮9g　净连翘9g　金银花9g　粉萆薢12g　泽泻9g　车前子12g，包　制川大黄9g　茯苓皮12g　生甘草3g

当晚服第1剂后，次日两下肢皮损未见减轻，两膝关节仍感酸楚，左颌下痰毒波动明显，给以切开引流，仍以原方再服。第2日红斑颜色由鲜红转为粉红色，部分水疱结有薄痂，两足背瘀斑由紫转为青紫，膝关节酸楚消失，皮损处仍有轻度瘙痒。第3日红斑转为淡黄色，红斑上水疱消失，灼热、瘙痒亦除。第4日皮疹全部消失，仅留色素沉着而出院。

案2

张某某，男，56岁，工人，1963年12月29日入院。

病史：患者于1963年12月12日，因右上肢肌肉酸楚，在某医院诊断为"风湿性肌炎"，给以内服复方阿司匹林药片，每日3次，每次1片，共3天量。药后肌肉酸痛减轻，但于12月26日突然全身发出红斑，自感瘙痒难忍，至次日面部肿胀，伴有发热。当日即至某医院皮肤科诊治，经诊断为"药物性皮炎"，给以注射溴化钙及口服苯海拉明，但症势未有减轻。于29日来我院皮肤病专科门诊时，收入住院。

入院时体温38.3℃，脉搏94次/分，呼吸22次/分，血压16/10.7kPa。舌苔薄腻，舌质红。口唇周围无苍白区，颈软，甲状腺不肿大，心、肺阴性，腹部柔软，肝脾未触及，四肢关节无畸形，病理反射阴性。局部：面部皮肤潮红，肿胀，尤以两眼睑较显，以手按之有凹陷。颈部、躯干有大片潮红，仅在颈部有数小片正常皮肤；潮红处压之褪色。四肢、臀部、阴囊呈对称性分布深红色密集斑块，压之褪色。

诊断：猩红热样药疹（复方阿司匹林引起）。入院后当日，给以内服凉血清热、解毒利尿、散风之品。

处方：鲜生地30g　粉丹皮9g　京赤芍9g　桑叶9g　杭菊9g　制川大黄9g　车前子12g，包　金银花12g　小川连3g　粉草薢12g　泽泻9g　生甘草3g

服药后次日，体温退至37.5℃，面部肿胀较退，潮红转淡，口唇周围及颊部有糠皮样脱屑，胸部及四肢皮疹颜色变淡，背部仍然潮红。服药2剂后，头面肿胀退去2/3，皮肤潮红退净，仅留糠皮样脱屑，躯干、四肢红斑颜色更淡。至第3日，体温退至正常，头面肿胀全消，原方去桑叶、杭菊花，连服2剂后，四肢、躯干皮疹全部消失而出院。

[按] 中医学认为红斑发生属血热、热毒，所以我们采用凉血、清热、解毒、利尿的法则进行治疗。两案中，案1系多形红斑样药疹，案2系猩红热样药疹，皮损均表现为潮红与大小不等鲜红斑片，故用凉血药鲜生地黄、赤芍、牡丹皮，清热解毒药金银花、连翘、制川大黄、川连、生甘草进行治疗而获效。

案3

朱某某，女，20岁，住院日期：1973年5月22日~6月2日。

病史：患者半个月前因作甲状腺腺瘤切除术，注射青、链霉素3天，1周后在注射部位发现起红块瘙痒。以后面部、躯干、四肢起红色小丘疹，剧痒，夜难入眠。曾注射葡萄糖酸钙无效。以往经常发荨麻疹。

检查：全身皮肤遍布猩红色丘疹，大部分融合成片。面部略有水肿。屈侧丘疹隆起如鸡皮状。颈部两侧、腹股沟可触及肿大之淋巴结数个块物，无压痛。右臀部有7cm×7cm大小之紫红色皮损，无肿块。

实验室检查：血红蛋白111g/L，红细胞3.97×10^{12}/L，白细胞5.6×10^9/L，嗜酸性白细胞绝对计数792。尿常规：蛋白极微，红细胞0~1，白细胞1~2。

诊断：药物性皮炎（猩红热样）。

治疗：猩红热样药疹，由青霉素过敏引起，怕冷发热，全身红疹遍发，面部为重，眼睑浮肿，大便干结。苔薄舌红尖有刺，脉弦滑数。拟清解通里。

金银花9g　野菊6g　生地黄15g　赤芍12g　黄芩12g　苦参片12g　白鲜皮9g　生大黄后下，6g

2剂。

二诊：头面、躯干皮疹加重，面目肿胀，作痒，大便未解。舌红绛，脉滑数。热毒亢盛，有伤及营血之势。拟凉血清热解毒为先。

鲜生地黄60g　赤芍15g　牡丹皮9g　野菊花9g　黄芩12g　黄连片分吞，3g　金银花9g　玄参12g　板蓝根3g　生大黄9g，后下

2剂。

三诊：服大量凉血清热解毒之剂，皮疹渐退，肿胀也减，大便已解。苔薄，脉滑。再守前意进前方4剂。

四诊：皮疹基本退净，部分脱屑，大便仍干。苔薄，脉滑。拟清热利湿，解其余毒。

生地黄30g　蒲公英30g　生薏苡仁12g　苦参片12g　赤茯苓12g　生大黄9g，后下　车前草30g　生甘草30g

3剂。

[按] 此类型药疹应和真性猩红热相鉴别：药疹有明显用药史，皮损不典型；后者口唇周围无皮损呈苍白圈，舌如杨梅状等。根据辨证，皆是热毒内蕴所致。火毒外泄肌表则发皮疹，熏灼营血则舌色红绛，皮疹猩红如丹涂。本病例用清营汤之意而治愈。清营汤乃由犀角地黄汤衍化而来。大量鲜生地黄配赤芍、丹皮清热凉血为主药，金银花、黄连等清热解毒，清心泻火。热盛易耗津液，故用玄参、鲜生地养阴生津。生大黄通里攻下，有釜底抽薪之意。最后，用清热利湿法，解其余毒，很快收功。

案4

陈某某，男，47岁，工人，住院日期：1965年9月13日到20日。

病史：患者6日前因失眠服苯巴比妥，第2天全身发10多个红斑，灼热瘙痒，阴茎部针刺样疼痛，3天后全身红斑转紫暗，肛门周围和阴茎处红斑糜烂流水。曾在某医院诊治。因加重而转我院，收入病房。以前有3次同样发作史。

检查：全身四肢及躯干共有10多个紫红色斑片，有蚕豆、钱币到核桃大小，上有水疱，阴茎红肿，红斑3cm×2.5cm大小，累及龟头。肛门周围糜烂流水，口角连及黏膜糜烂，左侧为甚。

实验室检查：血红蛋白135g/L，红细胞4.43×10^{12}/L，白细胞5.5×10^9/L，中性粒细胞0.7，淋巴细胞0.29，嗜酸性粒细胞0.01，嗜酸性白细胞计数44。尿常规：蛋白极微，白细胞（＋＋），红细胞：0～2个。

诊断：药物性皮炎（固定性红斑型）。

治疗：患者全身遍发红斑，开始怕冷、发热，咽喉疼痛。经西药治疗后，发热已退，斑色已转紫暗，但肛周糜烂，阴茎肿胀疼痛，小便短赤，大便干结。苔

薄舌尖红，脉弦滑。乃湿毒内侵，血分蕴热，腑道不通。治宜清热通利，解其余毒。

清解片 5 片（每日 3 次）。蒲公英、车前子、土茯苓各 30g，生甘草 6g，煎汤代茶，每日 1 剂。

外治：1：5000 呋喃西林溶液湿敷阴茎，青吹口散油膏外擦肛周。

1 周后痊愈出院。

[按] 本例药疹来时高峰已过，仅余毒未解，大小便不畅，故用清热解毒、化湿通便之清解片（大黄、黄芩、黄柏、苍术等量共研细末和匀，轧片，每片含量 0.3g）加蒲公英、车前子、土茯苓解毒利尿，及适当的外治，即很快治愈。小病不必用大方，药到病除即可。

案 5

王某某，男，34 岁，工人，住院日期：1974 年 6 月 3 日到 17 日。

病史：患者 4 日前因手部开水烫伤疼痛，自服"去痛片" 1 片。半个小时后即觉手足和阴部发热，伴有针刺感。曾服马来酸氯苯那敏及注射葡萄糖酸钙、维生素 C 等无效，而发热、怕冷。第 2 天手足红斑扩大，上起水疱，灼热、瘙痒，后因高热、红肿而入院。1967、1974 年也因服止痛片有类似发作。对青霉素也过敏。

检查：左手 7 处，右手 6 处紫红斑，上有水疱，部分糜烂。两膝、足背分别 4 个红斑，周围暗紫，中间大疱。小腿伸侧散在绿豆大小之红斑，压之不退色。阴茎皮肤潮红，冠状沟处红斑，糜烂，有渗液。臀部两处皮损较大。

实验室检查：血红蛋白 114g/L，红细胞 4.06×10^{12}/L，白细胞 6.9×10^9/L，中性粒细胞 0.75，淋巴细胞 0.23，嗜酸性粒细胞 0.02。

诊断：药物性皮炎（固定性红斑）。

治疗：损伤后自服止痛片引起固定红斑样药疹。灼热瘙痒，糜烂流水，尤以阴部为重。怕冷发热，咽干口燥。苔薄黄，舌尖红，脉弦数。秉性不耐，药物过敏，血热火毒夹湿蕴阻肌肤。拟凉血清热利湿为主。

鲜生地黄 30g　赤芍 15g　牡丹皮 9g　蒲公英 30g　板蓝根 30g　茵陈 15g　制大黄 9g　车前子 12g，包　生甘草 4.5g

4 剂。

外治：局部消毒，抽去水疱内液体，搽清凉油后再扑青黛散。

二诊：药后热退，皮色转暗，但冠状沟和尿道口继发感染，破碎糜烂疼痛。

前方加紫花地丁 30g，金银花 9g，3 剂。

三诊：红斑水肿已退，部分脱屑，阴部糜烂处已结痂。苔黄腻，脉濡数。宗前法。

生地黄 30g　赤白芍各 9g　板蓝根 30g　蒲公英 30g　制大黄 9g　茵陈 15g　车前子 9g　丹参 9g　生甘草 9g

7 剂。

[按] 本病例用药取犀角地黄汤之意。中医学认为：发热、红斑、舌红绛、脉弦数，是邪火热毒入于营血之征，所以用鲜生地、赤芍、牡丹皮、紫花地丁、蒲公英、金银花凉血清热解毒为主；因阴部糜烂，加茵陈、车前子清热利湿。外用清凉油滋润皮肤，青黛散收敛清热消炎。痊愈出院。

（以上录自《顾伯华外科经验选》）

刘渡舟

（学验俱丰，热心教育）

【医家简介】
参见第 45 页。

【主要学术思想和主张】
参见第 45 页。

【精选案例】
案 1

钟某某，女，39 岁，1993 年 11 月 3 日初诊。患者半年前因病服用复方磺胺甲噁唑发生过敏，周身皮肤发红、瘙痒不已。西医诊断为"大疱性表皮松解萎缩型药疹"。多方医治罔效，患者特别痛苦，经他人协助，从四川辗转来京请刘老诊治。现全身皮肤通红、灼热、瘙痒难忍，表皮片片脱落，每日可盈一掬，面色缘缘正赤，目赤羞明、不愿睁视，口干鼻燥、咽痛，月经半年未行、小便色黄，大便质软，1 日 2 行，舌绛、苔白厚腻，脉滑。初辨为热毒深入营血，用清营汤、犀角地黄汤等清营凉血解毒等法，疗效不明显。刘老综合脉症，思之良久，顿悟此证为热毒郁于阳明之经，阳明主肌肉，故见皮肤发红、瘙痒，其面缘缘正赤，反映了阳明经中邪气未解之象，治以升散阳明经中久蕴之邪，方用升麻葛根汤。

升麻 10g　葛根 16g　赤芍 18g　炙甘草 8g

药服 5 剂，面赤、身痒减轻，患者信心倍增。由于近日感冒，微发热畏寒，为太阳表邪之象，阳郁在表，"以其不得小汗出"，则更助其身之痒，乃用"桂枝麻黄各半汤"。

麻黄 3g　桂枝 10g　杏仁 10g　白芍 10g　生姜 10g　炙甘草 6g　大枣 10g

3 剂。

服药后微微汗出、已不畏寒、食眠均佳。昨日月经来潮，经量、经色正常，此表邪已解。续用升麻葛根汤，以清阳明热毒，经治月余，患者皮肤颜色渐退为淡红色，已不脱屑，诸症遂安，欣然返乡。

[按] 刘老临证，十分强调抓住主症，但绝大多数疾病，其病情往往是复杂多变，故抓主症并非易事。本案因皮肤发红、见有舌绛，初辨为热入营血，以清营凉血治之，收效不显，说明抓主症有误。本案虽有舌绛等波及营血之象，但脉不细数而滑，苔不光而反厚腻，又无身热夜甚，以及出血之症，说明热邪并未全部深入营血。观皮肤瘙痒、伴面色正赤、目赤、口鼻干燥、咽喉疼痛等症，实为热郁阳明气分之证，阳明主肌肤，其脉行于头面。《素问·热论》曰："阳明主内，其脉挟鼻络于目，故身热，目疼而鼻干。"由于风热毒邪郁滞阳明，所以治疗既不宜白虎汤类以辛寒清解，又不宜黄连解毒汤等苦寒直折，惟宜升达发散之法，使毒邪外出。否则，寒凉郁遏，毒邪内伏，未免关门留寇，贻害无穷。升麻葛根汤善于透解阳明风热邪毒。主药升麻散阳明风邪，升胃中清阳，解毒透热；葛根轻扬发散，开腠理，升津液，除热祛风；配芍药和营泄热，因本案已波及营血，故用之正为适宜；甘草益气解毒。芍、甘相合，又养阴和中，使透散之余不伤气阴。服用本方能使阳明郁热从表而散，从而阻断毒热内陷之途径。后患者因感冒，兼阳气怫郁在表之证。故暂予桂麻各半汤轻发其汗，以除表邪。表解之后，再予升麻葛根汤透发，使热毒尽散，病终痊愈。可见，辨证若抓住了主症，治疗得法，则疗效非凡。

（以上录自《刘渡舟医案》）

张志礼

（中西合璧，融会贯通）

【医家简介】

参见第 34 页。

【主要学术思想和主张】

中医学认为本病与"食入禁忌"、"触犯禁忌"有关，也有称本病为"中药毒"的。主要由于禀赋不耐，食入禁忌，蕴热成毒；或脾湿不运，蕴湿化热，外感毒邪，发于肌肤。严重者，毒热入营，可致气血两燔。基于这一认识，张志礼将本病分以下几型辨证论治。

（1）湿热感毒型。急性发病，皮损为鲜红斑丘疹、水疱、糜烂、渗出、剧痒。自觉发热，烦躁，口干口渴，大便秘结，小便黄赤，舌红苔黄，脉滑数。证属湿热感毒，蕴结肌肤。治宜清热解毒，凉血除湿。可用龙胆草、黄芩、生石膏清热泻火；生地黄、牡丹皮、白茅根、紫草清热凉血；金银花、连翘、板蓝根清热解毒；六一散、泽泻、车前草清热除湿利水。大便秘结加大黄，痒甚加白鲜皮、苦参、地肤子。

（2）毒入营血型。重症药疹，高热烦躁，热扰神明，可神昏谵语，阴液大伤可发生休克虚脱，毒热入于营血，则皮疹鲜红，甚至紫癜、血疱、糜烂渗液、大片剥脱，舌红绛，脉细数。见于剥脱性皮炎型、重症多形红斑型、大疱性表皮松解型药疹。治宜清营凉血、解毒利水。可用清瘟败毒饮或犀角地黄汤加减。予生玳瑁、羚羊角粉清热凉血、解毒定惊；生地炭、金银花炭入血分，清毒热养阴护心；紫花地丁、板蓝根清热解毒；莲子心、栀子仁、连翘心、黄连清三焦毒热而重在清心火；生石膏清气分实热，除烦止渴。

（3）毒热伤阴、气阴两伤型。重症药疹后期，气阴两伤，可见低热烦渴、头晕乏力、口干口渴等症，皮疹红肿渐退，大片或糠秕状脱屑，舌绛红无苔，脉沉细数，均示气阴两伤，又兼脾湿不化。治宜养阴益气，健脾除湿，兼清余毒。可用南北沙参、玄参、石斛、黄芪、党参、白术、枳壳、薏苡仁、扁豆、黄柏、丹参等。其中南沙参长于祛痰润肺，北沙参长于滋阴和胃，补五脏之阴。南北沙参合用，养阴和气血，又能润肺。低热可加银柴胡、地骨皮、耳环石斛；纳差加厚朴、蔻仁、藿香；脱屑多加天冬、麦冬、生熟地、赤白芍、当归以益阴生津、调和气血、养血润肤；病重休克或有休克之兆时应尽早静脉滴注大剂量皮质激素以抢救危象，同时根据亡阴亡阳之证投以参附汤或生脉饮；高热可用羚羊角粉0.6g冲服。

【验方效方】

○ **方一** 清热解毒，凉血除湿

龙胆草10g　黄芩10g　生地黄30g　白茅根30g　金银花30g　板蓝根30g　车前草30g　紫草15g　泽泻15g　六一散30g　生石膏30g，先煎　甘草10g

○ **方二** 清营凉血，解毒利水

羚角粉0.6g，冲服　金银花炭15g　生地炭15g　紫花地丁15g　白茅根30g　生栀仁15g　生石膏30g，先煎　牡丹皮20g　大青叶30g　板蓝根30g　连翘15g　天花粉20g　甘草10g

◉ **方三** 养阴益气，健脾除湿

南北沙参各 15g　玄参 30g　石斛 10g　黄芪 15g　党参 15g　白术 10g　生地黄 15g　丹参 15g　薏苡仁 30g　扁豆 10g　厚朴 10g　枳壳 10g　麦冬 15g　甘草 10g

【精选案例】

案1

吴某，女，49 岁，1993 年 6 月 27 日初诊。

现病史：昨日淋雨后畏寒头痛，咽喉肿痛，低热不适，自服氯芬黄敏 2 片，症状减轻。数小时后全身发痒，成批出现鲜红斑疹，继而红肿。体温升高，烦躁不安，胸闷恶心欲吐，口苦口臭，大便未解，小便黄赤。

查体：体温 39℃，面部、躯干、四肢皮肤潮红、肿胀，有点片状红斑，大部融合成片，压之褪色，两眼睑肿胀，眼睛不开，舌质红，苔白微黄，脉弦滑微数。

西医诊断：药物性皮炎。

中医辨证：湿热感毒，蕴结肌肤。

治法：清热凉血，解毒利水消肿。

方药：龙胆草 10g　黄芩 10g　生地黄 30g　白茅根 30g　金银花 30g　板蓝根 30g　天花粉 15g　藿香 10g　枳壳 10g　茵陈 15g　车前草 30g　泽泻 15g　冬瓜皮 15g　六一散 30g　生石膏 30g，先煎

马齿苋 30g 煎汤冷湿敷后外用炉甘石洗剂。

二诊：服药 1 剂后体温开始下降，3 剂后体温降至正常，全身皮疹逐渐消退，第 5 天皮疹全部消退，仅有少量脱屑，症状全消。

[按] 本例系服用氯芬黄敏引起的药物性皮炎，临床表现以毒热盛为特点，其与外感风热不同，很快入于营分，故见高热、全身潮红肿胀、舌质红、脉滑数。又因脾失健运，枢机不利，故见胸腹满闷、恶心欲吐、气郁不舒，毒热更易化火。故治疗针对毒热盛的症结，重用金银花、板蓝根、黄芩清热解毒；龙胆草、生石膏清热泻火；生地黄、白茅根、天花粉清热凉血、护阴生津；藿香、茵陈清暑解表，利湿醒脾；配合枳壳开胸顺气以解郁，车前草、泽泻、冬瓜皮、六一散清热利水。张氏既看到毒热盛入于营血，在解毒凉血时如不养阴生津护阴，势必使毒热成燎原之势，又注意到患者有胸闷、恶心欲吐、烦躁不安等症，是由于脾湿不运，气机不畅，故佐以健脾利湿，疏通气机，药虽枳壳一味，对疏通气机，调整机体内环境，还是起了重要作用，釜底抽薪而不是扬汤止沸，实乃妙用，当为后学师范。

案2

朴某，男，47 岁，1982 年 4 月 10 日初诊。

现病史：2 周前因头痛自服去痛片，数小时后自觉阴部皮肤瘙痒，伴全身不适。次日阴囊皮肤发生大片红肿，并伴低热畏寒、身倦不适。在某医院诊为"固定性药疹"，给硼酸液冷湿敷，外涂氧化锌油膏，治疗后红斑未消。第 3 天发现皮肤变黑溃烂，又去该院就诊，给 0.1% 雷凡诺液冷湿敷，并给 5% 葡萄糖液 500ml 静脉滴注。又持续治疗数日，疮面继续扩大，阴囊皮肤大部脱落，双侧睾丸外露。患者疼痛难忍，伴发热烦渴、大便秘结、小溲黄赤。

查体：体温 37.8℃，急性痛苦病容，阴茎包皮肿胀，腹侧面及阴囊前部皮肤大部脱落，双侧睾丸外露，表面仅覆盖一层筋膜，局部红肿，有大量脓性分泌物，阴囊后部皮肤明显肿胀，包皮水肿龟头被嵌顿在外。双侧腹股沟淋巴结肿大如小核桃，有触痛。舌质红绛，苔微黄，脉滑数。化验周围血白细胞计数及中性粒细胞增高。

西医诊断：固定性药疹（继发皮肤坏死）。

中医辨证：湿热内蕴，外感毒邪。

治法：清热凉血，解毒除湿。

方药：龙胆草 10g　黄芩 10g　黄柏 10g　金银花 30g　连翘 15g　蒲公英 30g　板蓝根 30g　生地黄 30g　白茅根 30g　车前子、车前草各 15g　防己 10g　泽泻 15g　六一散 30g　生石膏 30g，先煎

外治：用手将被水肿包皮嵌顿的龟头还纳回去，以防龟头嵌顿性坏死，然后用 0.08% 庆大霉素生理盐水纱布条贴敷阴囊创面，外加凡士林油纱条贴敷，这样既可控制感染，又可保护创面。水肿的包皮用马齿苋煎汤热湿敷。

二诊：治疗 7 天后体温恢复正常，症状缓解，包皮红肿消退，阴囊创面较清洁干燥，舌淡，舌尖红，苔白，脉缓。改服解毒活血，托里生肌处方。

黄芪 20g　党参 10g　白术 10g　扁豆 10g　茯苓 10g　赤白芍各 10g　红花 10g　丹参 10g　当归 10g　黄柏 15g　生甘草 10g

局部外用珠香散薄撒，上盖凡士林油纱条。

经 46 天中西医结合治疗，创面全部愈合，仅残留极小萎缩性瘢痕。

[按]　固定性药疹是药物过敏性皮炎的一种常见疹型，一般较轻，停药后可逐渐愈合，引起严重皮肤坏死者尚属罕见。本例患者皮肤迅速红肿溃烂、坏死脱落，发热、心烦急、口干渴思冷饮、大便燥结、小便短赤，舌红苔黄、脉滑数，均为湿热感毒、灼伤营血之证。方中重用黄芩、黄柏、金银花、连翘、蒲公英、板蓝根等群药清热解毒；龙胆草、生石膏清热泻火，止渴除烦；生地黄、白茅根清热凉血生津；车前子、车前草、防己、泽泻、六一散清热除湿，利水消肿。故服药 7 剂，毒热化解，纳食已香，大便通畅，红肿消退。又用解毒活血，托里生

肌之方，使严重的阴囊皮肤大片坏死得以愈合。张志礼还十分重视对创面处理。阴部皮肤娇嫩、湿润，容易继发感染，这些部位发生红肿时应及时处理，采取积极的治疗手段尽快消肿。湿敷时水温不宜过低，持续时间不宜过长，因阴部组织疏松，血管过度收缩会引起皮肤缺血性坏死。对被水肿的包皮嵌顿的龟头要及时还纳，以免发生龟头嵌顿性坏死。对大面积皮肤坏死脱落的创面，要及早发现并积极控制感染，可结合细菌培养采用敏感抗生素盐水纱条湿敷，也可用甘草油调黄柏面或黄连面薄敷糜烂面。在阴囊部位植皮不易成活的情况下，配合内服托里生肌方药，外用中药珠香散促进上皮生长，生肌长肉效果较好。

案3

孙某，女，30岁，1980年11月27日初诊。

现病史：因发热、咳嗽，2天前在某医院注射庆大霉素及柴胡注射液，昨日晨起自觉颜面发痒，出红色斑疹，伴全身违和。昨晚全身皮肤均发红，刺痒及灼痛，部分红斑上出大小不等的水疱，眼、口、外阴部也发生皮疹。自觉烦躁不安，口干渴思饮，便干溲赤。有解热镇痛药过敏史，发生过药疹。

查体：急性痛苦病容，意识清楚，体温38.5℃。眼、口唇水肿糜烂结痂，睁眼困难。全身皮肤约80%呈红褐色，胸背、下肢有大片表皮松解、干皱形如I°烫伤样损害，间有黄豆大小的松弛性水疱，疱液清亮。尼克征阳性，有少部分松解的表皮破裂脱落，露出新鲜糜烂面，口腔及外阴黏膜糜烂，口唇及眼睑边缘糜烂结痂。舌质红绛，苔黄，脉细数。化验周血白细胞计数升高，嗜酸细胞计数0.308×10^9/L，血沉55mm/h，肝功转氨酶升高。

西医诊断：大疱性表皮坏死松解萎缩型药疹。

中医辨证：毒入营血，气血两燔。

治法：清热解毒，凉血护阴。

方药：羚角粉0.6g，冲服　金银炭15g　生地炭15g　白茅根30g　生石膏30g，先煎　牡丹皮20g　大青叶30g　板蓝根30g　连翘15g　天花粉20g　沙参30g　玄参30g　生甘草10g

水煎服，每日1.5剂，分3次。

同时给醋酸地塞米松15mg，维生素C 3g，红霉素1.2g，加入葡萄糖液中静脉滴注。

皮损按烧伤后暴露疗法处理，对糜烂皮损外用1%甲紫液，对有炎性渗出处适量应用0.1%雷凡诺液纱条贴敷，对大而松弛的水疱消毒后用无菌注射器抽取疱液，严密保护未破裂的大面积松解表皮而不要撕脱。严格室内消毒，保持室内温、湿度，加强口、眼、外阴清洁护理。

二诊：住院后经以上治疗，5 天后病情逐渐减轻，体温恢复正常，全身红色皮损逐渐变暗，水疱部分吸收，松解的表皮部分固着变干，惟腹部及大腿内侧松解的表皮部分剥脱、露出湿润面。醋酸地塞米松已减为每日 10mg 静脉滴注，继续用红霉素及维生素 C。又过 4 天，松解的表皮大部干燥，水疱均吸收，疼痛缓解。

三诊：服药 14 剂，表皮松解处干燥皮损开始大片状脱落，尤其手掌呈手套状、足跖呈袜套状脱落。停用醋酸地塞米松，改内服泼尼松每日 50mg。精神食纳好转但头晕乏力明显，舌质淡，舌尖红，少苔，脉沉细。证属气阴两伤，余毒未尽，治法养阴益气，清解余毒。

处方：黄芪 15g 南北沙参各 15g 麦冬 15g 生地黄 15g 玄参 30g 知母 10g 天花粉 30g 连翘 15g 蒲公英 30g 生石膏 30g，先煎 生甘草 6g

水煎服，每日 1 剂。

3 周后皮损全部愈合，仅残留色素脱失斑，泼尼松减至每日 25mg，临床治愈出院。

[按] 本例重症药疹，临床表现为高热烦躁，口干思饮，便干溲赤。舌红苔黄，脉滑数，皮损潮红焮热，渗液起疱，糜烂剥脱，均为毒热炽盛，气血两燔之证。张氏认为，这种重症药疹进展迅速，常不同程度地影响内脏各系统，出现继发感染、肝肾及心脏功能损伤等合并症。应遵循"急则治其标"的原则，采用中西医结合治疗，尽早给予足量皮质类固醇激素，用量相当于 100mg 泼尼松，否则会失去抢救时机，预后不良。同时尽早给予大剂量清热解毒、凉血护阴的中药。方中羚羊角粉清营凉血，解毒定惊；生地炭、金银花炭入血分清血分毒热，又能养阴护心；生石膏清气分之热，先煎后再煮群药，可增强清热之力；大青叶、板蓝根、连翘解毒清热；沙参、玄参、天花粉、白茅根、牡丹皮养阴凉血，清心解毒；甘草调和诸药。因毒热炽盛，燔灼阴津，热入阴血，津枯液燥，故病后期病情稍有缓解，出现头晕眼花、乏力纳差、舌红少苔、脉沉细数等症。治宜养阴益气，清解余毒。方中重用南北沙参、玄参、天花粉、麦冬养阴生津，滋阴润燥，凉血解毒；黄芪补中益气；石膏、知母、蒲公英、连翘清解余毒；甘草调和诸药。

案 4

肖某，男，39 岁，1992 年 2 月 7 日初诊。

现病史：昨日受凉后头痛鼻阻，发热畏寒，咽喉肿痛，今晨加重伴咳嗽，咳少量白色黏痰，在某医院诊为"上呼吸道感染"，给予头孢氨苄及复方盐酸伪麻黄碱口服。半小时后即感口唇麻木，胸闷不适，体温升高，随即呼吸困难，立即来我院急诊。

查体：体温 38.9℃，血压 10/6kPa，脉搏 120 次/分，神志清，精神差，呼吸急促，全身皮肤潮红，轻度水肿，手足发冷，末梢循环差。咽充血，扁桃体 II°肿大，双肺呼吸音粗糙，可听到少许痰鸣音。舌质红，苔黄厚腻，脉细数。化验周围血白细胞计数及中性粒细胞升高，嗜酸性粒细胞 0.06。

西医诊断：药物性皮炎并发过敏性休克。

处置：立即静脉滴注 5% 糖盐水 1000ml 加氢化可的松 200mg、维生素 C 2g，并配合使用多巴胺、阿拉明等药物调节血压。2 小时后血压回升并稳定在 16/10kPa。6 小时后停用调节血压药物，精神好转，全身红色风团增多，大部融合成片，面部红肿严重。

中医辨证：血热蕴湿，湿热结毒，毒邪炽盛，气阴两伤。

治法：清热凉血解毒，养阴益气扶正。

方药：羚羊角粉 6g，冲服　金银花 30g　连翘 15g　板蓝根 30g　生地黄 30g　玄参 30g　石斛 30g　麦冬 15g　天花粉 15g　白茅根 30g　黄连 10g　黄芪 30g　白人参 10g，另煎服

急煎 2 剂，每日 4 次分服。

二诊：次晨体温降至 36.5℃，精神食纳好转，红斑变暗，未起新皮疹。服药 2 天，全身红肿开始消退，部分呈小片脱屑，微痒，舌质红，苔薄白。于上方去羚羊粉、黄连、麦冬、石斛，加锦灯笼 10g，车前子、车前草各 15g，泽泻 15g。

三诊：又服药 2 天，病情明显好转，已可下地活动，体温正常，血压稳定，稍感头晕乏力，四肢远端仍有红肿。舌质红，苔白，脉沉细。证属气阴两伤，余毒未消，治宜养阴益气，清解余毒。

处方：南北沙参各 15g　黄芪 15g　党参 15g　生地黄 15g　牡丹皮 15g　白术 10g　薏苡仁 30g　扁豆 10g　厚朴 10g　车前子、车前草各 15g　六一散 30g　地肤子 15g

皮损外用清凉膏，停用激素及输液。

四诊：服药 14 剂，全身皮肤红斑消退，有糠皮状细碎脱屑，口腔糜烂消退。继服 14 剂，痊愈出院。

[按] 本例系重症药疹伴过敏性休克，故采取中西医结合抢救措施进行综合治疗。由于高热毒邪炽盛，气阴大伤，必须解毒与养阴，祛邪与扶正并重。羚羊角粉冲服清营凉血以防毒热入里，内传心包，扰伤神明，肝风内动而发生抽搐；配合金银花、连翘、板蓝根、黄连清热解毒；白人参另煎服与黄芪益气固表；大剂量生地黄、玄参、天花粉、麦冬、石斛养阴生津解毒。毒热渐清，正气恢复，休克纠正，危象解除后，又以养阴益气佐以清解余毒之法，以收全功。本例根据湿、毒、热邪作用于机体后的不同反应辨证论治，有机的结合中西医疗法，是治

疗危重的药物过敏性休克的成功范例。

（以上录自《张志礼皮肤病临床经验辑要》、《张志礼皮肤病医案选萃》）

周 仲 瑛

（审证求机，知常达变）

【医家简介】

参见第 169 页。

【主要学术思想和主张】

周仲瑛从事中医内科临床工作 50 余年，对中医内科的各种常见病，尤其是急难病证（如心、肺、脑血管病，肝胆、脾胃疾病，免疫性疾病及肿瘤等）积累了丰富的经验，擅长发挥中医辨证论治优势，具有良好的疗效。临床研究坚持辨证论治，注重病机分析，对内科急难重症重视"风火痰瘀毒虚"和"脏腑病机"，揭示了辨证论治的基本规律，丰富和发展了辨证论治的内涵。1979 年起深入出血热疫区 10 余年，在实践中开展临床研究，首提"病理中心在气营"、"三毒"等新理论，研定系列治法方药，显著降低了病死率，处于当时国际领先水平；对多种病毒感染性疾病研究中首次提出"到气就可气营两清"新理论；对血证之瘀热血溢证、重症肝炎之瘀热发黄证、出血性中风之瘀热阻窍证等急难治病证进行了系列研究，形成"瘀热"病机学说。

【精选案例】

案 1

陈某，男，57 岁，2001 年 6 月 8 日初诊。既往有糖尿病史。20 天前因扁桃体发炎用西药左旋氧氟沙星，出现过敏症状，当时用抗过敏西药，症状得以控制，但随后双前臂、后背大片脱皮，伴有瘙痒，再用西药则不能有效控制，转请中医诊治。

刻诊：双前臂、后背大片脱皮屑、瘙痒，稍有滋水，脱皮后局部暗红，伴口干，心烦，夜尿稍多，大便尚调，舌质暗红，舌苔薄，脉细弦。

证属：风毒遏表、湿热内蕴、肝肾阴虚。

方药：大生地黄 12g　地骨皮 12g　制何首乌 10g　制黄精 10g　玄参 10g　苦参 10g　白鲜皮 10g　赤芍 10g　牡丹皮 10g　地肤子 15g　玉米须 15g　桑叶 15g　生甘草 3g

7 剂。每日 1 剂，水煎服。

6 月 29 日：患者来告，服药 7 剂后，脱皮屑、瘙痒几近消失，遂又自取 7 剂续用，症状全部消失，皮肤已恢复正常。

　　[**按**] 药疹，西医学称为"药物性皮炎"，有日趋增多现象。中医学文献则将服药引起的内脏或皮肤黏膜反应统称为"中药毒"加以论述，治疗亦多从热毒入手，缺少特异性。本案与一般单纯药疹案不同。患者既往有糖尿病史，属阴虚湿热体质，复受风毒之邪外侵，遏于肌表而发病，正虚与邪实并见，正虚是导致本病发生的病理基础，故周师选用何首乌、黄精、地骨皮、生地黄、玄参、赤芍、牡丹皮等养阴清热治其本，苦参、地肤子、白鲜皮、玉米须清热祛湿解毒，合桑叶疏散风毒，共同治标；生甘草能解诸毒，兼以调和诸药。所施之方标本兼顾，配伍严谨，故能应手而效。

　　[陶夏平．周仲瑛教授诊治皮肤病经验拾零．江苏中医药，2002，23（4）：9－10]

第八章　银屑病

赵炳南

（重湿热，调阴阳，学不泥古）

【医家简介】

参见第9页。

【主要学术思想和主张】

赵炳南认为本病的发生，血热是机体和体质的内在因素，是发病的主要根据，然而血热的形成，是与多种因素有关。可因七情内伤，气机壅滞，郁久化火，以致心火亢盛；或因心主血脉，心火亢盛则热伏营血；或因饮食失节，过食腥荤动风食物，以致脾胃失和，气机不畅，郁久化热；或因脾为水谷之海，气血之源，功能统血而濡养四肢百骸，若其枢机不利则壅滞而内热生。外因方面主要是由于外受风邪或夹杂燥热之邪客于皮肤，内外合邪而发病，热壅血络则发红斑，风热燥盛肌肤失养则皮肤发疹，搔之屑起，色白而痒。若风邪燥热之邪久羁，阴血内耗，夺津灼液则血枯燥而难荣于外。所以根据其病理特点，将本病分为血热和血燥两种类型，也可以说是本病互为因果和相互关连的两个阶段。若血热炽盛或外受毒热刺激，蒸灼皮肤，则可出现全身潮红形寒身热，肌肤燥竭，郁火流窜，积滞肌肤，即可形成牛皮癣性红皮症。此外还有极少数病例，未能包括在以上二型之内，如脓疱性牛皮癣。可以根据上述原则及具体情况辨证施治。

外用药：血热型用普连膏、清凉膏（当归30g，紫草6g，大黄末4.5g，香油500g，黄蜡120g）、香蜡膏（香油、黄蜡）。血燥型用10%～20%京红粉软膏、2.5%～25%黑豆油软膏、5%～10%黑红软膏、豆青膏。

注意事项：①京红粉系汞制剂，大面积使用时容易引起口腔炎，对肾脏也有刺激作用。故在使用时应注意口腔卫生。肾炎患者应禁用。②对汞制剂过敏的患者，禁用含京红粉的外用药。

选用外用药物时，应由低浓度向高浓度过渡，最好选一小块皮损试用，如无不良反应，再用于全身，以免发生过敏引起红皮症。

另外赵老还主张用楮桃叶或侧柏叶适量煮水泡浴。楮桃叶甘凉无毒，功能祛风除湿，清热杀虫，润肤止痒，治受风身痒、癣疥、恶疮。泡浴后一般感到轻松，瘙痒减轻，皮屑脱落。泡浴后，外用药膏，更能发挥其外用药效能。

【验方效方】

○ **方一 白疕 1 号（清热凉血活血）**

生槐花 30g 紫草根 15g 赤芍 15g 白茅根 30g 生地黄 30g 丹参 15g 鸡血藤 30g

○ **方二 白疕 2 号（养血润肤，活血散风）**

鸡血藤 30g 土茯苓 30g 当归 15g 生地黄 15g 威灵仙 15g 山药 15g 蜂房 15g

【精选案例】

案 1

曲某某，男，24 岁，1966 年 1 月 14 日入院。

主诉：全身起红色皮疹，奇痒，已半月。

现病史：半月前因患急性咽炎后，发现躯干部出现红色皮疹，当时未注意，后来逐渐增多，而表面有白屑，瘙痒明显。曾在外院诊断为"急性牛皮癣"，经过半个多月西药治疗，未见好转，皮损泛发全身。

检查：头发内、躯干、四肢泛发高粱粒至榆钱大之红色斑，表面附着较薄之银白色鳞屑，日光下发光，鳞屑周围有明显红晕，基底呈红色浸润，鳞屑强行剥离后底面可见筛状出血点，下肢皮损部分融合成片。舌质微红，舌苔薄白，脉微数。

西医诊断：牛皮癣（银屑病）进行期。

中医辨证：血热受风，发为血热型白疕。

立法：清热凉血，活血散风。

方药：生槐花 30g 鲜茅根 45g 生地黄 30g 紫草根 30g 白鲜皮 30g 蜂房 30g 刺蒺藜 15g 土茯苓 60g

清血散 3g，每日 2 次。

上方连服 11 剂，红斑退，上半身皮疹基本消退。去鲜茅根加丹参 24g，当归 30g，又服 3 剂后，改白疕 1 号。上方服 15 剂，红斑、鳞屑全部退尽。住院期间仅用凡士林润泽皮肤，未给外用药，配合楮桃叶、侧柏叶煎水洗疗每日 1 次，共12 次。共住院 29 天，临床痊愈出院，追踪 4 年半未见复发。

案 2

黎某，女，10 岁，1970 年 6 月 23 日初诊。

主诉：全身起红疙瘩及白屑已 2 年。

现病史：2 年前发现下肢出现红色点状皮疹起白色鳞屑，今年 7 月份皮疹泛发全身，曾口服"白血宁"，外用药水均未见效。目前皮疹泛发头部，四肢及躯干呈红点状皮疹，脱屑、瘙痒较重。

检查：皮疹呈滴状，色潮红密布于头部、四肢及躯干，表面有银白色较厚之鳞屑，基底色潮红、浸润。舌质红，苔薄白，脉弦滑细。

西医诊断：牛皮癣（银屑病）进行期。

中医辨证：血热受风，发为血热型白疕。

立法：清热凉血，散风解毒。

方药：粉丹皮 9g　干生地黄 15g　白茅根 15g　生白术 9g　车前子包,9g　白鲜皮 15g　乌蛇肉 6g　秦艽 9g　川连 6g　川大黄 6g　漏芦 6g

外用楮桃叶 500g，煎水洗浴，每日 1 次，京红粉膏外搽。

1971 年 8 月 16 日前药服 7 剂，配合外用药皮损变薄，色由潮红转淡红，未见新生皮疹，痒感减轻，前方再继续服用。8 月 24 日前药又服 7 天后，头部及躯干皮疹大部分消退呈现色素脱失，四肢皮肤仍色红，作痒，前方乌蛇肉改用 9g，川大黄改用 9g，干生地黄改 30g。9 月 1 日全身皮疹消退呈现色素脱失，惟双上肢皮损未退净，改用养血润肤法，停外用药。

方药：干生地黄 30g　麦冬 12g　全当归 15g　乌蛇肉 9g　白鲜皮 30g　地肤子 15g　鸡血藤 30g　秦艽 9g　漏芦 9g　生白术 9g　川连 4.5g

9 月 15 日服前药后，皮疹已全部消失，临床痊愈。患者要求带成药准备返回原籍，带回秦艽丸 20 丸，八珍丸 20 丸，早晚各分服 1 丸。

［按］本例患儿属于白疕血热型而风湿并重，主要特点为皮疹泛发面积大，自觉痒感明显。方中牡丹皮、生地黄、茅根清热凉血；白术、车前子、白鲜皮健脾利湿祛风；秦艽、大黄、黄连、漏芦清热除湿；乌蛇肉为血肉有情之品，搜风祛湿解毒力较强。外用楮桃叶煎水洗疗后在皮肤表面形成薄油脂层，并有滑润感，这是值得注意的。此药洗浴有杀虫润肤止痒之效，多用于顽固瘙痒性皮肤病。

案 3

远某某，男，33 岁，1964 年 9 月 1 日入院。

现病史：全身发生皮疹已 20 多年，时轻时重，反复不断。由 14 岁开始，先由两肘部出现小的皮损，逐渐发展，无自觉症状，曾经治疗未愈。1956 年在某某医院住院治疗，仅给外用药，1 个月余好转出院。1964 年因工作紧张，精神疲劳，皮疹骤然发展至全身，瘙痒甚为明显，表面脱屑。饮食、二便如常。

检查：头皮、躯干、四肢、会阴、龟头均有散在扁豆至榆钱大的皮损，基底呈淡红或鲜红色浸润，表面有银白色多层性鳞屑，剥离鳞屑后底面有出血点，并有散在抓痕血痂。皮疹分布以两上肢与腹围较多，手指甲有轻度顶针样凹陷。舌质红，苔薄黄而腻，脉弦缓。

西医诊断：牛皮癣进行期。

中医辨证：湿热内蕴，郁久化火，而为白疕。

立法：清热凉血祛湿。

方药：藏红花 3g　黄柏 15g　生栀子 15g　牡丹皮 15g　生地黄 15g　生槐花 15g　黄芩 9g　茵陈蒿 6g　枣仁 30g

外用 5% 黑红软膏，每日 2 次。

9 天以后皮损变淡，浸润变薄而软，痒感已减，舌苔薄黄而少，脉弦缓而细。又服原方 3 剂，治疗 12 天后，皮损明显变淡变薄，表面鳞屑已消失。改用健脾祛湿润肤之剂。

厚朴 9g　陈皮 6g　茯苓 9g　茵陈蒿 9g　白鲜皮 30g　法半夏 6g　五味子 4.5g　生熟枣仁各 15g

连服 12 剂，外用 10% 黑红软膏，共住院 25 天，临床痊愈出院。

[按]　本例患者病程较长，因脾湿蕴热，外受风热之邪而发病，缠绵不愈，时轻时重，为其发病之本。又因工作紧张，过劳后骤然发展至全身为其标。所以开始治以清热凉血，佐以祛湿，数日后标象已解，皮损变淡，痒感已减，遂改用健脾祛湿润肤之剂，收到良效。这一例不但说明了银屑病的血热、血燥两型不是截然分开的，而且也说明了赵老医生在治疗时重视标本先后和谨守病机辨证施治的特点。

案 4

彭某某，女，28 岁，1963 年 10 月 8 日入院。

主诉：全身起红色皮疹已 10 多天。

现病史：由于情志不遂，突然全身出现红色斑、丘疹，伴有瘙痒 10 多天。开始发于阴部，皮疹由米粒大至高粱粒大，表面有白皮。病初无明显自觉症状，3 天后开始瘙痒，皮疹泛发全身。烦躁善怒，食少纳呆，四肢乏力。未经任何治疗，月经正常，大便干，小便赤。

检查：四肢、躯干呈均匀散在有蚕豆至扁豆大的红色斑、丘疹。表面覆盖灰白色鳞屑，搔之呈银白色多层性。用力剥离鳞屑后底面有出血点，腹围皮疹有时与抓痕一致成线状，皮损基底浸润不明显，分布以胸、腹、背最多，四肢次之，手足面颈较少。舌质红，苔薄黄，脉弦细稍数。

西医诊断：牛皮癣进行期。

中医辨证：湿热内蕴，郁久化火，心肝热盛，兼感风邪而致血热型白疕。

立法：清热凉血利湿。

方药：牡丹皮18g 连翘12g 生槐花30g 生黄柏15g 泽泻9g 大黄15g 生甘草9g 藏红花3g 生栀仁9g 黄芩9g

服上方3剂后，皮疹变淡红，鳞屑减少，瘙痒减轻。又原方连服5剂，原有皮疹消退近三分之一，未见新发皮疹。原方去大黄加凌霄花9g，茵陈蒿9g，又服3剂。四肢皮损消退，残留皮损鳞屑、很少，色变淡。又进前方9剂，胸以上皮损绝大部消退，胸以下臀部皮损消退近一半以上，共住院34天，出院时皮损已基本消退未见新疹，基本痊愈出院。

[按] 本例发病与情志不遂有关，肝郁脾困，湿热内蕴，心肝热盛而致。所以方中佐用栀子、黄芩、黄柏、大黄以清三焦火热，并且针对血热之病因，重用藏红花、牡丹皮、槐花、凌霄花以凉血清热，是本例的治疗特点。另外也可以看到病程的长短和所经过的治疗，对于疗程关系不是太大。本例过去未经任何治疗，发病后即服用中药，其疗程也不比其他病例为短，这与患者的病情和机体状况密切相关。

案5

邵某某，女，38岁，1969年7月11日入院。

主诉：头部及躯干、四肢起红疹，大片脱白屑，已10余年。

现病史：10余年前在头顶部出现少数斑块，上盖银白色鳞屑，以后皮疹逐渐增多，融合成片，覆盖全头顶，剧痒。曾到某某医院就诊，诊为"牛皮癣"，使用多种药物均未治愈，仍留少数皮疹。1967年四肢出现同样皮疹，在我院门诊治疗。入院前1个月，在前胸、腹、背部又有多数皮疹出现，并互相融合成大片，同时还不断有新的皮疹出现，于1909年7月11日住院。

检查：全头顶覆盖银白色鳞屑，密无空隙，银屑状如云母，大片脱落，躯干、四肢均有散在的大如榆钱、小如针头的皮疹，鳞屑附着较薄，搔抓后银屑增多，强行剥离基底色红且有筛状出血点。胸、腹部皮疹较多，部分融合成片。舌质淡，苔薄白，脉沉细缓。

西医诊断：牛皮癣静止期。

中医辨证：血燥脾湿，发为白疕。

立法：养血润肤，健脾利湿。

方药：炒白术15g 炒黄柏30g 炒薏苡仁9g 干生地黄18g 大熟地黄12g 天冬、麦冬各12g 全当归12g 杭白芍9g 云茯苓15g 紫丹参15g 白鲜皮30g

地肤子30g

外用5%黑豆油软膏10g，大枫子油30g，甘草油30g混匀外用搽头部皮损；10%黑豆油软膏外用搽躯干、四肢皮损。

7月25日：服药10余剂后，病情稳定，未见新疹出现，原有皮疹鳞屑减少，基底呈暗红色，部分较大片皮损中心已有消退趋势，近几日来入睡差。拟用养血安神之剂。

柏子仁15g　酸枣仁12g　炒黄柏30g　炒白术30g　白鲜皮30g　全当归15g　赤苓皮30g　槐花30g　威灵仙15g　生甘草9g

7月30日：服药5剂后，皮疹明显消退，部分皮疹消退后呈现色素脱失斑，患者入睡佳。外用药改黑豆油软膏。

8月4日：病情稳定。

露蜂房30g　白鲜皮30g　川槿皮15g　威灵仙15g　土茯苓30g　猪苓30g　豨莶草30g　全当归15g　地肤子30g　生甘草12g

8月18日：因病情好转，汤药改隔日1剂，每晚服用；外用药改10%黑红软膏。

8月25日：全部皮疹基本消退，内服药改用养血润肤之剂继服以收功。

全当归15g　生地黄30g　泽泻12g　天冬、麦冬各12g　土茯苓30g　猪苓30g　白鲜皮60g　扁豆皮15g　地肤子30g　生甘草12g

9月1日：现察1周，病情稳定，临床治愈出院。带回八珍丸、人参养荣丸内服，以求巩固。

[**按**] 本例反复发作已有10余年，皮损分布广泛，且有大片融合。因为湿性黏腻缠绵不愈，经常反复发作，表现形式常有"散者一尺，聚者一寸"之说。赵老医生根据多年来的经验，体会到一些病程较长，皮损呈散发、肥厚的皮肤病多为湿邪所致；湿邪久羁，精气内耗，精亏则液燥；患者脉沉细缓，舌质淡，说明阴虚血燥之象。所以治疗时除了健脾利湿之外，还重用养血润燥之剂。方中白术、黄柏取二妙之意，不用苍术既可清热祛湿，又防苍术燥烈之性；薏苡仁、茯苓健脾利水除湿；天冬、麦冬、生地黄养阴清热；熟地黄、当归、白芍养血润肤；丹参活血；白鲜皮、地肤子散风清热，利湿止痒。以后随症加减，服药40余剂，收到临床治愈的效果。

案5

段某某，女，40岁，1962年5月3日初诊。

主诉：周身发红斑肿胀及小脓疱，反复发作已15年余。

现病史：15年前第1次妊娠时，在两大腿内侧、腋窝部发红斑、肿胀及小脓疱。当时诊断不明，经治疗后缓解。1955 年第 2 胎妊娠后期，突然高烧，并在躯干、四肢发现红斑、小脓疱，当时在某某医院住院，诊断为"疱疹样脓疱病"，产后皮损逐渐缓解。1957 年第 3 次妊娠时皮损加重，住某医院诊断为："疱疹样脓疱病"、"疱疹样皮炎"、"脓疱性牛皮癣"、"脓疱性湿疹"等，经治疗 2 个月余，产后病情趋于缓解。但至 1958、1959 年仍然未愈，于 1959 年 11 月又泛发全身，再次住院 2 个多月，病情减轻而出院。1960 年 3 月第 4 次妊娠病情加重，至 1961 年皮疹又泛发全身，曾在某某医院住院，病理诊断为"脓疱性牛皮癣"，住院 1 个月好转而出院。出院后 1 周，再次泛发全身。1962 年 2～5 月一直在某医院皮科门诊治疗，经用各种西药、理疗等均未获疗效，皮损继续发展，自觉痒甚，睡眠欠佳，饮食如常，二便自调，平素白带较多。5 月 3 日来我院会诊。

检查：发育、营养中等，神清合作，毛发生长良好，胸透正常，血、尿、便、肝功能等化验均属正常。病理检查：符合脓疱性牛皮癣。头部、胸、腹、背及腰围均可见脓疱广泛分布，表面糜烂，痂皮，有轻度渗出液，基底轻度肿胀、色红浸润不深，部分皮损表面有黄色脂性落屑，发疹无特殊部位，手足掌、两下肢及黏膜无皮疹。舌质淡，舌光无苔，脉沉缓。

西医诊断：脓疱性牛皮癣（银屑病）。

中医辨证：寒湿内蕴，气血失和，兼感毒邪。

立法：温中燥湿，养血润肤，佐以解毒。

方药：肉桂 6g　白芥子 6g　苍术 9g　陈皮 6g　泽泻 6g　刺蒺藜 9g　当归 6g　厚朴 6g　干生地黄 9g　大熟地黄 9g　海桐皮 6g　金银花 9g　净连翘 9g　炙甘草 6g

5 月 14 日：服前方 10 剂，皮损明显好转，瘙痒消失，皮损鳞屑、痂皮减少，部分脓疱消退吸收露出深红色基底，表面无糜烂，舌体胖而淡，舌光无苔，脉象沉缓。再以前方加减。

肉桂 4.5g　白芥子 6g　苍术 9g　陈皮 6g　泽泻 6g　茯苓 9g　刺蒺藜 15g　当归 6g　生地黄 9g　熟地黄 9g　白鲜皮 15g　赤芍 9g　海桐皮 9g　白芍 9g　炙甘草 6g

5 月 19 日：皮损明显好转，色较前转淡，瘙痒完全消失，夜间已能安静入睡。但腰围部仍有少数皮疹新生，舌体胖嫩，脉沉缓。前方加土茯苓 30g，炒槐花 15g，又服 3 剂。

5 月 24 日：原有皮损大部消退，遗有色素沉着斑，未见皮疹新生，原方又服 3 剂。

5 月 28 日：未见新发皮疹，原方肉桂改用 3g，去海桐皮加黄芪 6g。

6 月 4 日：亦无新生皮疹，局部皮疹继续消退。肉桂改 1.5g，又服 4 剂。

6月11日：皮疹已基本消退，但见少数皮损边缘仍残留有鳞屑，继以养血润肤之品2剂。

当归6g　生地黄9g　熟地黄9g　赤芍9g　白芍9g　茯苓9g　土茯苓15g　泽泻6g　炒槐花15g　苍术6g　白鲜皮15g　刺蒺藜15g　炙甘草6g

6月18日：皮损全部消失，皮肤除遗有色素沉着外，均已恢复正常。遂给以除湿丸巩固疗效。2周后复查，一般情况良好，无新生皮疹，共历时1个半月而治愈。追访半年余，有少数皮疹复发，再投以中药又获缓解。

[按] 本例为少见的脓疱性牛皮癣。脓疱浸润，系感受毒邪所致，所以均佐用金银花、土茯苓、连翘等解毒之剂。中医学对于皮肤潮红焮肿，浸淫作痒之症，多以毒热或风热立论，而此患者面色苍白无华，舌体胖嫩，质淡无苔，两脉沉缓，表现了阳气不足，阴气有余，寒从内生之征；又湿疮发于遍体浸淫作痒，经久不愈，实乃蕴湿不化之象，故当投以温中燥湿之剂。复因久病伤阴，气血失和，血虚不能濡养肌肤，气虚不能托邪外出，故佐以养血润肤解毒之剂。方中肉桂温中散寒；白芥子温中开胃；苍术、厚朴、陈皮、泽泻、茯苓等燥湿健脾；刺蒺藜、海桐皮、白鲜皮祛风止痒；金银花、连翘、土茯苓解毒；生地黄、熟地黄、白芍、赤芍养血行血，和血润肤。

案6

王某某，男，30岁，1964年7月1日初诊。

主诉：全身皮肤发红，明显瘙痒3天。

现病史：四肢出现皮疹已3年余，每年冬春发作，夏秋自愈。曾经多次治疗，未能根除，确诊为"牛皮癣"。1964年春又发作，到5月始终未退，反而加重。经某某医院治疗，外用药后，两下肢全部变红，逐渐蔓延全身，头皮、躯干及两上肢有多数散在红斑，表面有白色鳞屑，两下肢呈弥漫性潮红水肿，大便干燥，小便黄赤。

检查：头部皮肤有散发扁豆到指甲大的红斑，轻度浸润，表面有少量银白色鳞屑，下腹部及腰部、臀部有散在榆钱大的红斑，有鳞屑，四肢伸侧以肘、膝关节为中心向四周扩散或大片融合，有较厚的银白色多层性鳞屑，两下肢潮红，皮损表面有较多的细小鳞屑，两足轻度肿胀，手足掌广泛性角化脱皮。舌质红，苔白，脉弦数。

西医诊断：牛皮癣（银屑病）继发红皮症。

中医辨证：湿热内蕴，血热炽盛。

立法：清热利湿，凉血活血。

方药：藏红花4.5g，另煎兑服　生黄柏9g　生栀仁9g　生槐花30g　酒黄芩9g

建泽泻9g　车前子9g　干生地3g　凌霄花9g　紫草9g　粉丹皮9g　土茯苓9g　生甘草15g

外用普连软膏。

连服3剂后，皮红转暗，潮红区已有小块健康皮肤出现，原来融合成片的皮损有分化现象，自觉发痒。原方去牡丹皮加白鲜皮、大黄，又服3剂，皮红较前更减，仅有小腿皮红仍为明显，表面有鳞屑，上臂及肩背皮损部分呈色素脱失斑，痒减轻，又按原方加入木通，去白鲜皮、大黄。药后，红皮基本消退，残留原牛皮癣损害，原方去藏红花加熟地黄，继服3剂。共服中药12剂后，皮损基本消退，浅留少数红点状皮损，手足掌角化亦较前脱落。舌质变淡，脉沉缓。又以利湿养血润肤之法。

干生地黄30g　大熟地黄15g　泽泻9g　车前子9g　木通6g　生槐花30g　土茯苓30g　炒黄柏9g　全当归9g　生栀仁9g　生甘草6g　白鲜皮30g

上方连服15剂，皮肤完全恢复正常，临床痊愈。

［按］本例为牛皮癣继发红皮症，由于湿热俱盛，热在血分，血热灼蒸皮肤，血燥不能荣外而致。故在治疗初期，以清热利湿、凉血活血为主；复因久病伤阴，气血两亏，故在后期又投以养血、益阴润肤之剂，以使病情很快痊愈。在用药方面，红皮症早期，全身潮红焮肿，形寒身热，肌肤燥竭，湿从热化，湿热郁火流窜血分，以致血热血燥，皮红而脱屑。故用红花、紫草、牡丹皮、茜草、赤芍等药，因其甘寒、苦寒之性具有清热利湿、凉血活血之功；黄柏、黄芩、土茯苓、泽泻、车前子、白鲜皮、茵陈蒿、生薏苡仁、木通等清热利湿；同时用干生地黄清热凉血兼以益阴润肤。在后一阶段，热势渐退，阴液亏耗，气阴两伤，故而投以当归、黄芪、生熟地黄以补血养血，养阴润肤。

（以上录自《赵炳南临床经验集》）

邢子亨

（诊察入微，制方严密，用药贴切）

【医家简介】

参见第41页。

【主要学术思想和主张】

邢子亨认为顽癣从风湿火毒辨。银屑病是比较顽固的皮肤疾病。其临床表现：轻者皮肤产生丘疹，脱白屑，剧痒；重者全身性斑片状脱皮，瘙痒难忍，根据中医病理，肺主皮毛。凡是风邪中于血分多发痒疹，湿邪阻于肌肤血分多发湿疹，风湿相搏留着于肌肤血分即发丘疹而瘙痒。再加火毒留结，即疹色发赤而干燥脱屑瘙痒，银屑病即属于此类疾患。邢老认为：湿邪留阻则营卫之气不通，营卫不通，风火亦留结不散，风湿火毒潜伏于皮肤脉络之间，发于局部即是局部症状，发于全身即是全身症状。发于局部者病轻，发于全身者病重。疹色赤热者火甚，湿痒者湿甚，干燥脱屑者风甚。治疗之时当以清血散风祛湿为主，火甚者加清火之药，湿甚者多加渗湿之药，风甚者多加散风之药，使病源清除，则症状自轻。

【精选案例】

案1　湿热结毒，留于肌肤

李某，男，25岁，工人，1975年10月16日初诊。全身各处有散在如钱币大之斑片，上覆较厚之银白色屑皮，高出皮肤，抓之屑落，去屑后局部呈红色，奇痒难忍，影响工作与休息。舌红无苔，脉象弦数。

辨证为内蕴毒热，外受风邪，肌肤失养。

治宜活血凉血，清热解毒，祛风止痒。

方药：归尾24g　赤芍12g　连翘18g　金银花15g　牡丹皮15g　紫草12g　紫花地丁15g　黄连12g　苍术12g　生薏苡仁24g　白鲜皮12g　蝉蜕12g　苍耳子12g　露蜂房12g　枳壳6g　甘草6g

连服6剂。

10月23日二诊：硬屑已落，皮肤殷红，痒稍减轻。上方加红花6g，继服。

10月29日三诊：痒止，睡眠已好，斑屑渐落，殷红之皮色渐减退。

服药20余剂而获痊愈。嘱患者慎起居，节饮食，作息规律，则不至反复。

案2　湿热结毒，肌肤失养

吕某，男，44岁，干部，1975年7月17日初诊。全身起红色皮疹，边缘不整，上覆银白色斑屑，剧痒难忍，搔抓屑落，皮肤红赤，久治无效。舌红苔白，脉细数。西医诊为全身性滴状型牛皮癣。辨证为血分瘀热，风湿阻络，肌肤失养。拟清热解毒、活血消瘀之剂。

方药：归尾24g　赤芍12g　连翘18g　金银花18g　紫花地丁15g　皂刺6g　山甲珠6g　紫草12g　生薏苡仁30g　黄柏9g　苦参12g　胡麻仁24g　甘草6g

7月25日二诊：痒渐止，斑渐消，脱屑后，皮肤殷红，仍有灼热感。上方加槐花12g，牡丹皮15g，土茯苓24g，以凉血解毒。

又服10余剂，痒止斑消而愈。

[**按**]　银屑病是顽固性皮肤病，其致病原因多是由于湿热结毒。邢老认为，湿热之毒留于肌肤，阻碍血络之周营，因而肌肤失养而起斑屑，皮肤干燥而奇

痒。故治以清湿热解毒之剂以除病因，加养血活血、润燥通络之药以去瘀阻。方中归尾、赤芍养血活血，祛瘀润燥；金银花、连翘清热解毒；牡丹皮、紫草、紫花地丁凉血解毒；黄连、苍术、生薏苡仁清热渗湿以通津液；白鲜皮、蝉蜕、苍耳子、露蜂房祛风热止痒；胡麻仁养血润燥，润肤止痒；穿山甲、皂刺攻潜伏之邪毒；枳壳、甘草理气和中。诸药合用，使肌肤得养，血络通畅，邪不能留，剧痒肥厚之斑屑可愈。用药时，邢老指出，选药要一药而数兼，既清病因，又入病位，更除症状，如紫草之凉血解毒以除斑，皂刺之通络散毒以止痒等。若能药病相投，则收效迅速，且不易复发。

（以上录自《中国百年百名中医临床家丛书·邢子亨》）

朱仁康
（重温病，衷中参西）

【医家简介】

参见第 21 页。

【主要学术思想和主张】

银屑病，中医学列入风门或癣门，统称白疕风。由于皮损轮廓清晰，脱屑层层，又有"松皮癣"、"白壳疮"之称。血热为本病的主因，由于平素血热，外受风邪，而血热生风，风盛则燥，故皮损潮红、脱屑；风燥日久，伤阴伤血，而致阴虚血燥，肌肤失养，故皮肤干燥，叠起白屑。朱老根据多年临床经验，对银屑病的辨证和治疗总结如下。

1. 内治法

（1）血热型：多见于银屑病进行期。由于血热内盛，外受风邪，伤营化燥。症见：皮损发展较快，呈鲜红色，不断有新的皮疹出现，心烦、口渴、大便干，脉弦滑，舌质红紫，苔黄。治宜凉血、清热、解毒为主，如土茯苓汤。

（2）血燥型：多见于银屑病静止期。证属：风燥日久，伤阴耗血。症见：病久不退，皮肤干燥，呈淡红色斑块，鳞屑层层，新的皮疹已出现不多。脉弦细，舌淡，苔净。治宜养血活血，滋阴润燥。

（3）风湿型：由于风湿阻络伤营化燥。症见：周身泛发皮损，并见关节疼痛，尤以两手指关节呈畸形弯曲，不能伸直。脉弦滑，苔薄白腻。治宜通络活血，祛风除湿。

（4）毒热型：证属：风湿热之邪，郁久化毒。症见：身发皮损，两手掌皮肤深层起脓疱，脉弦滑数，舌红，苔薄黄。治宜理湿清热，搜风解毒。

丸剂：为便于患者长期服用，1、2两型患者根据上述治疗方药的筛选，配制成土茯苓丸、山白草丸两种药丸，可选用一种，每日2次，每次服3丸。

2. 外用药：

（1）急性进行期的皮损，可用玉黄膏30g加入黄柏末9g，调和成膏，外搽，每日1～2次。

（2）静止期的皮损，可用红粉膏，外搽，每日1次。

【验方效方】

○ **方一　凉血、清热、解毒**

生地黄30g　紫草15g　生槐花30g　土茯苓30g　蚤休15g　白鲜皮15g　大青叶15g　山豆根9g　忍冬藤15g　生甘草6g

方二　养血活血，滋阴润燥

生熟地各15g　当归12g　丹参12g　桃仁9g　红花9g　玄参9g　天冬、麦冬各9g　火麻仁9g　甘草6g

方三　通络活血，祛风除湿

桂枝9g　当归12g　赤芍12g　知母9g　桑寄生9g　防风9g　桑枝15g　怀牛膝9g　忍冬藤15g　络石藤9g　鸡血藤30g　甘草6g

方四　理湿清热，搜风解毒

乌梢蛇9g　秦艽9g　漏芦9g　大黄6g　黄连9g　防风6g　生槐花9g　土茯苓30g　苦参9g　苍白术各9g　白鲜皮9g

【精选案例】

案1

袁某某，女，46岁，1970年7月2日初诊。

主诉：全身出现大片红斑，复盖白色鳞屑21年。

现病史：20多年来，全身泛发大片红色皮疹，曾在本地区及外地等医院多方治疗，仍不分季节，历久不退。初起皮疹不多，近几年逐渐增多，几乎遍及全身，大便干秘。

检查：肥胖体型，头皮、脸面、躯干、四肢除双手以外，均见地图状紫红色皮疹，表面复盖银白色较厚之鳞屑，用手刮之，底面则现筛状出血点。舌质绛，苔净，脉细带数。

西医诊断：银屑病（进行期）。

中医辨证：风热郁久，伤阴化燥（白疕风）。

立法：凉血清热，滋阴润燥。

方药：生地黄30g　生槐花30g　紫草15g　牡丹皮9g　赤芍9g　火麻仁15g 枳壳9g　麦冬9g　大青叶9g

10剂，水煎服。

外用红油膏每日涂1次。

二诊：（7月12日）药后腿部皮损逐渐消退，他处鳞屑，亦显见减少。

继服前方改火麻仁9g，大青叶15g，服10剂。

三诊：（7月24日）躯干、上肢皮损均趋消退，下肢皮损消退后，新起点状皮疹。口干思饮，舌苔薄黄。继服前方加黄芩9g，天花粉9g，服10剂。

隔1个月后追踪：只留头皮9小片皮损未完全消退外，余均平复。又称外用药膏处，皮损消退较快，但未上药处，亦趋消退。

[按] 本例大面积地图状牛皮癣，病历20多年，经多方治疗，历久不退，除两手外，皮损几乎周身密布，舌绛便秘，证属风热郁久，营阴耗伤，化燥化火之象，故用大剂生地黄、槐花、牡丹皮、赤芍、紫草凉营清热；麦冬、枳壳、火麻仁滋阴润燥；大青叶重在清火。10剂后皮损逐渐消退，继服前方加重大青叶，10剂后，四肢皮损大部已退，尚有口干，思饮，舌红苔黄，加天花粉、黄芩增液清热，嘱服10剂后未来复诊，隔1个月后追踪，只留头皮小片皮损，基本痊愈。

案2

张某某，女，23岁，1971年7月16日初诊。

主诉：全身出现红色斑块，伴有鳞屑已5个月。

现病史：于今年2月初患感冒咽疼，半月后周身泛发红色点状皮疹，稍有鳞屑，逐渐扩大成片，瘙痒不甚。在本地县医院治疗始终未消而来门诊求治。

检查：头皮、胸、背、四肢泛发钱币状红色斑块，上盖银白色鳞屑，基底浸润潮红，部分融合成片呈荷叶状，轻度瘙痒。舌质红，苔净，脉沉细弦。

西医诊断：银屑病。

中医辨证：风热伤营，血热风燥。

立法：清肌热，凉营血。

方药：生地黄30g　牡丹皮9g　赤芍9g　知母9g　生石膏30g　大青叶15g　生槐花30g　白鲜皮9g　生甘草6g

10剂，水煎服。外用红油膏外搽皮损上，每日1次。

二诊：（8月4日）患者来称服药10剂后，皮疹大部分消退，只有小块皮损未消。嘱续服前方5剂，临床治愈。

[按] 本例发病5个月，病前半月，曾有感冒咽痛，起时泛发点滴状皮损，渐扩大成钱币状及地图状大片潮红脱屑，尚在进行期，舌质红，中医学认为证属

血热型，故以生地黄、牡丹皮、赤芍、生槐花清其血热；知母、生石膏清其肌热；大青叶清火热。10 剂后皮疹已大部消退，继服 5 剂即全退。

案 3

张某某，男，31 岁，1970 年 5 月 31 日初诊。

主诉：周身泛发皮疹鳞屑已 3 年，近 2 个月来又加重。

现病史：3 年来全身遍见红斑和银白色鳞屑，曾在外地医院治疗，未见疗效。2 个月来皮疹明显增多，瘙痒难忍。

检查：头皮、手臂、双下肢播散性大片皮损，呈对称性分布，浸润肥厚，基底暗红色，复盖鳞屑。在躯干、前臂等处，可见大批点滴状红色皮疹，上有轻度鳞屑。舌质紫红，苔薄白，脉弦滑。

西医诊断：银屑病。

中医辨证：风热郁久，化火伤营，复受外风。

立法：凉血清热，活血祛风。

方药：生地黄 30g　生槐花 30g　当归 15g　知母 9g　生石膏 30g　紫草 30g　桃仁 9g　红花 9g　荆芥 9g　防风 6g　蝉蜕 6g

水煎服，5 剂。

二诊：（6 月 5 日）服 5 剂后部分皮损已明显消退，痒感亦显著减轻，未见新起皮疹。

嘱服前方 10 剂。1970 年 8 月随访未见复发。

[按] 本例泛发皮癣 3 年，察其皮损基底暗红，浸润肥厚，舌质紫暗，有血热瘀滞之证，除重用凉血清热之品外，加以当归、桃仁、红花活血化瘀之药；病 2 个月来加重，且有新起皮疹，舌红苔薄白，考虑为复受外风新邪而触发，故佐荆芥、防风、蝉蜕疏风清热，服本方 5 剂后，皮损明显消退，继服 10 剂后即愈。

案 4

杨某某，男，10 岁，1976 年 12 月 2 日初诊。

其父代诉：身起红斑鳞屑已 2 年，全身皮肤大片潮红已 3 个月。

现病史：1974 年冬季，头皮出现两块皮癣，以后躯干、四肢皮损逐渐增多，始终未见水肿。1976 年 9 月曾在某诊所治疗，服药后很快发现全身皮肤大片潮红，大量脱屑，痒感增剧。又经某医院治疗，潮红面积仍日见扩大，层层脱屑，呈红皮症象，大便干。

检查：全身皮损约占体表 90%，基底潮红，上盖银白色片状鳞屑损害及大量痂皮。剥落后则裸出潮红面，以头皮脸面、胸背、两腿为重。面部可见搔痕及少量渗出。舌质红绛，苔光，脉细滑。

西医诊断：银屑病红皮症。

中医辨证：血热生风，风燥伤阴。

方药：生地黄 30g 牡丹皮 9g 赤芍 9g 麦冬 9g 玄参 9g 丹参 9g 火麻仁 9g 大青叶 9g 山豆根 9g 白鲜皮 9g

7剂，水煎服。

外用玉黄膏 60g 搽擦。

二诊：（12月10日）药后四肢皮肤潮红减轻，头皮躯干，仍见屑多，潮红而痒。上方去丹参、山豆根、火麻仁，加紫草 15g，地肤子 9g，10剂。

三诊：（12月21日）全身皮肤潮红，明显减轻，脱屑痂皮亦渐减少，尚痒。宗上方加苍耳子 9g，继服 10剂，外用同上。

四诊：（12月31日）躯干部皮损，基本趋平，亦不潮红，头皮鳞屑亦少，舌尖红，脉细滑。继服上方加火麻仁 9g，10剂。

五诊：（1977年1月11日）躯干头皮上肢皮肤已趋正常，两腿尚见鳞屑发痒，继服上方去苍耳子加天冬 9g，10剂。

六诊：（1月21日）小腿臀部，尚留小片皮损，发痒不甚，大便略干。上方去牡丹皮、赤芍，继服 15剂。

七诊：（2月8日）基本痊愈，只留小腿稍有脱屑，舌尖红，苔净，上方去大青叶 10剂后全退而愈。

［按］此例银屑病红皮症，皮损面积占体表90％，大片潮红，有大量脱屑，层层剥落，瘙痒剧甚，舌绛苔光，大便秘结，显是血热伤营，风燥耗阴之证，重用大剂生地黄、牡丹皮、赤芍、丹参、紫草等以凉血；玄参、麦冬、火麻仁等以滋阴润燥；大青叶以清热；参用白鲜皮、地肤子、苍耳子等以止痒。经治2个月，始终以上方为基础增减，病情逐渐减轻，直至痊愈。

（以上录自《朱仁康临床经验集》）

顾伯华

（勤求古训，勇于创新）

【医家简介】

参见第30页。

【主要学术思想和主张】

顾伯华将银屑病分成3个类型：①风寒型：用桂枝汤合四物汤加减。②血热型：用凉血清热解毒之犀角地黄汤加减。③血瘀型：用桃红四物汤加重镇之品如珍珠母、牡蛎、磁石等。

【精选案例】

案

洪某，女，36 岁，技术员。入院日期：1972 年 12 月 21 日。

患者于入院前 1 个月，发现左臂内侧有红斑，上盖鳞屑。此后，发展到颈项胸背、四肢、头皮，瘙痒较重，搔后鳞屑脱落，基底部有少数出血点。发病前无明显诱因，如精神刺激、内分泌障碍、感染因子、环境变迁、外伤等。近 3、4 天月经来潮，引起皮疹增多。以前无类似病史。

检查：头皮、四肢有散在分布之点滴状斑疹，斑疹特点：基底部为潮红斑片，其上覆盖鳞屑，搔后鳞屑脱落，基底部有细小的出血点。皮疹以头皮、上半身分布较多，下肢较少。

诊断：点滴状牛皮癣。

初诊：牛皮癣新发 1 个月，皮损分布身半以上为主，皮损基底较红，薄型鳞屑，不断新发扩大，作痒较重。苔薄，脉数（96 次/分）。

证属邪热蕴阻肌腠，又值经临皮疹加甚。

治拟清热解毒祛风为主，佐以调摄冲任之品。

处方：蒲公英 30g　土茯苓 30g　苦参片 12g　白鲜皮 12g　当归 9g　益母草 18g　淫羊藿 12g　白蒺藜 12g　荆防风 9g　生甘草 3g

7 剂。

二诊：服上药 7 剂，前 4 日皮损新发较甚，且指甲亦出现"顶针箍"样皮损；后 3 日新发皮损减少，原有皮疹红色亦转淡些。月经已净。苔、脉如前。

拟加重清热解毒之品。

处方：蒲公英 30g　菝葜 30g　草河车 15g　大青叶 15g　紫草 12g　鹿衔草 18g　苦参片 12g　白鲜皮 12g　淫羊藿 12g　生甘草 9g

7 剂。

农吉利注射液 4ml，肌内注射，每日 2 次。

三诊：未见新发皮疹，原有皮疹红色进一步转淡，作痒减轻，鳞屑更薄些。苔薄，脉数（86 次/分）。

再拟前法出入。

处方：前方去白鲜皮，加生地黄 18g，赤芍 12g。农吉利注射液肌内注射。给予 7 日量。

四诊：原有红斑鳞屑色泽转淡，鳞屑微薄。没有新发皮疹出现，症趋痊愈。

处方：原方7剂。农吉利注射液肌内注射，予7日量。

服上药连续观察1个月，皮疹仅存少量色素。

（以上录自《顾伯华学术经验集》）

赵 绍 琴

（法宗温病，善治疑难）

【医家简介】

赵绍琴（1918~2001），北京市人，三代御医之后。赵氏幼承家学，后又拜师于太医院御医韩一斋、瞿文楼和北京四大名医之一汪逢春，尽得三家真传。1934年，悬壶北京。1950年，参加卫生部举办的中医进修学校。1956年，到北京中医学院任教。曾任北京中医学院温病教研室主任，中国中医药学会内科学会顾问等。已故著名中医学家秦伯未先生曾盛赞其为"平正清灵一名医"。

相关著作：《温病纵横》、《文魁脉学》、《赵绍琴临证400法》、《赵绍琴临床经验集》、《赵绍琴内科学》等。

【主要学术思想和主张】

赵绍琴认为，温病的本质是郁热，卫气营血皆然。故尔，治疗温病必须贯彻宣展气机、透邪外达的治则，不可徒执清热养阴，遏伏气机。宣透为治疗温病之要义。宣，指宣散、宣发、宣通、宣畅；透，指透泄、透发。宣透的治法属于祛邪的范畴，它的特点在于为邪气寻找出路以引邪外出。比如，温病的卫分证，属肺卫郁热证。因此，卫分证的治疗应辛凉清解，宣郁清热。此辛散意在开郁，并非发汗解表。叶天士在《外感温热》篇中提出"在卫汗之可也"，他认为这并不是应用汗法，绝不能用辛温发汗之法，当用辛凉清解之法，清解肺卫热邪，使邪去热清，卫疏三焦通畅，营卫调和，津液得布，自然微微汗出而愈，虽不发汗而达到了汗出的目的。"汗之"不是方法而是目的。银翘散在金银花、连翘、淡竹叶、芦根等清解之品中，加入荆芥穗、豆豉、薄荷，且用量极轻，其用意不在发汗，而在开郁闭。因此，温病初起治法不可言辛凉解表，只能是辛凉清解。

【精选案例】

案

刘某某，女，32岁。患银屑病8年余，皮损散发，四肢、躯干及头皮均可见黄豆粒大小皮损。时轻时重，曾服中西药物治疗，效果欠佳。入秋以来，皮损有加重趋势，搔之有白屑脱落，基底潮红，并有新皮损发生。诊脉弦细滑数，舌红尖赤苔黄薄干。心烦急躁，夜寐梦多，小溲色黄，大便偏干，晨起口苦，唇干舌燥。血分伏热日久，治宜凉血化瘀方法。一切辛辣发物皆忌。

荆芥 6g　防风 6g　生地榆 10g　炒槐花 10g　丹参 10g　茜草 10g　紫草 10g　紫花地丁 10g　草河车 10g　茅芦根各 10g　大黄 1g

7 剂。

二诊：药后未出现新的皮损，心烦梦多渐减，二便已调，血热未清，舌红脉数，仍用前法。

荆芥 6g　防风 6g　生地榆 10g　炒槐花 10g　丹参 10g　茜草 10g　赤芍 10g　白头翁 10g　紫草 10g　白鲜皮 10g　地肤子 10g　草河车 10g　大黄 1g

7 剂。

三诊：上方续服 1 个月，皮损显著减轻，躯干、四肢皮损已渐平复，头皮仍有散在皮损如小豆大。诊脉弦细滑数，舌红苔白，血分郁热非朝夕可以泄越，凉血化瘀仍以为法，更须谨慎口味，以防死灰复燃。

荆芥 6g　防风 6g　白芷 6g　生地榆 10g　炒槐花 10g　丹参 10g　茜草 10g　茅芦根各 10g　紫草 10g　赤芍 10g　焦三仙各 10g　大黄 1g

7 剂。

上方加减续服 2 个月，皮损完全消失。嘱其谨慎口味，慎起居，以防复发。

［按］白疕，俗称牛皮癣，即西医学之银屑病，为皮肤科之顽症。反复发作，不易根除。其属血分伏热，发为肌肤皮损。故当治以凉血化瘀之剂。又必须忌食辛辣刺激性食物、海产品及高热量高蛋白食物，以防其热增故也。若果能严格忌口，并坚持正确的中医辨证治疗，根治此病还是有可能的。

（以上录自《赵绍琴医案精选》）

颜德馨

（谙熟医理，首倡"衡法"）

【医家简介】

参见第 50 页。

【主要学术思想和主张】

颜德馨认为银屑病其因在于风湿邪气，而其病则在血分，由于风湿邪气郁腠理而入里，蕴结而化火化热，久则入络入血，故血热和血瘀是贯穿于银屑病始终的病理特点，在辨证治疗上则应遵循"治病求本"的原则。银屑病在临床有进行期、静止期、消退期的区分，并有脓疱型银屑病、关节病型银屑病等，颜老在临床以四型分证，其一，风湿瘀热内蕴型，症见皮疹呈点状分布，色红，发展迅速，层层银屑，易于剥离，舌质暗红，苔白或黄，脉数，治则祛散风热，清热凉血，常以麻、桂、蒺藜以疏风，牡丹皮、赤芍、土茯苓、徐长卿、萆草清热凉血，配以苍术、白术以健运脾湿，此对进行性银屑病具有良好的治疗效果，并能达到使症情稳定休止的作用。若伴有咽喉肿痛者，可加牛蒡子、射干、桂金灯；口渴心烦者，加玄参、麦冬、生栀子、连翘心、莲子心；鳞屑干而厚者，加虎杖、水红花子；皮损瘙痒难忍者，加苦参、地肤子、白鲜皮；大便秘结者，加生大黄、枳实。其二，气滞血瘀风燥型，多见于银屑病静止期，消退期，证因病程日久，皮疹多呈斑片状，其色淡红，鳞屑减少，皮损部皮肤干燥或粗厚，舌质暗红，或有瘀点、瘀斑，舌下络脉色暗，粗而见有扭曲，苔薄白或黄，脉细涩或细小数，治则活血通络，熄风润燥，常以当归饮子合桃红四物加减，加土茯苓、徐长卿、萆草以凉血清热。此对银屑病的治愈有治本作用，亦可防止其复发，若瘀热甚，口渴不欲饮，皮疹色暗红，可加用"龙蛇羊"（龙葵、白花蛇舌草、蜀羊泉）以调节机体免疫功能；皮损部肥厚且较硬者，可加夏枯草、三棱、莪术、贝母以化瘀软坚；鳞屑较厚者，可加鸡血藤、生蒲黄、泽兰、防风等以活血祛风；皮肤干裂者，加玄参、沙参、麦冬、天花粉等滋阴润燥。其三，湿毒瘀热蕴阻型，症为皮损潮红或暗红，边界清楚，边缘较整齐，皮损部位上密集大小黄白色脓疱，此起彼伏，散见于全身各处，痂屑黏厚、瘙痒，伴有身热面赤，心烦易怒，大便秘结，小便短赤，舌质红绛，苔黄腻，舌下络脉色暗弯曲，脉细数，或滑数。治则凉血清热，解毒利湿，方拟犀角地黄汤合五味消毒饮加减，并加用土茯苓、萆草以增凉血清热利湿，此型病证，多见于脓疱型银屑病。其四，风湿入络痹阻型，此型多见于关节病型银屑病，其主症除有银屑病风湿瘀热内蕴型症状外，尚见四肢关节肿痛，屈伸不利，受累关节多以手足等小关节，特别是指、趾末端关节为常见，治则祛风除湿，清热通络，方拟独活寄生汤加减，以羌活、独活、防风、秦艽等祛风；以苍术、防己、土茯苓、萆草等化湿利湿；以透骨草、豨莶草、络石藤、忍冬藤等清热通络；以川芎、赤芍、牡丹皮、丹参等活血止痛。上肢重者加姜黄，下肢重者加牛膝。

（以上录自《颜德馨临证实录》）

【精选案例】

案

严某，男，32 岁，1981 年 5 月 22 日初诊。

主诉：银屑病 20 余年。

病史：银屑病反复不已，由四肢延及鼻唇周围处，历时20余年，逐渐加重而多处求治，无效，平时血胆红素值偏高。

初诊：风湿热毒久羁腠理，银屑病20余年，面及四肢红色皮疹脱屑，并伴脘胁隐痛。脉小数，苔薄白。治当疏风化瘀、清热化毒兼通络脉。

处方：麻黄9g　桂枝9g　茵陈30g　山栀9g　生大黄9g　柴胡9g　赤芍9g　对坐草30g　平地木30g　徐长卿30g　萹草15g　苍术15g　白术15g　枳壳9g　土茯苓30g　白蒺藜30g

21剂。

二诊：面部银屑病灶一扫而光，躯干依然如故，偶有胸痞，再守原法。同上方加川朴6g。28剂。

四肢银屑渐见好转，前方出入，以资巩固。

[按] 银屑病是痼疾，波及面广，胆红素值偏高，是治病的切入点。以茵陈蒿汤为主方，使湿热瘀毒下趋，又用桂、麻疏表，内外分消。其中徐长卿、土茯苓、白蒺藜、萹草四味主药重用，白蒺藜、土茯苓化风除湿热，徐长卿、萹草化瘀清血浊，另则对坐草和平地木护肝利胆，二术和枳壳健脾理胃，肤腠蕴毒得彻内彻外之搜剔，毋有藏身之地矣，此皆取效之关键。

（以上录自《颜德馨临证实录》）

张志礼

（中西合璧，融会贯通）

【医家简介】

参见第34页。

【主要学术思想和主张】

中医认为本病的发生，血热是主要根源。热壅血络则发红斑，风热燥盛肌肤失养则皮疹脱屑，色白而痒；若病久阴血内耗，夺津灼液，则血枯燥而难荣于外；气血失和，经脉阻隔则肌肤失养；若血热炽盛，毒邪外袭，蒸灼皮肤，气血两燔，则郁火流窜，积滞肌肤，形成红皮。他在数十年临床实践中体会到，对急性泛发型点滴状银屑病，特别是发病前有上呼吸道感染、急性扁桃体炎病史者，采用清热解毒药疗效很好，单纯服药即可消退皮损；对大面积斑块状肥厚浸润型银屑病，使用活血化瘀药效果好；对皮损色淡、基底浸润较薄者以散风养血润肤药效果好；对皮损基底淡红，舌淡舌体胖嫩有齿痕，或妇女白带多者，以除湿健脾药治疗效果好；对有红皮症倾向，皮损潮红，舌质红绛者，则以凉血活血解毒为主。总之还是辨证论治效果好，而单方验方疗效低且不稳定。

（以上录自《张志礼皮肤病临床经验辑要》）

【验方效方】

方一　清热解毒，凉血活血（白疕一号）

生槐花 30g　白茅根 30g　生地黄 30g　紫草根 15g　茜草根 15g　赤芍 15g　丹参 15g　鸡血藤 30g

方二　养血活血润肤，健脾除湿（白疕二号）

当归 10g　鸡血藤 30g　首乌藤 30g　丹参 15g　天冬 10g　麦冬 10g　生地黄 30g　土茯苓 30g　白术 10g　枳壳 10g　薏苡仁 30g　白芍 15g

方三　活血化瘀软坚，除湿解毒（白疕三号）

三棱 15g　莪术 15g　桃仁 15g　红花 15g　丹参 15g　鸡血藤 30g　鬼箭羽 30g　土茯苓 30g　薏苡仁 30g　陈皮 10g　重楼 15g　白花蛇舌草 30g

方四　清热利湿，凉血祛风

白术 15g　枳壳 10g　薏苡仁 3g　芡实 15g　川草薢 30g　赤石脂 15g　车前子、车前草各 30g　泽泻 15g　黄柏 10g　白鲜皮 30g　苦参 10g　土茯苓 30g　生地黄 30g　牡丹皮 15g　六一散 30g

方五　清热解毒，凉血除斑

金银花 15g　连翘 15g　蒲公英 30g　败酱草 30g　锦灯笼 10g　山豆根 10g　板蓝根 30g　大青叶 30g　白茅根 30g　紫草 15g　茜草根 15g　玄参 15g　重楼 15g　白花蛇舌草 30g

方六　滋补肝肾，温经通络

秦艽 15g　乌梢蛇 10g　全蝎 6g　天仙藤 10g　鸡血藤 30g　络石藤 10g　木瓜 10g　桂枝 10g　桑枝 10g　独活 15g　羌活 15g　桑寄生 30g　生熟地各 30g　麦冬 15g　黄芪 15g　丹参 15g　红花 10g

方七　清热凉血，解毒除湿

羚羊角粉 0.6g，冲服　生地黄 30g　牡丹皮 15g　赤芍 15g　白茅根 30g　紫草 15g　板蓝根 30g　土茯苓 30g　金银花 15g　连翘 15g　大青叶 30g　薏苡仁 30g　苦参 10g　白鲜皮 30g　重楼 15g　生石膏 30g，先煎

方八　清营解毒，凉血护阴

生玳瑁 10g 或羚羊角粉 0.6g，冲服　南北沙参各 30g　石斛 10g　麦冬 15g　玄参 15g　黄芪 30g　生地黄 30g　金银花 15g　蒲公英 30g　赤芍 15g　薏苡仁 30g　土茯

231

苓 30g 紫草根 15g 板蓝根 30g 白茅根 30g 重楼 15g 白花蛇舌草 30g

【精选案例】

案1

李某某，女，23 岁，1993 年 1 月 16 日初诊。

现病史：3 个月前曾感冒咽痛发热，继之头皮起红疹，稍痒，抓之脱白屑，渐发至全身。在外院诊为"牛皮癣"，服中药月余无好转。现皮损痒，咽干痛，心烦急，纳可，二便调。

查体：头皮、躯干、四肢泛发绿豆大小的红斑丘疹，色鲜红，表面覆有少许银白色鳞屑，刮之易落并见点状出血。舌红，苔薄黄，脉滑。

西医诊断：银屑病（进行期）。

中医辨证：内有蕴热，郁于血分，兼感毒邪。

治法：清热凉血，活血解毒。

方药：生槐花 30g 紫草根 15g 茜草根 15g 板蓝根 30g 白茅根 30g 山豆根 6g 大青叶 30g 锦灯笼 10g 玄参 15g 干生地黄 15g 赤芍 15g 丹参 15g 鸡血藤 15g

皮损外用黄连膏。

二诊：上方连服 21 剂，皮损未再新发，原皮损颜色转淡，全部皮疹均自边缘开始消退，出现白色晕圈，自觉皮疹少许脱屑且痒。咽痛消失，纳可，二便调。舌淡，舌尖红，苔白，脉弦。证属阴血耗伤，肌肤失养。加滋阴润肤之品，上方去槐花、白茅根、山豆根、锦灯笼，加当归 10g，首乌藤 30g，莪术 10g，土茯苓 30g。

三诊：再服上方 21 剂，皮损基本消退。

案2

蔡某，女，51 岁，1991 年 6 月 8 日初诊。

现病史：4 年前头项部出现少许斑块，上覆白色鳞屑，以后皮疹逐渐增多，融合成片，躯干、四肢也出现同样皮疹。曾诊为牛皮癣，服用双酮嗪等药物治疗，时轻时重，迁延未愈。

查体：全头顶覆盖银白色鳞屑，呈帽状，毛发呈束状。躯干、四肢散在粟粒至钱币大红色皮损，表面有鳞屑附着，搔抓后鳞屑呈多层性，剥离鳞屑底面可见筛状出血点。胸背部皮疹多，部分融合成片，无明显新生皮疹。舌质淡，苔薄白，脉沉缓。

西医诊断：银屑病（静止期）。

中医辨证：血燥脾湿，肌肤失养。

治法：养血润肤，健脾利湿。

方药：当归 10g　生地黄 15g　赤白芍各 10g　丹参 15g　鸡血藤 30g　白术 10g　枳壳 10g　薏苡仁 30g　土茯苓 30g　白鲜皮 30g　紫草根 15g　板蓝根 30g

5% 黑豆馏油软膏与 5% 水杨酸软膏交替外用。

二诊：服药 14 剂，皮疹鳞屑减少，部分皮疹中心有消退趋势，仍痒。于前方去白术、枳壳，加苦参 15g，刺蒺藜 30g，首乌藤 30g。

三诊：继服 14 剂，皮疹明显消退，大部皮疹仅遗留色素脱失斑，头皮尚见少数红斑，鳞屑不多，已不瘙痒。继服上方 14 剂，皮疹全部消退，临床痊愈。

案 3

吕某，男，56 岁，1989 年 6 月 4 日初诊。

现病史：17 年前始胫前起红色皮疹，上覆银白色鳞屑，以后皮疹渐增多，波及头皮、躯干、四肢，皮疹瘙痒，冬重夏轻。曾诊为牛皮癣，使用多种中西药物治疗疗效不著。

查体：全头顶覆盖银白色鳞屑，全身尤其在腰背、下肢大片地图状肥厚浸润性斑块，色暗红，鳞屑不多，可见散在抓痕血痂。舌质紫暗有瘀斑，苔白腻，脉沉缓。

西医诊断：银屑病。

中医辨证：湿毒内蕴，气血瘀滞。

治法：除湿解毒，活血化瘀软坚。

方药：桃仁 10g　红花 10g　丹参 15g　鸡血藤 30g　赤芍 15g　鬼箭羽 30g　三棱 10g　莪术 10g　土茯苓 30g　薏苡仁 30g　紫草 15g　板蓝根 30g

5% 水杨酸软膏与京红粉软膏交替外用。

二诊：服上方 14 剂，皮疹色即变暗淡，鳞屑减少。又服 14 剂，原大片皮损分散，中心有消退现象。自觉服药后胃部不适，嘱饭后服药。二方加陈皮 10g，枳壳 10g，外用药同前。

三诊：服上方 28 剂，全身皮疹基本消退，仅遗留色素脱失斑。双胫前残留手掌大肥厚浸润皮疹。继服原方，给外用哈西奈德乳膏后再涂擦豆青膏。1 个月后皮疹消退。随访 1 年未复发。

案 4

杨某，女，31 岁，1990 年 4 月 2 日初诊。

现病史：近半年头皮、躯干、四肢先后起红疹，上覆白色鳞屑，曾诊为银屑病，使用多种药物均未治愈。平素月经不调，每逢月经来潮时有新起皮疹且自觉瘙痒。口苦咽干，食少纳呆，四肢无力，白带多而清稀，食生冷时尤重。

查体：头皮、躯干、四肢散在粟粒至黄豆大红色斑丘疹，表面覆银白色鳞屑，部分皮损融合成小片。头皮前后发际皮疹较密集，可见束状毛发。舌质红，苔薄黄，脉弦滑。

西医诊断：银屑病。

中医辨证：冲任不调，气血瘀滞，湿毒内蕴。

治法：调和冲任，活血养血，健脾除湿。

方药：丹参15g　赤芍15g　当归10g　香附10g　益母草10g　生白术10g　生枳壳10g　生薏苡仁30g　赤石脂30g　厚朴10g　土茯苓30g　紫草15g　板蓝根30g

外用侧柏叶100g，苦参50g，褚实子50g，皂角25g煎汤沐浴后用5%黑豆馏油膏与5%水杨酸软膏交替外擦。

二诊：服药14剂，白带明显减少，未起新疹，瘙痒也明显减轻。又服14剂，皮疹变淡，浸润变薄，鳞屑消失，白带极少，月经来潮较前规律，食纳改善，腹胀乏力缓解。去赤石脂，加桃仁10g，红花10g，首乌藤30g，鸡血藤15g。

三诊：服上方1个月，皮疹全消，临床治愈。

[按] 本例在清热利湿基础上加用当归、益母草行血养血，调经止痛；丹参、赤芍凉血活血，调经破瘀；香附、厚朴行气和中；后又加首乌藤、鸡血藤调和阴阳、活血通络，收到良好疗效。

案5

刘某，男，9岁，1991年6月24日初诊。

现病史：2个月前患急性扁桃体炎，发热咽痛，全身不适，经打针吃药半月后缓解。渐出现躯干、四肢红色皮疹，表面少许白屑，瘙痒明显。曾诊为银屑病，经治疗无明显好转。半月前又感咽痛，皮损迅速增多。

查体：全身密布点滴状红斑丘疹，基底潮红，稍有浸润，表面附着银白色鳞屑，搔之呈多层性，剥离鳞屑底面可见筛状出血点，沿抓痕处可见同形皮损。咽部充血，双侧扁桃体II°肿大，充血未见脓痂。舌质红，苔白，脉滑数。

西医诊断：银屑病（进行期）。

中医辨证：毒热内蕴，郁于血分。

治法：清热解毒，凉血活血。

方药：金银花15g　连翘15g　锦灯笼10g　大青叶15g　板蓝根15g　白茅根15g　紫草根10g　茜草根10g　丹参10g　土茯苓15g　薏苡仁15g　白鲜皮15g

外用普连膏。

二诊：服药7剂，红退，上半身皮疹开始消退，未出新疹，已不痒。去白鲜皮，加赤芍10g。

三诊：服上方14剂，皮疹大部消退，咽及扁桃体充血消退，扁桃体肿大减轻至Ⅰ°。大便偏干，纳食不香，小腿皮疹消退慢。上方去金银花、连翘、土茯苓，加炒枳壳6g，炒莱菔子6g，焦槟榔6g，干生地黄10g。外用去炎松尿素霜与普连膏混匀擦小腿皮损。

四诊：服药5剂时患儿受凉后鼻阻流涕，轻咯少许白色泡沫痰，全身不适。查见舌红苔白脉微数。诊为上呼吸道感染。临时改方以防复发。

金银花15g 连翘10g 锦灯笼10g 芦根10g 白茅根10g 杏仁6g 前胡6g 大青叶15g 板蓝根15g 紫草根10g 薏苡仁15g 丹参10g

五诊：服药7剂，上感解，继续治疗银屑病，舌淡苔白脉滑。投以凉血活血解毒之剂。

紫草根10g 茜草根10g 白茅根15g 生地6g 赤芍10g 丹参10g 大青叶15g 板蓝根15g 锦灯笼10g 连翘10g 土茯苓15g 薏苡仁15g

六诊：服上方14剂，皮疹消退，临床治愈。1个月后行扁桃体切除术，随访2年未复发。

[按] 本例小儿患者无银屑病家族史，患扁桃体炎后急性发病，采用清热解毒，凉血活血法治疗迅速控制了病情，后因扁桃体发炎再次诱发本病，再治仍然有效，扁桃体切除术后得以痊愈。

案6

李某，男，42岁，1987年9月6日初诊。

现病史：患者11年前先在双肘、膝出现散在红斑，表面有白屑，在外地医院诊为银屑病，并间断治疗无好转，皮疹逐渐增多，波及头皮及躯干。3年前又出现手、腕、足部关节疼痛，以指、趾关节为重，关节红肿疼痛活动受限。近年病情加重遂来京求治，在某院诊为银屑病性关节炎，给双酮嗪、布洛芬等口服，症状减轻，但稍减药症状又加重。1个月前因"肝功异常、白细胞减少"而停用双酮嗪，2天后突然高热39.7℃，全身皮肤广泛潮红肿胀，自觉奇痒，伴大量脱屑，关节红肿疼痛加重，不能端碗持物，活动困难，口干舌燥，不思饮食，大便干燥，小溲黄赤，故又加服双酮嗪。1周后仍无好转，来我院收住院治疗。

查体：全身情况差，急性重病容，卧床不起，痛苦呻吟。体温38.9℃，脉搏120次/分。全身皮肤弥漫潮红，轻度肿胀，表面有大量污垢脱屑。双手、足、小腿高度肿胀，远端指、趾关节肿胀畸形，屈曲困难，指、趾甲混浊肥厚，部分脱落。双腋下、腹股沟淋巴结肿大伴轻压痛。舌质红绛，无苔，脉弦滑数。化验检查血沉94mm/h，类风湿因子阴性，肝功异常。关节X线摄片示双手指及足趾远端指、趾间关节骨质破坏，关节间隙变窄，可见帽状改变及远端骨质侵蚀。

西医诊断：关节型红皮病型银屑病。

中医辨证：寒湿瘀阻经络，郁久化热，毒热炽盛。

治法：清热凉血解毒，活血通络。

方药：羚羊角粉 0.6g，冲　生地黄 30g　牡丹皮 15g　赤芍 15g　紫草根 15g　白茅根 30g　忍冬藤 30g　板蓝根 30g　大青叶 30g　重楼 15g　白花蛇舌草 30g　丹参 15g　鸡血藤 30g　天仙藤 15g

外用普连膏。继续服双酮嗪每日 0.4g。体温高于 38.5℃时给吲哚美辛栓 50mg 纳入肛内，静脉输入 5% 葡萄糖盐水加维生素 C，加强护理等综合治疗。

二诊：服药 5 剂后体温降至正常，精神食纳好转。大便已正常，关节疼痛减轻，已可入睡。皮疹转暗，潮红肿胀明显减轻，自觉瘙痒。于前方去忍冬藤、天仙藤，加车前子 15g，白鲜皮 30g。

三诊：服上方 21 剂，皮损潮红肿胀基本消退，已露出点片状红斑鳞屑样银屑病皮损，关节疼痛较为突出，尤以晨起及受凉时为著。诊查见手足关节肿胀，活动受限。舌质淡，苔薄白，脉沉缓。此乃毒热已解，寒湿之邪仍盛，经脉阻隔，气血瘀滞之象。故投以温经散寒，活血通络，佐以除湿解毒之剂。

药用：制川乌 6g　制草乌 6g　秦艽 15g　乌梢蛇 10g　鸡血藤 30g　天仙藤 10g　络石藤 10g　首乌藤 30g　丹参 15g　忍冬藤 30g　紫草根 15g　土茯苓 30g　薏苡仁 30g　重楼 15g　白花蛇舌草 30g

四诊：服上方 14 剂，关节红肿渐消退，疼痛减轻。不需临时服用吲哚美辛、阿司匹林等解热镇痛药。复查血沉已降至 43mm/h。躯干、下肢红斑丘疹浸润肥厚。有多层银白色鳞屑。拟加强养血活血润肤之品。

处方：三棱 10g　莪术 10g　桃仁 10g　红花 10g　丹参 15g　赤白芍各 15g　当归 10g　首乌藤 30g　鸡血藤 30g　天仙藤 10g　秦艽 15g　土茯苓 30g　薏苡仁 30g　重楼 15g　白花蛇舌草 30g

五诊：服药 28 剂，全身皮损消退，仅小腿残留小片皮疹，关节疼痛缓解。以双酮嗪日量 0.2g 维持，出院巩固治疗。

案 7

李某，男，50 岁，1989 年 3 月 23 日初诊。

现病史：患者 12 年前开始出现甲下脓疱，4 年前肘、膝部出现红色皮疹伴脱屑，继之四肢间断出粟粒状脓疱疹，在当地医院诊为"脓疱型银屑病"。1989 年 1 月酒后受凉突发高热，脓疱泛发全身，先后在当地及北京多家医院就诊，先后给予布洛芬、双氯灭痛、吲哚美辛、地塞米松、氨苯砜、甲砜霉素、盐酸林可霉素治疗，症状可减轻，但稍减药即加重。口服地塞米松每日 6 片已长达 3 个月。近半月出现高热烦躁，神昏谵语，心烦口渴，恶心纳差，消瘦乏力。脓疱泛发全身并有全身皮肤红肿，卧床不起，极度衰竭。大便数日未行，小溲短赤，急诊送入病房。

查体：一般情况极差，体温39.7℃，脉搏120次/分，神志模糊，精神萎靡，极度消瘦，反应迟钝。全身皮肤弥漫潮红肿胀，躯干、四肢密布粟粒状脓疱，部分融合成"脓湖"，指、趾甲大部脱落，可见甲床积脓，毛发稀疏呈束状。化验检查白细胞总数 20×10^9/L，中性粒细胞0.85，尿糖（＋＋＋）。舌质红绛，无苔，有沟状裂纹，脉弦数。

西医诊断：泛发性脓疱型银屑病，红皮症，继发类固醇性糖尿病。

中医辨证：毒热炽盛，气血两燔，有伤阴之象。

治法：清热解毒，凉血护阴，利水消肿。

方药：羚羊角粉0.6g，冲　白茅根30g　紫草根15g　大青叶30g　板蓝根30g 败酱草30g　重楼15g　白花蛇舌草30g　生地黄30g　牡丹皮15g　赤芍15g　沙参15g　玄参15g　冬瓜皮15g　桑白皮15g　车前子15g

外用1%氯氧油，用1%雷凡诺液浸泡双手指、足趾甲床脓疱处（又根据细菌培养药敏试验结果改用0.08%庆大霉素液）。激素维持原量，并配合小剂量输新鲜血及补充液体等综合治疗。

二诊：服药7剂，体温降至37.5℃左右，新发脓疱减少。又服14剂，精神食纳好转，心烦口渴等症状明显缓解，尿糖（＋），皮肤潮红肿胀明显减轻，仍有低热乏力，手足心热，口苦咽干，动则大汗。于上方去羚羊角粉、冬瓜皮，加地骨皮15g，西洋参6g（另煎饮）。继续综合治疗。

三诊：服上方14剂，体温逐渐恢复正常，精神体力好转，可下床活动。红皮变暗，躯干脓疱基本消退，四肢脓疱仍有融合呈片状。舌质红，沟状纹，无苔，脉细数无力，两尺尤甚。证属毒热伤阴，气血两虚，拟养阴益气，凉血解毒，清解余热。

处方：南北沙参各15g　石斛15g　玄参15g　生地黄15g　地骨皮15g　生芪15g　紫草根15g　茜草根15g　板蓝根30g　大青叶30g　蒲公英30g　薏苡仁30g　重楼15g　白花蛇舌草30g

激素开始减量。对局限的已干涸的脓疱性皮损已改用普连膏与化毒散膏混匀外用。同时口服新清宁片并继续其他综合治疗。

四诊：服药28剂，皮疹全消。激素减至维持量，临床治愈出院。

[按] 本例患者入院时一派毒热标象，故重用白茅根、败酱草、板蓝根等清热解毒之剂。同时又因迁延发热已月余，加之大剂量应用激素，已出现口干舌

燥、心烦谵妄、舌红无苔等毒热炽盛，耗伤阴血征象，故同时给沙参、石斛等凉血护阴。后期毒热虽有缓解但正气大伤，故加西洋参益气养阴以扶正固本。三诊后虽皮疹已消但舌象无好转，脉细滑无力，两尺尤甚，乃因久病气阴两伤，余毒未尽，故再以养阴益气，凉血解毒，清利余热之方巩固疗效。

（以上录自《张志礼皮肤病临床经验辑要》《张志礼皮肤病医案选萃》）

周仲瑛

（审证求机，知常达变）

【医家简介】

参见第 169 页。

【主要学术思想和主张】

参见第 169 页。

【精选案例】

案

尚某某，男，45 岁，2007 年 5 月 25 日初诊。患牛皮癣已 4 年余。

当时症见周身出现大片红斑、红疹，颜色鲜红，瘙痒，搔抓流水黄黏，脱皮，面部亦有散发，口干，唇红，面色红赤，汗多，苔黄腻质暗红隐紫，脉濡滑。曾在上海某医科大学附属医院及南京某皮肤病研究所多次求治，疗效不著。周老辨其证属瘀热、湿热遏表、气营伏毒。治以凉化除湿解毒汤加减。

方药：水牛角片20g，先煎　赤芍12g　牡丹皮10g　生地黄20g　生甘草5g　熟大黄5g　紫草10g　菝葜30g　土茯苓25g　生石膏25g，先煎　广地龙10g　黄柏10g　苦参10g　炙僵蚕10g　蝉蜕5g　蛇蜕5g

14 剂。每日 1 剂，水煎服。

二诊：药后瘙痒显减，仅有少量脱屑，汗出不多，但未坚持服药，效不能巩固，仍时有反复。查腰背部皮肤粗厚如牛皮，舌质暗隐紫，脉细滑。上方加地肤子15g，白鲜皮15g，生槐花15g，狗舌草20g。日 1 剂，水煎服。

连服数剂后，病情得以完全缓解。

[按] 根据患者皮肤出现红斑红疹且色泽鲜红，唇红面赤，舌质暗红隐紫，辨为瘀热内伏，血分有热；从患者瘙痒明显，搔抓流水黄黏，多汗，苔黄腻，脉濡滑，断为风湿热邪，阻遏肌表。瘀热、湿热、风热搏结，日久毒热偏盛，故以凉化除湿解毒汤为主化裁进行治疗。需要补充说明的是，方中生石膏辛寒，有透

解阳明肌肤之热之长，与大黄同用有清泻阳明经腑瘀热火毒之妙。患者病已 4 年，仍症状明显，符合周老"久、顽、难、重"使用虫类药的依据，故加蛇蜕加强全方祛风解毒止痒之功，加地龙入络以搜剔络中之伏热；久病多虚，故重用生地黄清热凉血，养阴润燥，一可复已耗伤之阴血，二可助水牛角清解血分之热毒，同时加强全方凉血润燥固本之功。方中菝葜药量独重，为周老治疗牛皮癣之经验用药，屡用屡效，为周老轻易不传之秘。

［皇玲玲，郭立中．周仲瑛教授从瘀热论治牛皮癣的经验初探．现代中医药，2009，29（2）：2］

第九章 白癜风

薛 己
（治病求本，倡导温补）

【医家简介】

参见第 2 页。

【主要学术思想和主张】

参见第 2 页。

【精选案例】

案

一妇人患白癜风，误以为大麻风，服蛇酒等药，患处焗肿，经水两三月一行，曰：此肝血伤而内风也，误服风药，必筋脉拘急，不信，仍作风治，果身起白屑，四肢拳挛，始信，先用八珍汤 4 剂，又用四君子汤 2 剂，月余仍用四君子汤，又用八珍汤 2 剂，又月余，诸症渐退，元气渐复。又以四君子汤为主，以逍遥散为佐，将 2 月，疮靥脱落，又月余而愈。

（以上录自《古今医案按》）

顾伯华
（勤求古训，勇于创新）

【医家简介】

参见第 30 页。

【主要学术思想和主张】

参见第 30 页。

【精选案例】

案

王某，女，23 岁，工人。

初诊：1975 年 7 月 12 日。额上一处白斑已 3 年余，近 6 个月来逐渐发展，向两面颊蔓延扩大，目前已有掌大一片。其他无不适。苔薄，脉平。风湿相搏，气血不和。拟祛风湿，调营卫，和气血。

处方：豨莶草 9g　苍耳草 9g　浮萍 9g　补骨脂 12g　川芎 9g　红花 9g　白芷 4.5g　桂枝 3g　赤芍 12g

二诊：8 月 11 日。服药 1 个月，无显效。白癜风四周色稍紫。苔薄舌红，脉平。久病入络，加重活血祛瘀、祛风通络之品。

处方：当归尾 9g　赤芍 15g　川芎 9g　牡丹皮 9g　桂枝 9g　乌梢蛇 9g　白鲜皮 9g　地肤子 9g　豨莶草 9g

三诊：10 月 6 日。药后 1 个月，中间已有色素岛出现，目前已有 70% 色素沉着。前方续服。1 个月后痊愈。

[按] 白癜风，中医叫"白驳风"。《医宗金鉴》中说："此证自面及颈项，肉色忽然变白，状类斑点，并不痒痛，由风邪相搏于皮肤，致令气血失和。施治宜早，若因循日久，甚者延及遍身。初服浮萍丸，次服苍耳膏。"据此，临床上内服活血祛风湿的中药，再以 25% 补骨脂酊外涂，则可取效。

（以上录自《顾伯华学术经验集》）

张 志 礼

（中西合璧，融会贯通）

【医家简介】

参见第 34 页。

【精选案例】

案

王某，女，45 岁，1993 年 3 月 23 日初诊。

现病史：3 周前因争吵致心情不畅，出现胸闷、气短、心烦、失眠等症，继之洗澡受风后，面部起白斑，如钱币大小，曾在某医院诊为白癜风，口服中药汤剂，症状无缓解，白斑扩大，胸闷、气急诸症加重，并伴停经。

查体：面部大部分皮肤色素脱失，中心有数个绿豆大小的色素岛，边界清楚，周围有色素沉着晕，头颈部皮肤正常。舌质暗红，苔薄白，脉弦滑。

西医诊断：白癜风。

中医辨证：气滞血瘀，风邪袭腠。

治法：疏肝健脾，活血祛风。

方药：柴胡10g 枳壳10g 白芍15g 白术10g 茯苓15g 白附子6g 防风10g 当归10g 香附10g 郁金10g 川芎10g 丹参15g 红花10g 益母草10g

外用复方补骨脂酊。

二诊：服药14剂，胸闷气短、心烦失眠等症状基本消失，月经来潮，面部色素岛面积扩大，数量增多，色素脱失面积不再扩大。舌质红，中心苔少，脉弦细。在理气活血祛风基础上加入养血益阴之品，于前方去防风，加女贞子30g，菟丝子10g，枸杞子10g。

三诊：服上方28剂，面部色素脱失斑明显缩小，仅留有3~4处硬币大小白斑，舌红苔薄白，脉细。继服上方14剂，面部皮肤基本恢复正常，临床治愈。

[按] 白癜风是一种皮肤色素脱失性皮肤病。中医文献对此早有记载。隋·巢元方所著《诸病源候论》载："面及颈项身体皮肉色变白，与肉色不同，亦不痛痒。谓之白癜。"肝主藏血，性喜条达而主疏泄。该患者情志不舒，致肝气郁结，气机不畅，而出现胸闷气短、心烦失眠等症，复感风邪搏于肌腠理，使局部皮肤气血失和，发为本病。张志礼正是抓住"气滞"、"风邪"这两个主证，首先用柴胡、枳壳、白芍疏肝柔肝、理气解郁，其次以白术、茯苓健脾益气，与白附子、防风共奏扶正祛邪疏风之效。另外，"气为血之帅，血为气之母"，气滞则血瘀，血凝则气更滞，故行气通络还需活血散瘀，故用当归、香附、郁金、川芎、丹参、红花、益母草，三组药物共达理气解郁、化瘀通络、疏风祛邪之目的。

（以上录自《张志礼皮肤病医案选萃》）

张 作 舟
（注重整体，内外同治）

【医家简介】

张作舟（1922~），原名希曾，回族，北京市人，中国中医研究院广安门医院皮肤科主任医师、教授。1935~1939年拜北京名外科中医哈锐川门下学习疮疡皮外科，1939~1941年入北京国医学院深造，1952年考入北京大学医学院医疗系，在北京中医医院皮肤科期间拜赵炳南老大夫为师，参加整理赵老临床经验。1970 年调北京第二医学院中医系。1983 年调入中国中医研究院广安门医院皮肤科。全国第一批老中医药专家学术经验继承工作指导老师，享受国务院政府特殊津贴。

相关著作：《皮肤病中医外治法及外用药的配制》等。

【主要学术思想和主张】

张作舟认为，本病的病因病机可分为"三点一要"。"三点"为：肝肾阴虚为本；风湿侵袭为标；日久气滞血瘀。"一要"即：脾胃虚弱为要。

（1）肝肾阴虚为本：白癜风患者大多先天禀赋不足，肾为先天之本，肝肾同源，肾精不足则肝血亏虚，肌肤失于荣养而变白。

（2）风湿侵袭为标：先天不足者，多卫外之气不固。此时若风湿邪气乘虚而入，滞留于皮肤腠理，阻滞经脉，肤失所养，而蕴生白斑。

（3）日久气滞血瘀：风邪不除，经脉受遏，气机壅滞，血络受阻；或久病失治，瘀血阻络，新血不生，不能循经濡养肌肤，酿成肌肤白斑。

（4）脾胃虚弱为要：患者大多后天失于调养，脾胃为后天之本，主消化和运化水谷精微而荣养周身，脾胃虚弱则气血生化乏源，肌肤失养而白斑显现。

"三点一要"并不是孤立存在，而是相互关联，如先天不足者可由先天损及后天，而致脾胃虚弱；脾胃虚弱者多气虚无以固表，而易受风邪侵袭；气虚推动无力，血脉受阻，则加重气滞血瘀。

【验方效方】

○ 消斑汤

当归　川芎　何首乌　菟丝子　补骨脂　羌活　独活　防风　白芷　女贞子墨旱莲　黄芪　甘草

【精选案例】

案 1

卞某，女，40 岁，2004 年 5 月 15 日初诊。自述 1 个月前左背上部出现 1 片白斑，日渐扩大，增多至 10 余处，周围有明显的色素沉着。平日烦躁多悲，口干腹胀，面色萎黄，二便调，舌红苔黄，脉沉细。证属肝郁化热，灼伤肾阴，肌肤失养。治宜养血疏肝，滋阴益肾。

药用：生地黄 20g　何首乌 15g　丹参 15g　菟丝子 15g　当归 10g　赤芍 10g防风 10g　郁金 10g　香附 10g　柴胡 10g　枳壳 10g　甘草 10g

服药 14 剂后，烦躁明显好转，皮损面积缩小，并有色素岛出现。在消斑汤中加入生黄芪 15g，补骨脂 10g，再服 14 剂。

三诊时皮损处已有密集的色素斑点，余症悉减。在消斑汤中去柴胡、郁金，加川芎、白芷各 10g，白花蛇舌草 15g，又加减服药 1 个月余，皮损全消而愈。半年后随访无复发。

案 2

武某，男，25 岁，2004 年 6 月 12 日初诊。自述 1 年半前因心情不佳，加之劳累，自觉乏力、气短、纳差，随后发现背腹部出现小片白斑，渐延至四肢及臀部共 20 余处。曾经中西医治疗无效。舌质淡红、苔白，脉滑。证属肝肾不足，气虚血滞，复感风邪。治宜滋阴益气，活血散风。

药用：熟地黄 20g　黄芪 15g　党参 15g　何首乌 15g　菟丝子 15g　沙苑子 15g　玄参 15g　防风 10g　白芷 10g　补骨脂 10g　枳壳 10g　红花 10g　甘草 10g

服药 7 剂后，皮损处即有较多色素性点状皮岛出现，倦怠乏力症状大减。将消斑汤中的黄芪加至 20g，另加白花蛇舌草 15g，再服 14 剂。

三诊时皮损处已出现大片正常色素皮岛。后又加减服药 3 个月余，皮损全部消退而愈。

（孙永新，宋坪．张作舟治疗白癜风经验．中医杂志，2006，3：178，198）

第十章 黄褐斑

邢子亨
（诊察入微，制方严密，用药贴切）

【医家简介】

参见第41页。

【主要学术思想和主张】

邢子亨认为面部黄褐斑，多发在鼻翼两侧，状如蝴蝶，欲称"蝴蝶斑"。明代陈实功《外科正宗》称黧黑斑。《医宗金鉴》谓为"黧黑黚"。虽无痛痒，但有碍面容之雅。其可因妊娠、早发闭经、月经不调、子宫及卵巢肿瘤、服避孕药物、肝病以及涂抹伪劣化妆品等致病。多见于青春期及中年妇女。皮肤损害，常对称出现在眼眶周围、颧、额、颊、鼻翼两侧、口唇周围，呈黄褐色、黑褐色、咖啡色斑片，形状不一，大小不等，隐现于肤络，在经期或日晒后颜色变深。阳明主肌肉，络目，其脉夹鼻。阳明之脉下循鼻外，夹口环唇，下交承浆（交会于颏唇沟承浆穴处），却循颐后下廉出大迎，循颊车，上耳前过客主人，循发际，至额颅。任脉至咽喉，环唇，上颐，循目入目眶下（进入目眶下承泣穴）。冲脉上达咽喉，环绕口唇。《灵枢·经脉》谓："凡诊络脉，其有赤有黑有青者，寒热气也。"寒热之气随经络布散，气机不化则瘀滞蕴结于络，并各随其经脉布散，外现于肤。如只出现于唇周者，注意冲任之郁。分布于鼻翼两侧、额头、两颐者则为阳明之瘀。冲任阳明均多气多血。任通冲盛，月事以时下，若在冲盛而任脉不通之情况下，血气有余，循行不畅，则气血阻涩，郁蒸于上，易在面部出现黄褐斑。首为诸阳之会，黄褐斑多为湿热之气蕴结于冲任阳明络脉，使血中沉渣渗于络外之故。

【验方效方】

◎ 清络消斑汤方

[组成] 当归　赤芍　牡丹皮　紫草　凌霄花　芙蓉叶　枇杷叶　橘络　丝瓜络　山楂　泽泻

[加减] 肝经郁滞，冲任瘀阻者加柴胡、香附、郁金；经期错后月经稀少者

加桃仁、红花、土鳖虫；痛经者加五灵脂、蒲黄、延胡索、没药；有囊肿肌瘤者加穿山甲、皂刺、王不留行、三棱、莪术；肥胖湿痰瘀络者加生薏苡仁、桔梗、白芥子或马尾连。

【精选案例】

案

张某，女，35岁，干部，1978年4月15日初诊。近3、4年来，在上嘴唇、两颊和眼睑发现黄褐色色素沉着，秋冬减轻，春夏加重。月经不规则，或前或后，经来量少色淡，有时夹有黑块，食欲减退，睡眠欠佳，手心灼热感，舌绛苔白，脉象弦细。拟理气活血、清络消斑之剂。

方药：归尾15g 赤芍12g 丹参12g 鸡血藤20g 柴胡6g 香附9g 青皮6g 青木香12g 凌霄花12g 芙蓉叶15g 陈皮12g 生山楂15g 茯神12g 夜交藤24g 甘草6g

4月23日二诊：睡眠稍好，食欲渐佳。上方加牡丹皮15g，丝瓜络12g，以清血络伏热。

4月29日三诊：月经适期而至，经量较以往为多，无不适感觉，面部色素斑变浅，已有消散之势。上方去香附、茯神、陈皮、山楂，加红花6g以消血中散在之瘀斑，加泽泻12g以消血中之沉渣，兼助排泄代谢物之力。

以后即以上方加减，每周服3剂，经治2个月，面部黄褐斑明显消退。虽值盛夏酷暑，亦未复发。

[按] 面部黄褐斑，除肾上腺皮质功能有减退，满面黧黑，需要温补肾阳外，临床上常见的多是湿热之气或血分郁热留结于冲任阳明多气多血之络。消瘀化斑，润肌清络，见效甚速。用归尾、赤芍、丹参、牡丹皮养血凉血，妙在用紫草、凌霄花、芙蓉叶凉血消瘀，散浮于面部之色素斑，山楂、橘络、丝瓜络清化络中之痰湿瘀滞，合泽泻使其可化可排，则瘀滞可消，褐斑能溶能解。

由于避孕药的滥用，化妆品的滥施，月经紊乱的增多，毒素在皮肤的渗入，现在面部黄褐斑的发病率直线上升，美容毁容、越治越重的现象不断发生。《外科正宗》自序中谓："治外较难于治内者何？内之症或不及其外，外之症则必根于其内也。"《灵枢·外揣》提出由外可以揣内，外内相应之道。《灵枢·根结》阐说根源与联结，有根源则成病有因，治病有法也。所以脏腑、表里、经络……内外之关系要弄清。若明外揣，若晓根结，治内治本之法不舍，本标兼顾，则若鼓之应桴，响之应声，治之速愈矣。

（以上录自《中国百年百名中医临床家丛书·邢子亨》）

颜 正 华

（勤于临证，医药兼通）

【医家简介】

参见第 33 页。

【主要学术思想和主张】

参见第 33 页。

【精选案例】

案

赵某，女，32 岁，中学教师，1992 年 4 月 9 日初诊。2 年前因出国未成，着急生气而致病。是时急躁郁怒，两胁胀痛连及脘腹，叹息则舒。半年前又见面色晦暗少泽，面颊有大片黄褐色云状斑块。曾多方求治但乏效，特慕名请颜老诊治。

初诊时除见上述症状外，又伴心慌，眠差，乏力，纳呆，大便不调，月经按期而行，量虽适中而色暗，舌尖红，苔薄黄，脉弦细。

证属肝郁化火，克脾犯胃。治以疏肝解郁，健脾和胃，佐以清肝火。

方药：柴胡 10g　当归 6g　生白芍 10g　生白术 10g　茯苓 15g　香附 10g　紫苏梗 6g　刺蒺藜 10g　炒栀子 10g　牡丹皮 6g　郁金 10g　橘叶 10g

7 剂。每日 1 剂，水煎 2 次，合兑，分 2 次温服。

忌食辛辣油腻，注意调畅情志。

二诊：胁痛、烦躁、心慌等症均减，余症同前。原方去橘叶加佛手 6g，紫苏梗减至 6g。

方药：柴胡 10g　当归 6g　生白芍 10g　生白术 10g　茯苓 15g　香附 10g　紫苏梗 6g　刺蒺藜 10g　炒栀子 10g　牡丹皮 6g　郁金 10g　佛手 6g

7 剂。每日 1 剂，水煎服。

三诊：因故未能连续诊治，今又时有两胁及脘腹胀痛，大便不成形，每日 2 次，时而打呃，心烦、头晕、乏力，月经量少，白带不多，舌尖红，苔薄黄，脉如前。

处方：柴胡 10g　当归 6g　生白芍 10g　生白术 10g，茯苓 15g　香附 10g　紫苏梗 6g　刺蒺藜 10g　炒栀子 6g　牡丹皮 6g　郁金 10g　青皮 6g　陈皮 6g　淡竹叶 10g

7 剂。每日 1 剂，水煎服。

四诊：两胁及脘腹胀痛除，纳食佳，面色渐转光泽，斑块开始消退。惟口干微苦，心中燥热，头晕梦多。二便正常，舌脉同前，证属阴血亏虚，肝阳偏亢。治以养血敛阴，平肝安神。

方药：刺蒺藜 10g　白菊花 10g　生白芍 10g　当归 6g　生地黄 10g　枸杞子 10g　香附 10g　郁金 10g　青皮 5g　陈皮 5g　炒枳壳 5g　茯苓 20g　生牡蛎 30g，打碎先煎

7 剂。每日 1 剂，水煎服。

1 年后患者又来就诊，云服四诊方后效果甚佳，连服 20 余剂后，面色红白光泽，黄褐斑块及其余诸症均消失。近日因工作矛盾情绪不佳，再加带毕业班劳累，上病又发。症见急躁、头晕，两胁胀痛，眠差，乏力，血压偏低（12/8kPa），月经错后，量少，又临经期。舌尖红，苔薄白，脉弦细。

证属血虚气亏，肝阳偏亢。治以养血补气，平肝疏肝。

方药：熟地黄 12g　当归 6g　生白芍 6g　川芎 5g　枸杞子 10g　党参 10g　菊花 10g　刺蒺藜 10g　香附 10g　月季花 10g　丹参 10g　茯苓 15g　茺蔚子 10g

每日 1 剂，水煎服。

以此方加减连进 30 余剂，诸症悉除，随访 2 年未再复发。

[按] 黄褐斑临证比较难治。前人认为多因脾虚复感风邪而发，而本案乃因情志不遂、长期忧思劳伤所致。初诊按临证所见，当属肝郁化火、克脾犯胃之证，故颜师主以疏肝解郁，健脾和胃，佐以清肝火。方用丹栀逍遥散加减，并配以调节饮食及情志。二诊、三诊继之，连用 20 余剂而致面色渐转光泽，斑块色泽逐渐消退。四诊转为阴血不足，肝阳偏亢，颜师又随症变法，改以养血敛阴，平肝安神，方中生白芍、当归、生地黄、枸杞子养血敛阴；再合刺蒺藜、白菊花、生牡蛎、郁金、香附、青陈皮等平肝疏肝；茯苓配生牡蛎宁心安神。诸药相伍，效专力宏，故连进 30 余剂，斑块消失。1 年后因故复发，颜师再以养血益气和平肝疏肝之品进 30 余剂，遂使病愈。

（以上录自《颜正华临证验案精选》）

颜 德 馨

（谙熟医理，首倡"衡法"）

【医家简介】

参见第 50 页。

【主要学术思想和主张】

参见第 50 页。

【精选案例】

案1

季某某，女，30岁，1983年5月11日初诊。脸色苍浊，面部褐斑累累。病起7年，神萎乏力，舌紫，脉弦细。血瘀气滞，用血府逐瘀汤活血行气，贯上彻下。

方药：当归9g　川芎9g　赤芍9g　生地黄9g　桔梗4.5g　红花9g　桃仁9g　柴胡4.5g　枳壳4.5g　甘草3g

14剂。每日1剂，水煎服。

二诊：头面褐斑欠退，因头面在上，皮毛为肺所主，故加桑叶、桑皮各9g宣肺达皮作使。后患者于12月21日因其他疾病就诊，面部褐斑消失殆尽，面色已泛洁净。患者云，服前药后褐斑即退，愈已日久。

案2

陈某某，男，43岁，1983年11月30日初诊。面色晦暗不华，额颧等处褐黑成片，病已半年。头晕失眠，舌边紫，苔薄白，脉弦细。此系血阻于内，苍浊现于外，亟宜化瘀安神。

方药：生地黄9g　当归9g　赤芍9g　川芎9g　红花9g　桃仁9g　柴胡4.5g桔梗4.5g　怀牛膝4.5g　枳壳4.5g　甘草3g　磁朱丸9g，包

14剂。每日1剂，水煎服。

二诊时患者夜寐已安，面部褐斑退而未净。原方去磁朱丸加桑叶、桑皮各9g以宣肺。续服14剂而瘥。

[章日初.血府逐瘀汤新见——颜德馨老师经验之一.黑龙江中医药，1984，(5)：23]

张志礼

（中西合璧，融会贯通）

【医家简介】

参见第34页。

【主要学术思想和主张】

黄褐斑俗称肝斑，属中医学"黧黑斑"范畴。皮损为面部对称性黄褐色斑片。黄褐斑的产生多因肾阴不足，水衰火旺，肾水不能上承；或因肝郁气结，郁久化热，灼伤阴血而发病。水在体内的升清降浊靠肾阳温煦、蒸化和推动。肾主水，黑色主肾病。若肾水上泛，或水衰火盛，皆可导致肌肤或颜面黧黑。张氏根

据多年临床经验，将黄褐斑的病机分为以下几种类型。

（1）肝肾不足型（最为常见）。症见色斑褐黑，边界截然，状如蝴蝶，面色晦暗，兼有头晕目眩、腰酸腿软，舌红少苔，脉细或兼数。治宜滋补肝肾，疏肝理气。可用熟地黄、山茱萸、女贞子、菟丝子、墨旱莲滋阴补肾；茯苓、泽泻淡渗利湿以祛肾浊；当归、赤白芍、牡丹皮养血敛阴；柴胡、枳壳、陈皮、香附疏肝理气；丹参、益母草活血调经。成药可服地黄丸类或滋补肝肾丸。

（2）肝郁气滞型。症见色斑深褐或略带青蓝，弥漫分布，兼有情志抑郁、胸胁胀满或少寐多梦，面部烘热，月经不调，舌有瘀斑，脉多弦细。治宜疏肝理气活血。可用加味逍遥丸、七制香附丸、舒肝丸加减。

（3）脾湿大肠滞热型。症见色斑黄褐，状如尘污，颧唇部为主，兼有肢体困倦、纳谷不香、白带多、大便干结，舌淡润或有齿痕，脉濡软。治宜健脾理气活血。可用白术、茯苓、薏苡仁、枳壳、柴胡、木香、生地黄、全瓜蒌、鸡内金、槐花、野菊花、鸡冠花等。

【验方效方】

○ 方一　滋补肝肾，疏肝理气

熟地黄10g　山茱萸10g　女贞子30g　墨旱莲15g　菟丝子15g　当归10g　白芍15g　牡丹皮15g　白术10g　茯苓10g　泽泻15g　柴胡10g　枳壳10g　丹参15g　香附10g

○ 方二　疏肝理气，养血活血

柴胡10g　白芍15g　枳壳10g　当归10g　白术10g　香附10g　茯苓10g　牡丹皮10g　丹参15g　鸡血藤15g　首乌藤30g　益母草10g　甘草10g

○ 方三　健脾利湿，理气活血

党参15g　白术10g　茯苓10g　薏苡仁30g　厚朴10g　枳壳10g　扁豆10g　柴胡10g　木香10g　生地黄15g　全瓜蒌15g　鸡内金10g　槐花15g　鸡冠花10g

【精选案例】

案1

李某，40岁，1989年5月20日初诊。

现病史：近3年颜面部逐渐出现色素斑，伴手足心热、夜寐不安、失眠多梦、月经后期量少，有血块，色暗红。

查体：两颊部可见边界清楚的淡褐色斑，额、颞部散在小片色素斑。呈花纹状，不痒不痛。舌质暗，苔白，脉弦缓。

西医诊断：黄褐斑。

中医辨证：肝肾阴虚，气血失和，气滞血瘀。

治法：滋补肝肾，理气活血，中和气血。

方药：熟地黄 10g　山茱萸 10g　女贞子 30g　墨旱莲 15g　当归 10g　白芍 15g　牡丹皮 15g　白术 10g　茯苓 10g　柴胡 10g　枳壳 10g　丹参 15g　益母草 10g　香附 10g

外用 3% 双氧水按摩后涂擦祛斑增白霜。

二诊：服上方 30 剂，五心烦热、夜寐不宁大有改善，自述口苦咽干，日晒后面部色素增加。于前方去茯苓，加青蒿 15g，地骨皮 15g。

三诊：1 个月后色素明显变淡，月经逐渐正常。又服药 1 个月，色素斑基本消退。

案 2

沈某某，女，28 岁，1990 年 8 月 14 日初诊。

现病史：2 个月前开始面部起色素斑，伴急躁心烦，夜寐不宁，多梦易醒，月经后错，经血量少，色黑。

查体：双颊、颧部有边界清楚的淡褐色斑约 6cm×8cm，呈蝶形对称分布，皮损中夹有少量正常皮色岛而呈花斑状。舌质淡，苔薄白，脉弦滑。

西医诊断：黄褐斑。

中医辨证：肾阴不足，肝郁气滞。

治法：滋阴补肾，疏肝理气。

方药：熟地黄 10g　山茱萸 10g　白术 10g　茯苓 10g　牡丹皮 10g　柴胡 10g　枳壳 10g　香附 10g　女贞子 30g　墨旱莲 15g　丹参 15g　鸡血藤 15g　首乌藤 30g　益母草 10g

外用云苓粉与硅霜混匀涂擦。

二诊：治疗 1 个月后，急躁心烦、夜寐多梦等症状明显减轻。再服药 1 个月，色素斑明显变淡，月经正常。继服药 1 个月，色素斑基本消退。

（以上录自《张志礼皮肤病临床经验辑要》、《张志礼皮肤病医案选萃》）

张 作 舟

（注重整体，内外同治）

【医家简介】

参见第 242 页。

【主要学术思想和主张】

张作舟治疗本病，在辨证基础上，常用香附、郁金疏肝解郁，因香附性平，郁金性寒，无温燥之性，行气活血而又不伤肝阴。祛斑常用僵蚕、凌霄花。僵蚕祛头面之风，临床常与活血化瘀药相伍，以治气血凝滞所致之皮肤病。凌霄花活血祛风调经，药性平和，与僵蚕并用，祛斑美容，有协同作用。张老亦常用荷叶，黄褐斑病人多有肝郁之症，木郁克土，导致脾虚，不思饮食。荷叶能升发脾胃清气，开胃消食，亦有祛斑之功。

【验方效方】

◌ **方一** **疏肝理气，活血去瘀**

柴胡 10g　当归 10g　川芎 10g　郁金 10g　香附 10g　丹参 15g　白僵蚕 10g　茯苓 10g　炙甘草 10g　荷叶 10g　凌霄花 10g

◌ **方二** **滋补肝肾，祛斑美容**

熟地黄 20g　当归 10g　何首乌 15g　女贞子 15g　白芍 10g　僵蚕 10g　枸杞子 10g　潼蒺藜 15g　泽兰叶 10g　凌霄花 10g　郁金 10g　香附 10g　炙甘草 10g

【精选案例】

案1

成某，女，36 岁。面部淡咖啡色斑块 1 年。患者去年因心情不好，气恼抑郁，面部出现小块的色素斑，面色青灰。曾用多种去斑化妆品无效。近 3 个月黄褐斑增多，几乎布满脸部，心情抑郁，食欲不振，有时两胁胀痛，月经色暗量少，舌质暗，舌苔白，脉弦。

处方：柴胡 10g　当归 10g　白芍 15g　茯苓 10g　白术 10g　牡丹皮 10g　川芎 10g　丹参 10g　郁金 10g　香附 10g　凌霄花 10g　僵蚕 10g　砂仁 6g　炙甘草 10g

服 14 剂后患者情绪较前好，食欲增加，色素斑变浅。正遇月经来潮，腰酸，经量较少，舌质暗，舌苔白，脉弦。

处方：熟地黄 20g　当归 10g　川芎 10g　丹参 10g　僵蚕 10g　白附子 10g　桑叶 10g　荷叶 10g　女贞子 15g　炙甘草 10g　益母草 15g　菟丝子 15g　仙茅 10g　赤芍 10g　泽兰叶 10g　枸杞子 10g

再服 14 剂，面色较有光泽，颧部有小片状黄褐斑，颜色明显变浅，其余面部基本正常皮肤，精神状态良好，纳可，大便稀，舌淡，苔白，脉弦。

处方：柴胡 10g　当归 10g　川芎 10g　郁金 10g　香附 10g　白术 10g　陈皮 10g　诃子肉 10g　僵蚕 10g　茯苓 10g　山茱萸 10g　砂仁 6g　炙甘草 10g　荷叶 10g　藿香 10g　凌霄花 10g

服 14 剂随访患者，黄褐斑基本消退，面色光泽。嘱注意调节情绪，并防止过度日晒。

案2

段某，女，43 岁。面部色素沉着斑 5 个月。斑块主要在两侧颊部，呈蝴蝶状，面色干枯不泽，神疲腰酸，月经前期，经量多，睡眠正常，纳可，便润。舌苔白，脉沉。

处方：熟地黄20g　当归10g　川芎10g　何首乌15g　菟丝子15g　女贞子15g　赤白芍各10g　僵蚕10g　山茱萸10g　枸杞子10g　潼蒺藜15g　泽兰叶10g　仙鹤草15g　郁金10g　香附10g　甘草10g

服14剂，神疲腰酸好转，面色较前润泽，蝴蝶斑变浅，苔白，脉沉。

处方：熟地黄20g　当归10g　川芎10g　丹参15g　潼蒺藜15g　泽兰叶10g　香附10g　郁金10g　枸杞子10g　菟丝子10g　荷叶10g　仙茅10g　炙甘草10g　凌霄花10g　益母草10g

服14剂后又调理月余，直至面斑消退。

[冯立新. 张作舟教授治疗黄褐斑用药经验. 中国临床医生，2001，29（11）：50]

张 学 文

（治学严谨，精益求精）

【医家简介】

张学文（1935～），汉族，陕西汉中人。1935年生于陕西汉中一中医世家；1949～1953年，随父学习，参加原汉中南郑县统一考试，以优异成绩出师；1953年，进入原南郑县武乡镇"致和堂"诊所应诊；1956～1959年，先后在"汉中中医进修班"、陕西省中医进修学校（陕西中医学院前身）中医师资班学习，毕业后留校任教；又进入"全国首届温病师资班"学习，师从孟澍江教授；1963～1987年，先后担任陕西中医学院附属医院内科主任，陕西中医学院医疗系主任、副院长、院长等职；1990年成为首批全国继承老中医学术经验指导老师；2008年被评为陕西省首届名老中医；2009年被评为首届"国医大师"。

相关著作：《瘀血证治》、《舌诊图鉴》、《中医内科急症学简编》、《张学文中医世家经验辑要》、《医学求索集》、《疑难病论治》、《中风病》等。

【主要学术思想和主张】

张学文认为黄褐斑多见于育龄期妇女。该年龄段的妇女由于事业、家务繁忙，加之孕育亏耗，多见肝气郁结，肾阴亏虚。肝郁则气滞血瘀，肾阴不足则火燥血热，耗津伤血以致血虚血瘀。患者临床症见面色晦暗无华，眼周紫黑，是血脉瘀滞，肌肤失濡的表现。而黑色属肾，说明黄褐斑与肾虚密切相关。《外科正宗》对此有明确论述："黧黑斑者，水亏不能制火，血弱不能华肉，以致火燥结成斑黑。"《医宗金鉴》也说："忧思抑郁，血弱不华，火燥结滞而生于面上，妇女多有之。"故本病主要病理特点为肾水不足，血虚血瘀。

【精选案例】

案

叶某，女，36岁，1998年10月12日初诊。患者因行人工流产术后心情抑郁，面部开始出现黄褐斑，逐渐扩大，颜色加深，曾服用维生素E、太太口服液等药物治疗，效果不显。

诊见：面色晦暗无华，色素沉着占面部面积约3/4，以下眼睑部为重，口唇淡暗，伴乏力、腰酸、心烦、口干、失眠，经期提前1周，量少有血块，舌淡暗、苔白腻，脉沉涩无力。

辨证为肝肾阴虚，血虚血瘀。治以滋阴补肾，养血活血。

方用七宝美髯丹合二至丸加减。

方药：制何首乌30g　女贞子15g　墨旱莲15g　怀牛膝15g　桑寄生15g　生地黄15g　山楂15g　丹参15g　当归10g　枸杞子10g　川芎10g　桂枝6g　西洋参5g

7剂。每日1剂，水煎服。

服药1周，心烦、失眠好转，色斑从颧部开始变淡，原方加黄芪30g，再服2周，诸症均减，面部色斑全面消退。

续服上方1个月，黄褐斑消退近90%，仅见下眼睑部残留淡紫色斑，嘱再服上方14剂巩固疗效。1年后随访，黄褐斑完全消退，未再复发。

[**按**] 目前众医家治疗黄褐斑多以活血化瘀为先导，结合辨证分型，分别投以疏肝解郁剂、健脾化痰剂、滋阴益肾剂，选方多用六味地黄汤、归脾汤和逍遥散。张教授认为黄褐斑病机虽然虚实夹杂，但以虚为主。治则强调补肾重于疏肝，养血重于活血，选方以七宝美髯丹合二至丸加减，药用制何首乌、怀牛膝、当归、枸杞子、生地黄、墨旱莲、女贞子、桂枝、川芎等。方中以制何首乌为君，补益精血，《开宝本草》称其可"黑髭鬓，悦颜色"，与生地黄、墨旱莲、女贞子相伍滋阴益肾，与当归、枸杞子同进，养血补肝；于大队补阴药中稍佐桂枝，有"阳生阴长"之义，又可调和营卫，温通血脉；川芎乃血中之气药，可活血化瘀、疏肝理气而上行头面；伍以怀牛膝补肾益肝兼引血下行，则补中有泄，滋而不腻，升降有度。

[张晓刚. 张学文教授治疗黄褐斑经验. 新中医，2002，34（1）：11]

第十一章 脱 发

朱 丹 溪
（倡导滋阴，擅治杂病）

【医家简介】

参见第 1 页。

【主要学术思想和主张】

参见第 1 页。

【精选案例】

案

丹溪治一女子。十七八岁，发尽脱，饮食起居如常。脉微弦而涩。轻重皆同。此厚味成熟，湿痰在膈间，复因多食酸梅，以致湿热之痰随上升之气至于头，熏蒸发根之血，渐成枯槁，遂一时脱落。治须补血升散。乃用防风通圣散去硝，惟大黄酒炒三次，兼以四物，合作小剂与之。月余。诊其脉，知湿热渐解，乃停药。淡味二年，发长如初。

（以上录自《古今医案按》）

薛 己
（治病求本，倡导温补）

【医家简介】

参见第 2 页。

【主要学术思想和主张】

参见第 2 页。

【精选案例】

案1

立斋治一儒者。因饮食劳役及恼怒，发脱落。薛以为劳伤精血，阴火上炎所致。用补中益气加麦冬、五味子，及六味地黄丸加五味子。眉发顿生如故。

案2

又治一男子年二十。巅毛脱尽。亦先以通圣散宣其风热，次用六味地黄丸。不数日，发生寸许，两月复旧。

（以上录自《古今医案按》）

施 今 墨

（精辨证，倡教育，擅用对药）

【医家简介】

施今墨（1881～1969），原名毓黔，字奖生，浙江萧山人，是我国近代著名的中医临床家、教育家、改革家，北京四大名医之一，其外公为清末大吏李秉衡。他13岁时从其舅父，河南安阳名医李可亭先生学医，又因政治不定，进入京师法政学堂，接受革命理论。后来追随黄兴先生，并参加了辛亥革命。后来渐感时世虽异，许多官员仍不改争权夺利、尔虞我诈的封建官僚作风，便对革命大为失望，他从此弃政从医，毕生致力于中医事业的发展。提倡中西医结合，培养了许多中医人才。长期从事中医临床，治愈了许多疑难重症，创制了许多新成药，献出700个验方。为中医事业作出突出贡献，在国内外享有很高的声望。

【主要学术思想和主张】

施今墨遣方用药配伍精当，药品繁多，前后搭配无不相合，博得了"雍容华贵"的美誉。他擅用大方，药品的搭配极有法度，与一般医生之随意堆砌药物绝不相类。施老用药，常见二三十味之多，但即使药味再多，也配合得体，法度严谨，毫无繁琐冗赘之感，反倒彰显其华贵大方，非常人能及之气度，其处方之华美常令中医药界的行家矢口赞叹。他还十分善于将《伤寒》、《金匮》的方剂参合应用，可以说对于经方的使用已然达到了收放自如的境界。施老十分擅用"对药"，他创制了许多对药的使用方法，对于中药的药性药理极有研究。大量对药的使用，是医学殿堂中难得一见的艺术珍品。他不仅善用大方，其使用单方、小方也得心应手，效如桴鼓。他在治学方面极为严谨，认为："不可执一药以论方，不可执一方以论病，不可循一家之好而有失，不可肆一派之专以致误。在学术上，他也有独到的见解，他认为气血为人身的物质基础，实属重要，因此，提出了"以阴阳为总纲，表、里、虚、实、寒、热、气、血为八纲"的理论，这是对八纲辨证法的又一发展。

【精选案例】

案

徐某，男，34 岁。2 年前去广州出差，旋即发现头发脱落，日渐增多，头皮不痒不痛。返京后，经某医院检查，病因不明，施以理疗以及组织疗法，又注射维生素 B、C 等药，治疗 3 个多月未见效果。饮食、二便、睡眠均正常。舌苔正常，六脉沉弱。

辨证立法：经云："肾气实发长。"又《素问·六节藏象论》曰："肾者，主蛰封藏之本，精之处也，其华在发。"由是肾气虚则发易脱。发为血之余，养血则发再生。补肾养血为治脱发常法。

处方：紫河车 6g 鹿角胶 6g，另烊兑服 生熟地各 10g，酒炒 败龟甲 10g 阿胶珠 6g 血余炭 10g，包煎 黑芝麻 30g，生研 冬桑叶 6g 黑豆衣 12g 酒当归 6g

二诊：前方服 10 剂，甚平和，病无进退，拟用丸方缓图。

处方：黑芝麻 120g，生用 冬桑叶 60g 鹿角胶 60g 紫河车 60g 血余炭 30g 生熟地各 30g 女贞子 30g 酒川芎 30g 制首乌 60g 桑椹子 30g 白蒺藜 60g 酒当归 30g 酒杭芍 30g 黑豆衣 30g 炙甘草 30g

共研细末炼蜜为小丸，每日早晚各服 10g，白开水送服。

三诊：丸药服 3 个月，已见效，头发新生如胎发，柔弱不长，仍用丸方图治。

处方：黑芝麻 120g 冬桑叶 60g 制首乌 60g 女贞子 30g 绵黄芪 90g 紫河车 30g 当归身 60g 酒川芎 30g 五味子 30g 黑豆衣 30g 山茱萸 60g 枸杞子 60g 生熟地各 30g 白蒺藜 60g 酒杭芍 30g 生甘草 30g

[**按**] 脱发治宜补肾养血，前世医家已屡言之矣。丸方本诸此法设计，其中黑芝麻、冬桑叶二味，为桑麻丸，治脱发甚效。

（以上录自《施今墨临床经验集》）

孔伯华

（辨证精详，擅治温病）

【医家简介】

孔伯华（1884～1955），原名繁棣，号不龟手庐主人，山东曲阜人。其祖父为当地名医，孔氏深受其影响。幼年时攻读经书，并随父宦游各地。后以母病，遂立志学医。16 岁时，移居河北易州行医，于当地与名医狄虎堂等人交善。后又于 25 岁时在北京外城官医院任职，与当时名医张菊人、陈伯雅等共事，砌磋学问。1929 年，曾参与奋起反抗当时政府拟消灭中医的活动。并于同年与另一名医萧龙友共办北京国医学院。平时喜用并善用石膏，故有"孔石膏"之称。"北京四大名医"之一。

相关著作：《八种传染病证治析疑》、《脏腑发挥》等。

【主要学术思想和主张】

孔伯华治病注重整体，强调元气。他认为不可以只知治病，而不顾护人体的元气。他还十分强调辨证论治，认为："医之治病，首先在于认证，将证认清，治之则如同启锁，一推即开。认证之法，先辨阴阳，以求其本，病本既明，虚实寒热，则迎刃而解。"他提出了将中医理论中重要的"阴、阳、表、里、虚、实、寒、热"的八纲，分为"阴阳"两纲和"表、里、虚、实、寒、热"六要的观点。他用药的特点，可以总结为"虎啸龙腾"。他认为不论是祛邪还是扶正，都是为达到恢复和补养元气的目的。扶正即为祛邪，祛邪亦可扶正，孰前孰后，应因人因地因时而决，不可先有主见。他认为只要辨证准确，则"参、术、硝、黄俱能起死；芩、连、姜、附俱可回生"。要对证下药，不可执于成方。若固执于某方以治某病，则是犯了"冀病以就方，非处方以治病"的错误。他的药方，亦如虎啸龙腾一般气势恢宏。先生擅用石膏，有用之达数斤者，虽用量惊人，却常有起死回生之妙。

【精选案例】

案 1

马某，男，闰月初 8 日。血虚而燥，发脱颇甚，口渴喜饮，阳明亦盛，脉弦数而大，左部尤甚，治当清滋凉化。

生石膏 24g，研先煎　地骨皮 9g　龙胆草 6g　鲜地黄 15g　炙升麻 0.3g　金银花 15g　忍冬藤 15g　鲜荷叶 1 个　杭菊花 9g　石决明 18g，先研，先煎桑麻丸12g（分2次吞下）。

案2

陈某，男，7月27日。血分虚燥，发忽暴落，新者色白，足证血不能上泽。脉细数，当养血清热，使之上泽。

大生地黄9g 玄参心9g 升麻3g 川柴胡6g 忍冬藤15g 稽豆衣9g 牡丹皮3g 川黄柏6g 桑寄生15g 鸡血藤9g 知母9g 杭白芍9g 辛夷9g 鲜荷叶1个 当归12g 生侧柏叶9g

桑麻丸6g（分2次吞下）。

[**按**] 治脱发勿忘滋润其血之燥，生地黄、玄参、稽豆衣为上品，桑叶、黑芝麻亦皆治脱发之要药。

（以上录自《孔伯华医集》）

岳美中

（精辨证，勤奋治学）

【医家简介】

岳美中（1900～1982），原名岳中秀，号锄云，河北省滦南县人。1916～1917年，在滦县师范讲习所学习。1917～1925年，任小学教员。1925年，因病钻研中医学，自救救人。1935～1938年，任山东省菏泽县医院中医部主任，并加入上海陆渊雷先生创办的遥从（函授）部学习。1938～1947年，在唐山市行医。1946年，赴北平应试，取得中医师开业执照。后任唐山市中医公会主任、唐山市卫生局顾问、华北行政委员会中医实验所医务主任、中国中医研究院筹备处门诊部副主任等职。1976年，倡议开办中医研究班获准，任中医研究班主任。1982年5月12日在北京逝世。一生从事中医医疗和教学工作。较早地提出了专病、专方、专药与辨证论治相结合的原则。善用经方治大病。于中医老年病学领域，有新的创见。倡办全国中医研究班和研究生班，培养了一大批中医高级人才。多次出国从事重要医事活动。在国内外享有盛誉。

相关著作：《岳美中论医集》、《岳美中医案集》、《岳美中医学文集》等。

【主要学术思想和主张】

岳美中指出，辨证论治是中医学术特点和精华所在。既注意到人体内外环境的联系和统一性，如内外相应与脏腑经络相关的辨证，也注意到个体体质差异等特点，因而有一病多方，多病一方的同病异治与异病同治，不但临床效果好，而且也是中医研究工作中的重大理论问题，值得我们继承和研究。

岳美中还认为，辨证论治的具体内容在中国历代含义不尽相同。岳美中列举了疟疾、蛔虫病、黄疸、麻风、痢疾等许多例子来说明专病、专方、专药对于疾病治疗的重要性。譬如痢疾，《金匮要略》治下痢脓血的热病之用白头翁汤，已为临床证实之专方，白头翁、黄连为下利脓血之专药。后世专方如《普济方》地榆丸、《仁斋直指方论》香连丸、东垣升阳渗湿汤等，后世专药如马齿苋、鸦胆子、大蒜等。他说，这些专病、专证、专方中之专药，与方剂配伍中的"主药"意义颇相接近，且有一定联系。使用它们，既符合辨证论治原则，又都有明显效果，体现了专病专方与辨证论治相结合的过程，这才是提高中医疗效的可靠措施。

岳美中强调对于急性病，要有胆有识，迅速地抓住现症特点，迎头痛击，因势利导，以解除患者病痛。对于慢性病，则要有方有守，慢慢扶助机体的抵抗力，以战胜疾病。因为急性病多属六淫时疫所致，变化较多，尤其是风火阳邪，骠悍迅疾，焚毁顷刻，治之宜准、宜重，即所谓要有胆。但胆须从识中来，有胆无识，往往陷于盲目，甚至鲁莽偾事；有识无胆，畏怯不前，也容易贻误病机。识是胆的指导，胆是识的执行，要眼明手快。对于慢性病的治疗，他认为不但要有方，还要有守。慢性病往往由渐而来，非一朝一夕所致，其形成往往是由微眇的不显露的量变而到质变，其消失也需要经过量变才能达到质变。一个对症药方，初投时或无任何效验可见，若医生无定见，再加上病人要求速效，则必致改弦易辙。或者药已有效，就是效果还不明显，正在潜移默化地发生着量变，倘一中止药方，或另易他方，不仅前功尽弃，还恐怕枝节横生，甚至出现其他疾病。因此，在慢性病的治疗上，他主张用方要准、使用要稳。

【精选案例】

案

徐某，男，21岁，1974年7月6日初诊。患者系发秃，头顶上如胡桃大圆圈，连结成片，渐成光秃。见者多说此症难愈，心情懊恼，忧郁得很。切其脉濡，舌稍白，无其他痛苦。为处一味茯苓饮，茯苓500～1000g，为细末，每服6g，白开水冲服，1日2次，要坚持服一个比较长的时期，以发根生出为度。

约服2个月余，来复诊，发已丛生，基本痊愈。忆及其父10余岁时，亦患发秃，脱去三五片，当时即曾投以一味茯苓饮，3个月后发生。

[按] 张石顽说："茯苓得松之余气而成，甘淡而平，能守五脏真气。其性先升后降。"《内经》言："饮入于胃，游溢精气，上输于脾，脾气散精，上归于肺，通调水道，下输膀胱。"则知淡渗之味性，必先上升而后下降，膀胱气化，

则小便利。发秃的形成，多因水气上泛巅顶，侵蚀发根，使发根腐而枯落。茯苓能上行渗水湿，而导饮下降，湿去则发生，虽不是直接生发，但亦合乎"先其所因，伏其所主"的治疗法则。

（以上录自《岳美中医案集》）

邢子亨
（诊察入微，制方严密，用药贴切）

【医家简介】
参见第 41 页。

【主要学术思想和主张】

邢子亨认为脱发的病因，大体上是阴虚、血热、血虚。肾阴亏虚，血分有热每易引起脱发，少年血热亦常发现白发与脱发，妇女产后，或大病后亦常发现脱发。治疗时，当各求其病因而调治，阴虚者滋肾阴以养血，血虚者补血兼滋肾阴，血热者清血凉血兼补血。病情复杂者滋肾补血，清肝凉血之药，往往并用。但当视其体质、年龄、男女、老幼及其症状而区别治疗，不能拘于一方一法。古人谓"发为血余"，"肾主精，其华在发"，血的生化与心肾关系极大，因之心肾不交之失眠可以引起脱发，忧郁急躁可以引起脱发，温热病后伤津损液可以引起脱发，产后血虚亦常引起脱发，青壮年未老先衰或少年血热风燥亦可发生白发与脱发，病因虽各不同，而阴虚、血热、血虚之机制大致相同，但调此生理功能，又当扼其要领，调补失当亦难收显效。所以，治疗脱发之病亦当辨证而施治，不能用一方而通治，往往有久补而发不生者即是此故。

【精选案例】

案 1

张某某，男，40 岁，干部，1974 年 6 月 1 日初诊。2 个月前，头发全部脱落，毛囊亦看不清，头皮呈光亮，精神紧张，睡眠不好，自用生姜擦头皮服生发剂效果不显，近日眉毛、胡髭亦渐落，质柔弱成毳毛样。脉弦而弱。西医诊为普秃。

病证分析：发为血余，血虚则不营于发，发失所养故脱落。眉横属肝，肾华发髭，肝肾阴虚，不能华泽于眉发，再受风邪，则眉发燥而不润，脆而易脱，脱而不生。为拟养血滋阴祛风之剂。

方药：归尾 24g　赤芍 9g　秦艽 9g　何首乌 24g　生地黄 24g　女贞子 18g　墨

旱莲 12g　黑芝麻 24g　菊花 12g　白蒺藜 12g　龙骨 15g　茯神 12g　夜交藤 18g　炙甘草 6g

连服 8 剂。

6 月 12 日二诊：头部散在性地长出细茸，根部可见黄白毛发从毛囊露出，患者忧虑减轻，精神好转，睡眠亦好，再以上方去夜交藤，加红花 5g 以养血生发。连服 20 余剂，毳毛已变棕黑，眉发逐渐生长。

案 2

牛某某，男，27 岁，工人，1975 年 7 月 24 日初诊。神经衰弱近 3 年，经常头晕，睡眠不好，近 1 年来，头发脱落，面容消瘦，眼圈有黑晕，头发眉毛均稀疏柔软，左侧头部有一片脱光，舌淡红，脉细弱而数。西医诊为斑秃。

病证分析：神经衰弱，头晕失眠，已是肝肾阴虚之征。肝肾阴虚，精华不能上荣于发眉，故发眉柔脆而脱落。阴虚血热故舌淡红，脉细弱而数。为拟滋阴养血清肝之剂。

方药：当归 12g　生地黄 24g　何首乌 24g　墨旱莲 12g　女贞子 18g　菊花 12g　蔓荆子 12g　白蒺藜 12g　茯神 12g　炒枣仁 18g　夜交藤 15g　胡麻仁 18g　黑芝麻 18g　炙甘草 6g

7 月 29 日二诊：头晕减轻，睡眠好转，遵前方加牡丹皮 15g，玄参 18g 以养阴凉血。

8 月 4 日三诊：脉已不数，头发渐生，再为拟补肝肾生发之剂，继服。

方药：何首乌 24g　生地黄 15g　女贞子 12g　墨旱莲 12g　沙苑子 9g　菟丝子 9g　当归 12g　炙甘草 6g

2 个月后，满头黑发，眉毛亦长。

（以上录自《邢子亨医案》）

朱仁康

（重温病，衷中参西）

【医家简介】

参见第 21 页。

【主要学术思想和主张】

朱仁康将本病按下述分型论治。

（1）血热型：多见于青少年白发或斑秃。证属血热生风。症见少年发白或突然掉发（斑秃）。脉弦细带数，舌红绛或舌尖红，苔薄黄。治宜凉血清热。

（2）阴血虚型：多见于脂溢性脱发。证属肝肾阴虚。症见头皮痒、屑多或见腰酸腿软，头发日渐稀落，脉弦细，舌质红，无苔。治宜滋阴补肾，养血熄风。

（3）气血两虚型：见于病后、产后的脱发。证属气血大亏，血不上潮，发失所养。症见头发脱落，头顶发稀疏，面色萎黄、唇舌淡白或头晕眼花、心悸气短、失眠等症。脉细无力，舌质淡。治宜大补气血。药用：人参养荣丸，十全大补丸，补中益气丸，八珍益母丸，先用一种。

（4）血瘀型：见于斑秃或全秃。证属瘀血不去，新血不生，血不养发。症见斑秃日久不长或全秃，须眉俱落，或见头疼。脉细涩，舌质紫暗。治宜活血祛瘀。

（以上录自《朱仁康临床经验集》）

【验方效方】

○ **方一 凉血清热**

生地黄60g 当归60g 丹参60g 白芍60g 女贞子30g 桑椹子30g 墨旱莲30g 黑芝麻60g

研末，炼蜜为丸，每丸9g，早晚各服1丸。

○ **方二 滋阴补肾，养血熄风**

生熟地各60g 何首乌90g 菟丝子30g 女贞子30g 当归60g 白芍60g 丹参60g 羌活30g 木瓜30g

研末，炼蜜为丸，每丸9g，早晚各服1丸。

○ **方三 活血祛瘀**

当归尾60g 赤芍90g 桃仁30g 红花30g 紫草60g 黄芩30g 炒栀子30g

研末，炼蜜为丸，每丸9g，早晚各服1丸。

【精选案例】

案1

单某某，女，23岁，1974年11月20日初诊。

主诉：头发全部脱落1年多。

现病史：于1973年10月突然发现头发脱落3～4片，无明显原因，此后心情着急，接着头发大片脱落，不到2个月头发全部脱光，眉毛亦然。称头发未脱之前，头皮有1片白发。

检查：头发、眉毛全部脱落，头皮发亮，可见散在之少数小白毳毛，在原长白发处可见一片5cm×7cm大小的白斑。脉弦细，舌质淡，苔薄白。

中医诊为：油风。

西医诊断：全秃。

证属：气血不和，发失所养，风动发落。

治则：滋养肝血，活血消风。

丸方：生熟地各120g　黑芝麻120g　当归90g　茜草60g　紫草60g　姜黄60g
白鲜皮60g

研末，炼蜜为丸，每丸9g，日服2～3丸。

二诊：（1975年1月17日）服上方1料后，头发已完全生长，发根已黑，头发顶端尚白，头皮白斑处亦见部分转黑。嘱仍服前丸药方加侧柏叶30g，1料。

三诊：（3月3日）药后头发长得密而粗，有光泽，头发顶端转黄，前丸方去白鲜皮加何首乌60g，黄芪60g研末蜜丸，1料。

四诊：（6月24日）头发顶端尚未完全转黑。仍以前丸方加墨旱莲30g，女贞子30g，蜜丸1料继服。

案2

邹某某，男，30岁，技术员，1967年8月15日初诊。

主诉：头发全部脱落1个月余。

现病史：1个月前头发突然大片脱落，占全头三分之一，以后继续脱发，布及全头。患者未有忧、思、悲、恐、惊等因素，胃纳、睡眠一般，无家族史。

检查：头发全部脱落，略有白色毳毛。眉毛、腋毛、阴毛未见明显脱落。脉弦细，舌质淡，苔薄白。

中医诊断：油风。

西医诊断：全秃。

证属：气血不足，发失所养。

治则：益气养血。

药用：黄芪12g　炒白术9g　党参9g　当归9g　白芍9g　何首乌9g　茯苓9g
菟丝子9g　生甘草6g

每日1剂，配合服补中益气丸，每日1包，夏枯草膏每日30g。药后逐渐长出黑发，以后间断服药，从前方增损，先后用川芎6g，熟地黄12g，羌活9g，木瓜9g，何首乌15g，半年后，发已大部分长出。

（以上录自《朱仁康临床经验集》）

许玉山

（重"养正气，补脾胃"）

【医家简介】

参见第 29 页。

【主要学术思想和主张】

许玉山认为脱发一症，临床颇为多见。轻者可随时间推移和营养增补不治自愈；重者脱落成缕，久之头发稀疏，甚至暴露头皮，有损于美观，尤为青年患者所苦恼。脱发症，在临床上常见有发脱呈圆形斑片而脱者，也有由头痒、屑多、大片稀疏渐至光秃者。历代医家对本病有许多论述和治疗方法。一般认为，毛发荣枯与肝肾冲任盛衰有密切关系。冲任二脉上隶心胃，下连肝肾，肝肾不亏，心血充盈，则冲任脉盛，毛发荣泽；肝肾阴虚，心血不足，则冲任脉衰，毛发枯焦以致脱落。治之之法，宜滋阴凉血益肝肾，乌发，水足则肝木得养，而发自生矣。2 例脱发，皆以肝肾阴虚为病本，治疗除用一般的滋补肝肾药物外，何首乌、侧柏叶、旱莲草、玄参等药为余所常用，以其走奇经而养冲任，益精血而有生发之功，验之临床，确有卓效，乃屡试而不谬者。至于脱发之外，尚有兼证，又当各司其属，药之寒热温凉，以为佐使，故不可执一也。学者加意焉。

【验方效方】

○ **养阴生发饮**

旱莲草 30g　生地黄 30g　何首乌 30g　侧柏叶 15g

以上 4 味分 10 次当茶饮。

【精选案例】

案 1

唐某，女，25 岁，打字员。头部点状脱发逐渐扩大，有时瘙痒，眉毛缺如，已 2 个月余。夜寐梦多，惶恐不安，饮食、二便正常，舌苔白，脉沉细。证属肝肾不足，血虚肝热，皮毛不荣。治以滋补肝肾，凉血清热，荣养毛发。

处方：何首乌 12g　生地黄 12g　侧柏叶 10g　墨旱莲 15g　枸杞子 12g　当归 10g　苦参 12g

本病为肝肾阴虚，故方用何首乌、当归、枸杞子补益肝肾，养血益精；生地、墨旱莲滋阴凉血，乌发；侧柏叶能促使头发再生，有乌发之效；苦参祛风止痒。

二诊：服药6剂，头发渐生，眉毛已出，夜寐较安。又照上方服3剂，毛发丛生，余症悉已。随访半年，已如常人。

案2

张某，男，青年，司机。3个月前头皮作痒，搔之发落，呈花斑形，须眉稀疏，头晕目涩，夜寐不宁，咽干喜饮，大便干，舌红少苔，脉弦细稍数。服药甚多，未效，乃至门诊就医。证属阴虚血热，心血不足。乃由肝肾阴虚，水亏则火炎上，肝热上扰，煎灼心血，再加思虑过度致心血不足矣。治以滋阴凉血，养心安神。

处方：何首乌12g 侧柏叶10g 枸杞子12g 墨旱莲12g 女贞子10g 山茱萸10g 当归12g 生地黄15g 玄参10g 牡丹皮9g 炒枣仁10g 菊花10g 龙齿12g 淡竹叶8g 甘草5g

本例患者为阴虚血热、心血耗伤所致之脱发。方用山茱萸、生地黄、玄参、枸杞子、牡丹皮、女贞子滋阴益肝肾而凉血；墨旱莲、侧柏叶、何首乌补肝肾之阴，乌发且生发；当归补虚而养血；枣仁、龙齿、淡竹叶镇心安神；菊花治肝热上扰，有清头明目之功；甘草和诸药而解百毒。

二诊：药进5剂后，头皮痒减轻，发生大部，呈斑点分布，黑白相间，眩晕消失，夜寐较安。又将原方继服3剂，眉发丛生，诸症渐消。继服以巩固疗效。

（以上录自《中国百年百名中医临床家丛书·许玉山》）

颜 德 馨

（谙熟医理，首倡"衡法"）

【医家简介】

参见第50页。

【主要学术思想和主张】

颜德馨认为脱发一症，其本在血，故治当从血分求之。根据脱发之状况及毛发之色泽，形质，颜老一般将脱发证分为四种证候，一为血热生风脱发，此多由七情过度，心绪烦扰，心火亢盛，血热生风，风动而发落，其特点是起病突然，头发成片脱落，落发处头皮光亮微痒，治法以凉血清热消风。二为瘀血阻滞脱发，此多由气滞血瘀，或气虚血瘀，或痰浊、脂膏阻滞之血瘀，使血络瘀阻，毛窍脉络闭塞，新血不能养发，其特点是有瘀血证候，头发部分或全部脱落，或须眉俱落，日久不长，或"无病脱发"，治法拟活血化瘀通络。三为阴血亏虚脱发，此多由肝肾亏损，阴血不足，血虚不荣，或腠理不密，汗出当风，风邪乘虚而入，风盛血燥，发失所养，其特点是头发油亮光泽屑多，经常脱落，日久头顶或两额角处逐渐稀疏，多见于壮年人，治法以调补肝肾，养血祛风。四为气血两虚脱发，此多为病后、产后等血气渐虚，不能荣润，其特点是毛发纤细软弱，干焦无泽，常易折断，发梢可见分叉，呈均匀性脱落，治法当以调补气血。以上四种脱发证型，皆归属于血分，临床宜把握之。若遇不明原因脱发，或经多方治疗无效之脱发，皆可按王清任"无病脱发，亦是血瘀"之论，从"血实宜决之"的原则，从瘀血论治，投血府逐瘀汤往往有效。

【验方效方】

○ **生发丸**

侧柏叶60g 当归60g

2味焙干，研为细末，水泛为丸，如梧桐子大。

【精选案例】

案

赵某，男，50岁。

病史：患者有胃病史，长期消化不良，秋间感冒发烧而后，始有脱发，开始时在早晨梳洗时脱发较多，以后发现在睡眠时亦有大量脱落，甚至以手一摸，即脱落较多，经多方治疗无效而来就诊。

初诊：脱发有年，曾服补肾之品无效，发为血之余，当从血分求之。生发丸主之。

方药：侧柏叶60g，当归60g。2味焙干，研为细末，水泛为丸，如梧桐子大，每晨以淡盐汤送下9g，服用20天为1个疗程。经治1个疗程后，即有新发生长，续服1个疗程，药未竟即满头黑发。

[按] 本案系病史有三个特点：①慢性胃病史数年，长期消化不良。②每遇秋季感冒而脱发频频。③始于晨起梳洗时脱发较多，渐至睡眠时头发大量脱落。其症表明患者脾胃素弱，运化乏权，饮食水谷，不能化生水谷精气，致成气虚营弱，气血两虚，腠理失调，而感风燥外邪，造致血不养发，风动发落；症情日久，病久入络，瘀血内存，阻于血脉发络，致睡眠时大量发落，气血不足，外兼有瘀血阻塞征象，大凡气血虚而发失所养者，多见睡眠时头部摩擦处或枕脑处易发落，该患者即如是。颜老从血分论治，施以凉血、祛风、活血、生血之生发丸，患者服用1个疗程后，症情即显见好转，且有新发渐生，对传统的补肾补血治疗脱发理论有创新发展。

（以上录自《颜德馨临证实录》）

张志礼

（中西合璧，融会贯通）

【医家简介】

参见第 34 页。

【主要学术思想和主张】

中医认为精血同源，精血互生，精足则血旺。"发为血之余"，是说毛发的润养来源于血；"发为肾之外候"，则说明发虽由血滋养，但其生机则根源于肾气。所以毛发的生长与脱落、润泽与枯槁，均与肾的精气盛衰和血的充盈有关。张氏认为斑秃、全秃、普秃多因精血不足，肝肾虚亏，心肾不交，血虚不能荣养；复因腠理不固，风邪乘虚而入，致使风盛血燥，发失所养所致。故患者多有五心烦热、腰膝酸软、夜寐不安等症状。本病治则为滋补肝肾，养血益精生发。常用熟地黄、首乌藤、桑椹、女贞子、菟丝子滋补肝肾，填精补髓；当归、白芍、丹参养血活血；天麻、川芎活血祛风；黄芪、白术、茯苓健脾益气，故可建生发之功。

【验方效方】

○ **滋补肝肾，养血益精生发**

当归 10g　白芍 10g　丹参 15g　熟地黄 10g　首乌藤 30g　女贞子 30g　菟丝子 15g　桑椹 15g　黑芝麻 15g　天麻 10g　钩藤 10g　川芎 10g　黄芪 15g　白术 10g　茯苓 10g　石菖蒲 30g　鸡血藤 30g

【精选案例】

案 1

舒某，女，43 岁，1991 车 9 月 5 日初诊。

现病史：5 个月前染发后感头皮痒痛，继之毛发呈片状脱落，曾服中西药物并外用"生发精"治疗，效果不明显，并逐渐出现眉毛、体毛脱落。自觉口干、纳差、夜寐欠安、多梦易醒，月经量少后错。

查体：头发脱落四分之三，眉毛稀疏，脱发处头皮光亮，其间散在少许毛，残存的毛发稍触动即可脱落。舌质淡，苔薄白，脉沉细。

西医诊断：普秃。

中医辨证：肝肾不足，血虚脱发。

治法：滋补肝肾，养血生发。

方药：当归 10g　白芍 10g　川芎 10g　首乌藤 30g　熟地黄 10g　女贞子 30g

菟丝子 15g　黑桑椹 15g　黑芝麻 15g　天麻 10g　白术 10g　茯苓 10g　石菖蒲 30g
钩藤 10g　丹参 15g　鸡血藤 30g

外用生发健发酊。

二诊：服药 1 个月，睡眠好转，毛发已不脱落，两颞部有少量淡褐色毛新生，自觉食后胸腹满闷，眉毛再生不明显。于原方去鸡血藤、钩藤，加陈皮 10g，枳壳 10g，白芷 10g。再服药 2 个月，饮食增加，全头毛发均已长出，并见黑发，惟两鬓毛发仍发白稍软，眉毛已基本长齐，月经已正常。

案2

刘某，女，28 岁，1988 年 8 月 14 日初诊。

现病史：3 个月前突然发现头发片状脱落，稍痒，自用鲜姜外擦效果不明显，后又外用多种生发水及间断口服中西药物，效果均不明显。现眉毛、睫毛也逐渐脱落。食欲下降，失眠多梦，月经量少后错。

查体：头顶、颞、枕部各有多片脱发区，总面积约占头皮三分之二，脱发区头皮光亮，间有少许细软毛，眉毛脱光。舌质淡，苔薄白，脉沉缓。

西医诊断：普秃。

中医辨证：肝肾不足，血虚脱发。

治法：滋补肝肾，养血生发。

方药：熟地黄 10g　首乌藤 30g　黄芪 15g　当归 10g　川芎 10g　丹参 15g　白芍 10g　女贞子 30g　黑桑椹 30g　黑芝麻 15g　天麻 10g　珍珠母 30g　石菖蒲 30g
钩藤 10g

外用生发健发酊。

二诊：治疗 1 个月，食纳好转，睡眠改善，有少量毛新生，未见新的脱发区。治疗 2 个月后毛发大部分长出，眉毛亦有生长。服药期间随症加减：心悸时曾加合欢花、合欢皮、五味子、麦冬；纳差腹泻时加厚朴、扁豆，共治疗 4 个月，毛发基本长齐，月经正常。

（以上录自《张志礼皮肤病临床经验辑要》、《张志礼皮肤病医案选萃》）

周仲瑛

（审证求机，知常达变）

【医家简介】

参见第 169 页。

【主要学术思想和主张】

周仲瑛认为精神紧张、焦虑及过度操劳是脱发主要诱发因素。中医学认为脱发是由多种原因导致的精血不能畅荣毛发所致，与肝、脾、肾三脏最为相关。首先，"肾藏精，主骨生髓"，"其华在发"，若肾阴亏损，不能荣泽头发则头发枯落；其次，肝肾同源，肝藏血，肝失条达则血行不畅，肝血不足则肾精不充，亦可导致脱发；再者，"发为血之余"，头发的营养来源于血，脾胃为气血生化之源，脾胃运化失调，致血虚不能随气润泽肌肤，肌腠不固，毛孔开张，风邪乘虚而入，日久化热化燥，或火盛血热，发失滋养荣则脱落。因此，周老认为脱发应当以补肾养血为大法，根据病人具体病证选择滋养肝肾、补气养血、活血化瘀、疏肝解郁、凉血清热药物，配伍成方，随证施治。

【精选案例】

案1

李某，女，37岁，2001年11月30日初诊。既往有脱发史，1993年产后脱发加重，晨起梳理时脱发盈手，几年来常以头发稀疏为苦，今年入秋以来脱发严重，成片脱落。就诊时头发稀疏涩滞而欠光泽，头皮有数块指甲大小不规则形状光滑皮肤，伴形体消瘦，面色不华，头晕，腰酸，怕冷，平素头皮不痒且无溢油，舌质暗淡，舌苔薄白，脉细。

辨证属肝肾亏虚、气血不能上荣。治予补益肝肾、益气养血生发之剂。

方药：何首乌12g　制黄精12g　生黄芪12g　熟地黄10g　枸杞子10g　女贞子10g　墨旱莲10g　菟丝子10g　骨碎补10g　当归10g　防风10g　侧柏叶15g　羌活5g　红花5g

14剂。每日1剂，水煎服。

二诊：服药后，脱发减轻，头发不再涩滞。

原方加金毛狗脊、桑叶、黑芝麻各10g，服药20余剂。日1剂，水煎服。

二诊（2002年1月4日）：脱发已控制，且有细而柔软之新发长出。药已奏效，毋庸更方，嘱二诊方继续服用。

2001年3月底随访，新发长出，一如常人，面色红润，头晕、腰酸、怕冷等症状均已消除，病已告愈，遂令停药，迄今未再脱发。

[按]肝藏血，发为血之余；肾藏精，其荣在发。肝肾亏虚，气血不足，头发失荣则脱落。患者病久，体质素虚，且于产后加重，当属虚证无疑，故周老投以何首乌、黄精、黄芪、熟地黄、女贞子、墨旱莲、菟丝子、骨碎补、当归等培补肝肾、益气养血之品，羌活、防风为引经药，侧柏叶可促进头发再生，尤妙者，周老根据"久病入络"之理，认为虽属虚证，然病久脉道塞涩，亦难濡养

头皮而生发，因此，合入活血养血之红花，以促进头发再生，可谓匠心独运。

案 2

白某，女，33 岁，2002 年 9 月 9 日初诊。入秋以来，脱发明显，头皮瘙痒，腰腿酸软，常有头晕，月经来潮断续难下，约 7 天方净，带下不多。舌质偏红、苔薄黄，脉细。

证属肾虚肝郁，血不上荣。治予滋补肝肾、养血生发法。

方药：柴胡 5g　香附 10g　当归 10g　川芎 10g　熟地黄 10g　骨碎补 10g　侧柏叶 12g　制何首乌 12g　炙女贞子 10g　墨旱莲 10g　鹿角霜 10g　补骨脂 10g　制黄精 10g

7 剂。每日 1 剂，水煎服。

二诊（11 月 7 日）：服上药 7 剂后，腰酸改善明显，又自行续方 50 剂，脱发逐渐减少，头皮不痒，头晕减轻，腰腿酸减轻，舌质红、苔薄黄，脉细弦。继予滋养肝肾为治，9 月 9 日方加沙苑子 10g，蒺藜 10g，枸杞子 10g，黑芝麻 10g，炒白芍药 10g，狗脊 15g，去女贞子、制黄精。14 剂。每日 1 剂，水煎服。

三诊（11 月 25 日）：脱发仍难绝对稳定，洗头时脱发较多，经潮量少，淡红不鲜，头晕，腰酸，舌质红，苔薄黄，脉细。仍当补益肝肾，养血生发。

方药：当归 10g　炒白芍 10g　熟地黄 10g　川芎 10g　炙女贞子 10g　墨旱莲 10g　侧柏叶 15g　制何首乌 12g　枸杞子 10g　鹿角霜 10g　骨碎补 10g　补骨脂 10g　鸡血藤 15g　羌活 6g　黄柏 6g　红花 6g

14 剂。每日 1 剂，水煎服。

四诊（12 月 9 日）：脱发仍然明显，月经提前 9 日来潮，迁延 9 日方尽，前 3 天量多，腰骶部酸，头脑后颈部酸，餐后腹胀。舌苔薄黄，脉细。三诊方去红花，加生黄芪 12g，制香附 10g

14 剂。每日 1 剂，水煎服。

五诊（2003 年 2 月 17 日）：自行续方，连服上药 2 个月余，脱发、腰酸均有明显改善，头发新生较多，经间期有少量出血，带下稍多有异味。三诊方去红花，加白芷 10g，生黄芪 15g，土茯苓 25g 以善后。

方药：当归 10g　炒白芍 10g　熟地黄 10g　川芎 10g　炙女贞子 10g　墨旱莲 10g　侧柏叶 15g　制何首乌 12g　枸杞子 10g　鹿角霜 10g　骨碎补 10g　补骨脂 10g　鸡血藤 15g　羌活 6g　黄柏 6g　白芷 10g　生黄芪 15g　土茯苓 25g。14 剂。日 1 剂，水煎服。

[按] 白某，中年女性，入秋脱发，含秋燥伤津耗液而致精血不足之理；腰腿酸软、头晕，为肝肾不足之征；月经来潮断续难下，经潮量少，为血虚血瘀、

肝郁不达之象；头皮瘙痒、舌质红，为有血虚燥热之兆。因此，周老取七宝美髯丹、二至丸、逍遥丸、当归补血汤等方义组方，药用熟地黄、制何首乌、黑芝麻、枸杞子、沙苑子、狗脊大队滋补肝肾之药，以生精养血；女贞子、墨旱莲滋而不腻，补而不燥，有凉血清热之功，当归、鸡血藤、川芎祛瘀生新，养血活血，合黄芪则补气生血，气旺血行，能助滋养药物畅荣毛发；侧柏叶性味苦涩而寒，有凉血、止血、祛风湿、散肿毒、行气之功，能生须发；柴胡、香附、白芍、蒺藜柔肝疏肝解郁；羌活升散祛风，引领诸药上行；药中骨碎补、鹿角霜均俱温补肾阳之效，似与肝肾阴虚之证不合，实则寓有张景岳"阳中求阴"之妙，为是案画龙点睛之笔，缘孤阴不长，孤阳不生，阴得阳助则能生化无穷，在大队补阴药中，伍入少量温阳之品，则能激发生机，助药上行，提高疗效。

（以上录自《周仲瑛医案赏析》）

附 方

一、汤剂

1. 解毒清营汤（《赵炳南临床经验集》）

金银花 15~30g　连翘 15~30g　蒲公英 15~30g　干生地黄 15~30g　白茅根 15~30g　生玳瑁 9~15g　牡丹皮 9~15g　赤芍 9~15g　川连 3~9g　绿豆衣 15~30g　茜草根 9~15g　生栀子 6~12g

2. 解毒养阴汤（《赵炳南临床经验集》）

西洋参 3~9g，另煎兑服　南北沙参 15~30g　两耳环石斛 15~30g　黑玄参 15~30g　佛手参 15~30g　生黄芪 9~15g　干生地黄 15~30g　紫丹参 9~15g　金银花 15~30g　蒲公英 15~30g　麦冬、天冬 9~18g　玉竹 9~15g

3. 滋阴除湿汤（湿疹三号方）（《朱仁康临床经验集》）

生地黄 30g　玄参 12g　当归 12g　丹参 15g　茯苓 9g　泽泻 9g　白鲜皮 9g　蛇床子 9g

4. 皮炎汤（《朱仁康临床经验集》）

生地黄 30g　牡丹皮 9g　赤芍 9g　知母 9g　生石膏 30g　金银花 9g　连翘 9g　淡竹叶 9g　生甘草 6g

5. 增液解毒汤（《朱仁康临床经验集》）

生地黄 30g　玄参 12g　麦冬 9g　石斛 9g，先煎　沙参 9g　丹参 9g　赤芍 9g　天花粉 9g　金银花 15g　连翘 9g　炙鳖甲 9g　炙龟板 9g　生甘草 6g

6. 马齿苋合剂（去疣二号方）（《朱仁康临床经验集》）

马齿苋 60g　蜂房 9g　生薏苡仁 30g　紫草 15g

7. 去疣三号方（《朱仁康临床经验集》）

马齿苋 60g　败酱草 15g　紫草 15g　大青叶 15g

8. 凉血除湿汤（《朱仁康临床经验集》）

生地黄 30g　牡丹皮 9g　赤芍 9g　忍冬藤 15g　苦参 9g　白鲜皮 9g　地肤子 9g　豨莶草 9g　海桐皮 9g　六一散 9g，包　二妙丸 9g，包

9. 土茯苓汤（《朱仁康临床经验集》）

生地黄 30g　紫草 15g　生槐花 30g　土茯苓 30g　蚤休 15g　白鲜皮 15g　大青叶 15g　山豆根 9g　忍冬藤 15g　生甘草 6g

二、丸丹剂

1. 除湿丸（《赵炳南临床经验集》）

威灵仙 30g　猪苓 30g　栀仁 30g　黄芩 30g　黄连 30g　连翘 30g　归尾 30g　泽泻 30g　紫草 45g　茜草根 45g　赤苓皮 45g　白鲜皮 60g　粉丹皮 30g　干生地黄 60g

［制法］共研细末，水泛为丸如绿豆大。

2. 秦艽丸（《赵炳南临床经验集》）

秦艽 30g　苦参 30g　大黄酒蒸，30g　黄芪 60g　防风 45g　漏芦 45g　黄连 45g　乌蛇肉 15g，酒浸焙干

［制法］共为细末，炼蜜为丸如梧桐子大。

3. 犀角化毒丹（《古今医鉴》）

连翘　大黄　龙胆草　赤茯苓　青黛　甘草　桔梗　黄连　玄参　天花粉　菊花　黄芩　朱砂粉　冰片　犀角粉

4. 五福化毒丹（《太平惠民和剂局方》）

桔梗 1500g　生地黄 1500g　牛蒡子 1500g　赤芍 1500g　玄参 1800g　甘草 1800g　连翘 1800g　青黛 600g　芒硝 150g　黄连 150g

5. 牛黄清心丸（市售）

当归　川芎　甘草　山药　黄芩　白芍　麦冬　白术　六神曲　蒲黄　胶枣肉　生阿胶　茯苓　人参　防风　干姜　柴胡　肉桂　白蔹　桔梗　大豆卷　生苦杏仁

6. 连翘败毒丸（市售）

连翘　防风　白芷　黄连　苦参　薄荷　当归　荆芥穗　天花粉　甘草　黄芩　赤芍　柴胡　麻黄　羌活　金银花　黄柏　紫花地丁　大黄

7. 梅花点舌丹（市售）

乳香醋炙　沉香　没药醋炙　血竭　白梅花　葶苈子　生硼砂　生石决明　雄黄粉　蟾酥粉　牛黄　珍珠粉　冰片　麝香　熊胆熬汤打丸用　朱砂

8. 犀黄丸（市售）

乳香醋炙　没药醋炙　牛黄　麝香　黄米面

9. 黄连上清丸（《古今医方集成》）

黄连 240g　大黄 7680g　连翘 1920g　薄荷 960g　防风 960g　旋覆花 480g　黄芩 1920g　荆芥穗 1920g　栀子姜水炙，1920g　橘梗 1920g　生石膏 960g　黄柏 960g　白芷 1920g　甘草 960g　蔓荆子微炒，1920g　川芎 960g　菊花 3840g

10. 牛黄解毒丸（《六科准绳》）

黄连 480g　桔梗 360g　坐石膏干 360g　黄柏 480g　金银花 720g　蔓荆子微炒，180g　白芷 300g　甘草 240g　川芎 240g　蚕砂 360g　薄荷 240g　连翘 720g　大黄 480g　防风 180g　旋覆花 480g　黄芩 480g　荆芥穗 240g　栀子姜水炙，360g　菊花 480g

每 3840g 细粉兑研牛黄 72g，冰片 72g，朱砂粉 348g，雄黄粉 72g。

11. 人参养荣丸（《太平惠民和济局方》）

人参去芦，600g　肉桂去粗皮，600g　五味子醋炙，200g　白芍 2400g　黄芪蜜炙，2400g　白术麸炒，2400g　茯苓 2400g　当归 2400g　熟地黄 4800g　陈皮 1680g　甘草 1680g　远志肉甘草水炙，1680g

12. 六神丸（咽喉丸）

乳香 4.5g　牛黄 4.5g　冰片 3g　珍珠豆腐制，4.5g　蟾酥制，3g　明雄黄 3g

13. 八珍丸（市售）

熟地黄 240g　川芎 120g　当归 120g　白术麸炒，120g　茯苓 90g　甘草蜜炙，90g　白芍 120g　人参去芦，90g

14. 醒消丸（《外科正宗》）

乳香醋炙，30g　没药醋炙，30g　明雄黄 15g　麝香 4.5g

15. 痒疡立效丹（《外科名隐集方》）

麻黄 24g　蜈蚣 2 条，焙干　干姜 15g　南星 9g　肉桂 6g　蟾酥 1g

16. 土茯苓丸（《朱仁康临床经验集》）

土茯苓 310g　白鲜皮 125g　山豆根 250g　草河车 250g　黄药子 125g　夏枯草 250g

［制法］上药研成细末，炼蜜为丸，每丸重 6g。

17. 山白草丸（《朱仁康临床经验集》）

山豆根 90g　白鲜皮 90g　草河车 90g　夏枯草 45g　鱼腥草 90g　炒三棱 45g　炒莪术 45g　王不留行 45g　大青叶 45g

［制法］上药研成细末，蜂蜜炼丸，每丸重 6g。

18. 栀子金花丸（市售）

黄连 30g　知母 250g　天花粉、黄柏各 375g　大黄、栀子、黄芩各 750g

19. 五五丹

红升丹（红粉）15g　生石膏 15g

20. 九黄丹

雄黄 6g　月石 6g　红升 9g　煅石膏 18g　朱砂 3g　川贝末 6g　炙乳香 6g　炙没药 6g　冰片 1g

［制法］以上各药分别研细，然后合研极和，装磁瓶内或褐色玻璃瓶中，勿见光。

21. 桃花丹（《朱仁康临床经验集》）

章丹 3g　生石膏 60g

［制法］先将章丹入乳钵内研细，再加石膏研极细末。

三、散剂

1. 祛湿药粉（祛湿散）（《赵炳南临床经验集》）

川黄连 24g　川黄柏 24g　黄芩 144g　槟榔 969g

2. 新三妙散（《赵炳南临床经验集》）

黄柏面 300g　寒水石面 150g　青黛面 30g

3. 止痒药粉（《赵炳南临床经验集》）

老松香 30g　官粉 30g　枯矾 30g　乳香 60g　轻粉 15g　冰片 6g　密陀僧 15g　炉甘石 30g

4. 雄黄解毒散（《证治准绳》）

雄黄 30g　寒水石 30g　生白矾 120g

5. 京红粉（红升丹）（《医宗金鉴·外科心法要诀》）

朱砂 15g　雄黄 15g　水银 30g　火硝 120g　白矾 30g　皂矾 18g

［制法］先将二矾研碎，炖化研面，加水银、朱砂、雄黄研细，再入火硝置阳城罐内，泥纸固封，炭火烧炼成丹，研细。

6. 柏叶散（《医宗金鉴·外科心法要诀》）

侧柏叶 15g　蚯蚓粪 15g　黄柏 15g　赤小豆 6g　净轻粉 9g　大黄 15g

7. 紫雪散（市售）

生寒水石　滑石　生磁石　生石膏　青木香　玄参　沉香　升麻　丁香　甘草　玄明粉　火硝　麝香　羚羊角粉　朱砂粉　犀角粉

8. 化毒散（赛金化毒散）

乳香酒炙　没药酒炙　川贝母去心　黄连　赤芍　天花粉　大黄　甘草　珍珠粉　牛黄　冰片　雄黄粉

9. 如意金黄散（《外科正宗》）

天花粉 48g　黄柏 48g　大黄 48g　姜黄 48g　白芷 18g　厚朴 18g　陈皮 18g　苍术 18g　生南星 18g　甘草

10. 珍珠散（《外科正宗》）

白石脂煅，90g　龙骨煅，150g　石膏煅，60g　石决明煅，750g

每 1050g 细粉兑研麝香 7.5g，冰片 30g，珍珠粉 7.5g。

11. 龟板散（市售）

龟板砂烫醋炙，600g　黄连 30g　红粉 15g　冰片 3g

12. 清血散（《赵炳南临床经验集》）

生石膏 60g　滑石 60g　木香 60g　升麻 60g　玄参 60g

以上 5 味熬汁，取皮硝 500g 合拌阴干。

13. 青白散（《朱仁康临床经验集》）

青黛 30g　海螵蛸末 90g　煅石膏末 370g　冰片 3g

［制法］①先将青黛研细，次加海螵蛸末研和，后加煅石膏末研和。②冰片入研钵内轻轻研细，加入上药少许研和，再加全部药末研和。

14. 收湿粉（《朱仁康临床经验集》）

铅粉 310g　松香末 310g　枯矾 310g　五倍子末 150g

［制法］上药研成细末，调和。

15. 四黄散（《朱仁康临床经验集》）

大黄末 15g　黄柏末 15g　雄黄末 15g　硫黄末 15g

［制法］以上共研细末。

16. 颠倒散（《朱仁康临床经验集》）

大黄、硫黄等份

［制法］研末。

17. 拔疔散（《朱仁康临床经验集》）

（方一）玄参炒干研末 9g　血竭末 9g　炙乳没各 3g　斑蝥 7 只　全蝎炒干，3 只　麝香 0.3g　冰片 2g

（方二）壁钉 30g　磁石 18g　雄黄 6g　大蜈蚣 8 条　全蝎 6 只　母公丁香各 10 粒　麝香 0.6g　冰片 3g

［制法］以上各药逐次研细末，装磁瓶内勿泄气。

18. 绿雪（市售）

重寒水石 1440g 滑石 1440g 生磁石 1440g 生石膏 1440g 青木香 150g 玄参去芦，480g 沉香 150g 升麻 480g 丁香 30g 甘草 240g 菖蒲 150g 玄明粉 4800g 火硝 960g

每 180g 药粉兑石开水牛角末 39g，青黛 15g，朱砂 24g。

四、膏剂

1. 普连软膏（《赵炳南临床经验集》）

黄柏面 30g 黄芩面 30g 凡士林 240g

2. 化毒散软膏（《赵炳南临床经验集》）

化毒散 60g 祛湿药膏（或凡士林）240g

〔制法〕上药混匀成膏。

3. 黑布化毒散膏（《赵炳南临床经验集》）

黑布药膏、化毒散软膏各等份

〔制法〕混合均匀。

4. 雄黄膏（《赵炳南临床经验集》）

雄黄 500g 如意金黄散 300g 蟾酥 6g 生白矾 300g 冰片 6g 凡士林 6kg

〔制法〕各药研细面，调匀成膏。

5. 止痒药膏（《赵炳南临床经验集》）

止痒药粉 30g 祛湿药膏（或凡士林）270g

〔制法〕上药混匀成膏。

6. 京红粉软膏（《赵炳南临床经验集》）

京红粉 45g 利马锥 15g 凡士林 240g

7. 黑红软膏（《赵炳南临床经验集》）

黑豆油 6g 京红粉 6g 利马锥 6g 羊毛脂 42g 凡士林 240g

8. 芙蓉膏（《赵炳南临床经验集》）

黄柏 250g 黄芩 250g 黄连 250g 芙蓉叶 250g 泽兰叶 250g 大黄 250g

〔制法〕以上共研细面，过重锣，用凡士林调成 20% 软膏。

9. 甘乳膏（《赵炳南临床经验集》）

乳香 6g 甘石粉水飞 6g 龙骨 6g 赤石脂 6g 海螵蛸 6g 凡士林 120g

10. 小败毒膏（《寿世新编》仙方活命饮方加减）

大黄 150g 蒲公英 300g 陈皮 120g 木鳖子打碎，30g 黄柏 150g 金银花 30g 乳香醋炙，30g 白芷 90g 甘草 30g 天花粉 90g 赤芍 150g 当归 30g

11. 拔毒膏（《赵炳南临床经验集》）

白蔹 1440g　苍术 1440g　连翘 1440g　黄芩 1440g　白芷 1440g　木鳖子打碎，1440g　生穿山甲 1440g　蓖麻子 1440g　赤芍 1440g　生栀子 1440g　大黄 1440g　金银花 1440g　生地黄 1440g　当归 1440g　黄柏 1440g　黄连 1440g　蜈蚣 270g　乳香醋炙，18g　没药醋炙，18g　血竭 18g　儿茶 18g　轻粉 18g　樟脑 18g　红粉 18g

12. 黑豆油软膏（市售）

5％黑豆油，15％氧化锌

13. 豆青膏

白降丹 3g　巴豆油 4.5g　青黛面适量　羊毛脂 30g　凡士林 120g

14. 糠焦油糊膏（《赵炳南临床经验集》）

糠馏油 250g　氧化锌糊膏 5000g

15. 糠地糊膏（《赵炳南临床经验集》）

糠焦油 5g　地榆粉 10g　液化酚 1g　用氧化锌糊膏加到 100g

16. 皮湿一膏（《朱仁康临床经验集》）

地榆末 620g　煅石膏 620g　枯矾 30g

〔制法〕上药研和，加凡士林调成 50％～60％油膏，可随天气冷热而不同。

17. 皮湿二膏（《朱仁康临床经验集》）

密陀僧末 930g　地榆末 460g　凡士林 2800g

〔制法〕密陀僧及地榆末研和，再加凡士林调和成膏。

18. 五石膏（《朱仁康临床经验集》）

青黛 9g　黄柏末 9g　枯矾 9g　蛤粉 60g　炉甘石 60g　煅石膏 90g　滑石 12g　凡士林 370g　麻油 250g

〔制法〕以上 7 种药，共研细末，加入凡士林及香油内，调和成膏。

19. 玉黄膏（《朱仁康临床经验集》）

当归 30g　白芷 9g　姜黄 90g　甘草 30g　轻粉 6g　冰片 6g　蜂白蜡 90～125g

〔制法〕先将前 4 种药，浸泡麻油内 3 天，然后炉火上熬至枯黄，离火去渣，加入轻粉、冰片（预先研末），最后加蜂白蜡溶化（夏加 125g，冬加 90g），调搅至冷成膏。

20. 祛湿膏（《朱仁康临床经验集》）

祛湿散 460g　玉黄膏 1560g

〔制法〕调和成膏。

21. 红粉膏（《朱仁康临床经验集》）

红粉研末，6g　玉黄膏 30g

［制法］调和成膏。

22. 红油膏（《朱仁康临床经验集》）

红信 250g 棉子油 2500g 黄蜡 250～500g

［制法］先将红信捣成细粒，与棉子油同放入大铜锅内，置煤球炉或炭上，熬至红信呈枯黄色，离火待冷，取去药渣，再加温放入黄蜡（冬用 250g，夏用 500g）熔化，离火，调至冷成膏。

［注意事项］制药时在广场露天操作，因红信有毒，熬时有毒气，应远离，并注意油热度过高时，易燃，严防着火。

23. 去斑膏（《朱仁康临床经验集》）

大枫子仁、杏仁、核桃仁、红粉、樟脑各 30g

［制法］先将三仁同捣极细，再加红粉、樟脑，一同研细如泥，如太干，加麻油少许调匀。

24. 玉露膏（《朱仁康临床经验集》）

秋芙蓉叶干后研细末，60g 凡士林 310g

［制法］调成油膏。

25. 金黄膏（《朱仁康临床经验集》）

金黄散 60g 凡士林 310g

［制法］调成油膏。

26. 四黄膏（《朱仁康临床经验集》）

黄连、黄芩、土大黄、黄柏、芙蓉叶、泽兰叶各 30g

［制法］以上共研细末，另用麻油 500ml 入锅加温，加入黄蜡 125g 熔化，离火再加入上述药末，调和成膏。

27. 玉红膏（《朱仁康临床经验集》）

当归 60g 甘草 35g 白芷 15g 紫草 9g 血竭 12g 轻粉 12g 麻油 500ml 白蜡 60g

［制法］将前 4 药入麻油内浸 3 日后，熬枯去渣，加入白蜡熔化，最后将血竭、轻粉研末后，加入搅匀成膏。

28. 红千捶膏（《朱仁康临床经验集》）

嫩松香 500g 银朱 105g 蓖麻子肉 300g 炙乳香、炙没药各 36g 麝香 2.4g

［制法］先将蓖麻子肉捣烂，然后加松香、乳香、没药、银朱捣千余次，最后加麝香（研细）再捣匀成硬膏，放陶罐内。

五、药油

1. 祛湿药油（《赵炳南临床经验集》）

苦参 120g 薄荷 90g 白芷 90g 防风 60g 荆芥穗 120g 连翘 120g 白鲜皮

150g 鹤虱草90g 大黄90g 苍术90g 威灵仙120g 大枫子碎,300g 五倍子碎,150g 香油10kg

[制法] 将群药放香油内一昼夜后，文火炸黄焦，过滤，每斤油加青黛面粉1.5g。

2. 甘草油（《赵炳南临床经验集》）

甘草30g 香油300g

[制法] 甘草浸入油内一昼夜，文火将药炸至焦黄，去渣备用。

3. 冰片鸡蛋油（蛋黄油）（《赵炳南临床经验集》）

鸡蛋黄油 冰片

[制法] 取鸡蛋10个（或更多），煮熟去蛋白，用蛋黄干炸炼油，每鸡蛋黄油30g，加入冰片1.5~3g，密闭储存备用。

4. 玉树油（市售）

桉叶油等

5. 氯氧油（《赵炳南临床经验集》）

氯霉素粉1~2g 氧化锌油100g

6. 大枫子油（市售）

大枫子油6kg 麝香0.39g 冰片30g 硼酸300g

六、擦剂

1. 百部酒（《医宗金鉴·外科心法要诀》）

百部180g 酒精360g

[制法] 将百部碾碎置酒精内，浸泡7昼夜，过滤去渣备用。

2. 龙胆草擦剂（龙胆浸剂）（《赵炳南临床经验集》）

龙胆草5kg

[制法] 水煎，第1次加水20L，开锅后煮1小时。第2次加水10L，开锅后煮40分钟。两次药液合并过滤浓缩为9.6L，装瓶。

3. 三石水（《朱仁康临床经验集》）

炉甘石90g 滑石90g 赤石脂90g 冰片9g 甘油150ml

[制法] 以上各药，研成细粉，加入蒸馏水10L中，最后加入甘油，配成药水。

七、洗剂

1. 芫花洗方（《医宗金鉴·外科心法要诀》）

芫花 15g　川椒 15g　黄柏 30g

［制法］共碾粗末，装纱布袋内，加水 2.5～3kg，煮沸 30 分钟。

2. 骨科洗药（《赵炳南临床经验集》）

泽兰 15g　丹参 15g　五加皮 15g　羌活 15g　透骨草 30g　伸筋草 30g　急性子 6g　片姜黄 15g　海桐皮 15g　大青盐 15g　刘寄奴 15g　苏木 15g　马齿苋 30g　桂枝 9g　乳香 3g　牛膝 9g　川断 15g　桑寄生 15g　红花 15g

3. 九华粉洗剂（《朱仁康临床经验集》）

朱砂 18g　川贝母 18g　龙骨 120g　月石 90g　滑石 620g　冰片 18g

［制法］以上各药研细末，研和。用九华粉 30g，甘油 30g，蒸馏水 1L，配成洗剂。

八、药捻、纱条

1. 甲字提毒药捻（《赵炳南临床经验集》）

白血竭花 12g　京红粉 30g　麝香 15g　朱砂、冰片各 4.5g　琥珀 3g　轻粉 30g

2. 红粉药捻（《赵炳南临床经验集》）

京红粉

［用法］按需要长度剪成小段，用镊子夹持插入疮口内，于疮口外留约 0.5～1cm 长为度。

3. 甘乳药捻（《赵炳南临床经验集》）

甘石粉

［制法］研极细末（水飞甘石最适宜），棉纸捻成药线。

4. 红粉纱条

①京红粉 45g　利马锥 30g　冰片 3g　凡士林 225g（《赵炳南临床经验集》）

［制法］共研极细面过重罗，与凡士林调配成膏涂于纱布条。

②红粉末 25g　朱砂末 6g　玉红膏 125g（《朱仁康临床经验集》）

［制法］上药熔化，用纱布剪成不同大小的块片，浸药内，经高压消毒后备用。